创新型医药卫生类专业精品教材

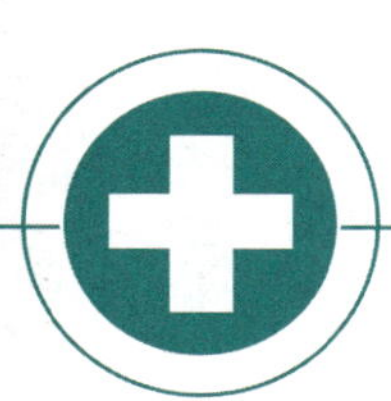

护理心理学

主编 焦雨梅 崔慧霞 黎 阳

主审 梁春光

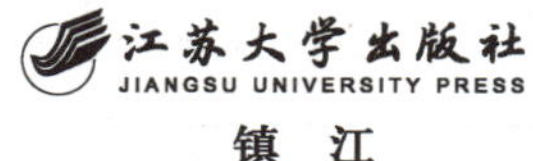

镇 江

内 容 提 要

本书结合临床护理工作的实际需要，以“实用为主、够用为度”为原则，系统地阐述了护理心理学的相关知识，注重心理学知识与护理实践的交织与融合。全书共11章，具体包括绪论、心理学基础知识、应激、心身疾病、临床心理评估、心理干预、患者心理与护患关系、心理护理、不同病症患者的心理护理、特殊患者的心理护理和护士的心理护理。此外，附录部分给出了临床护理工作中常用的心理测验量表。

本书结构编排合理，内容系统全面，讲解深入浅出，语言通俗易懂，并配有丰富的临床案例，可作为普通高等院校护理及相关专业的教材。

图书在版编目（CIP）数据

护理心理学 / 焦雨梅，崔慧霞，黎阳主编. -- 镇江 ：江苏大学出版社，2025. 1. -- ISBN 978-7-5684-2326-7

Ⅰ. R471

中国国家版本馆 CIP 数据核字第 2024KF5643 号

护理心理学

Huli Xinlixue

主　　编 / 焦雨梅　崔慧霞　黎　阳
责任编辑 / 柳　艳
出版发行 / 江苏大学出版社
地　　址 / 江苏省镇江市京口区学府路 301 号（邮编：212013）
电　　话 / 0511-84446464（传真）
网　　址 / http://press.ujs.edu.cn
排　　版 / 北京时代华都印刷有限公司
印　　刷 / 北京时代华都印刷有限公司
开　　本 / 787 mm×1 092 mm　1/16
印　　张 / 15.25
字　　数 / 352 千字
版　　次 / 2025 年 1 月第 1 版
印　　次 / 2025 年 1 月第 1 次印刷
书　　号 / ISBN　978-7-5684-2326-7
定　　价 / 49.80 元

本书编委会

主　编　焦雨梅　锦州医科大学
　　　　崔慧霞　皖南医学院
　　　　黎　阳　辽宁何氏医学院

主　审　梁春光　湖州学院

副主编　宋　煜　铁岭卫生职业学院
　　　　褚　鑫　锦州医科大学第一附属医院
　　　　刘　洋　沈阳医学院
　　　　何源源　锦州医科大学医疗学院
　　　　邹　坤　铁岭卫生职业学院
　　　　库小霞　锦州医科大学医疗学院
　　　　王维维　南昌理工学院
　　　　万双艳　锦州医科大学医疗学院
　　　　刘　兴　天津市第四中心医院
　　　　廖春霞　湖州学院

编　者　王金雪　锦州医科大学
　　　　焦思涵　锦州医科大学第一附属医院
　　　　王思源　锦州医科大学第一附属医院
　　　　焦　龙　锦州医科大学
　　　　刘　敏　湖州学院
　　　　赵　健　中国人民解放军联勤保障部队第九六八医院
　　　　翟亚丽　铁岭卫生职业学院

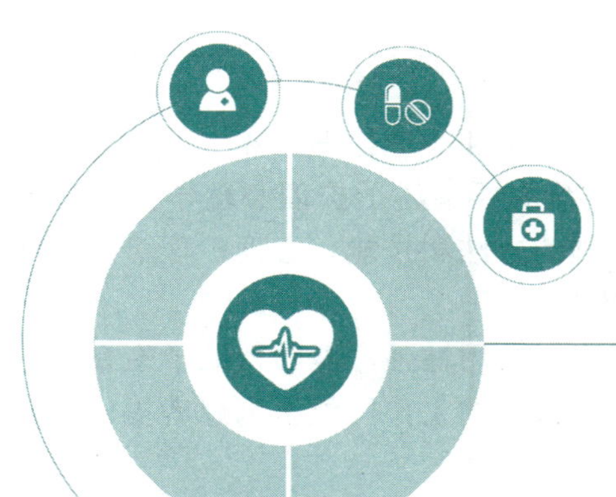
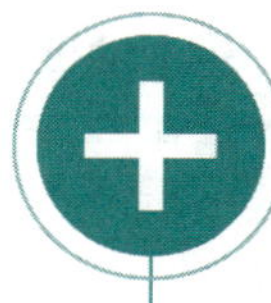

QIANYAN

前言

随着社会的发展和医学科学的进步，“生物—心理—社会”医学模式应运而生。该模式突破了传统生物医学模式仅从生物学角度看待健康与疾病的局限，强调在探究人的健康和疾病问题时，要综合考虑生物因素、心理因素、社会因素的影响及其相互关系和作用。

在“生物—心理—社会”医学模式下，护理模式也由“以疾病为中心”的“功能制护理”模式转变为“以患者为中心”的“整体制护理”模式。这一模式在知识储备、技能培养、思维方式及职业素养等多个维度，均对护理人员提出了更高、更全面的要求。

护理心理学是一门融合了护理学与心理学的知识与方法的交叉学科。通过学习护理心理学，学生不仅能够掌握心理学的基础知识，增强心理保健意识，提升心理健康水平，还能够充分了解患者的心理特征及其影响因素，并学会如何在临床实践中运用心理学的理论和方法来维护和促进患者的身心健康，从而更好地适应护理模式的转变。

为了方便教师教学，同时帮助学生更好地理解和掌握护理心理学的相关知识，我们结合教育部、国家卫生健康委关于医药卫生类人才的培养目标和临床工作的实际需要，以“实用为主、够用为度”为原则，采用教学评一体化的思路编写了《护理心理学》这本书。具体而言，本书具有以下特色。

1 立德树人，润物无声

党的二十大报告指出：“育人的根本在于立德。”为落实立德树人的根本任务，培养“以德为先，德才兼备”的中国特色社会主义事业建设者和接班人，本书融入了丰富的素质教育元素，致力于以润物细无声的方式对学生进行素质教育。

例如，在各章章首的学习目标中设置“素质目标”，以引导学生有意识地加强综合素质培养；在正文中穿插“护理之星”“护理实例”等栏目，介绍优秀护理人员的先进事迹，将创新实践、职业精神等内容有机融入其中，以培养学生的高尚情操，提升学生的职业素养和人文素养，帮助学生树立正确的世界观、人生观、价值观，从而助力学生成为德才兼备的高素质护理人才。

2 内容全面，实用性强

本书注重理论和临床护理实践的密切结合，在编写的过程中充分考虑教学大纲要求

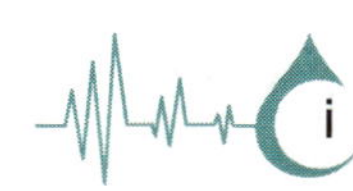

与岗位需求，将内容分为绪论、基础理论篇、实践应用篇和心理护理篇 4 个部分。绪论概述了护理心理学这门学科的基本情况，基础理论篇主要阐述了护理心理学的基础理论，实践应用篇详细介绍了临床心理评估和心理干预的方法和技能，心理护理篇深入探讨了心理护理的理论和方法，以及护士心理健康的维护。

总体而言，本书内容全面，条理清晰，语言通俗，实用性强，能够帮助学生系统地掌握护理心理学的相关知识，提升护理能力，从而在未来的工作岗位上为患者提供更优质的护理服务。

3 模块丰富，易教易学

本书集科学性、理论性、系统性和实践性于一体，并有一定的趣味性和可读性，便于教师教学和学生学习。本书每章的章首都设有“章前导读”“学习目标”“案例导入”模块，章末都设有“以测促学”“学用相融”“学习成果评价”模块。其中，“案例导入”既可以激发学生的学习兴趣，还可以让学生带着问题开启各章的学习；“学用相融”设置了形式丰富的实践活动，能够引导学生独立思考、自主学习、主动实践、大胆探究，使其真正做到学以致用；“学习成果评价”从知识与技能、学习过程与方法、综合素养 3 个维度来考查、评估学生的学习情况，不仅可以帮助学生更好地进行自我评价，激发学习热情，还可以帮助教师了解教学效果，从而有针对性地调整教学策略。

同时，每章的正文中都精心设置了“护理之星”“共情护理”“护理实例”“护理之窗”“护理提示”等栏目，既有利于教师开展教学，又方便学生学习。

- **护理之星：** 介绍爱岗敬业、默默奉献的护理人员，引导学生向榜样看齐，树立正确的价值观和职业观，提升责任感和使命感。
- **共情护理：** 设置与正文内容相关的课堂互动，引导学生对所学知识进行深入的思考和讨论，以调动学生学习的积极性，同时提升学生运用所学知识思考问题、解决问题的能力。
- **护理实例：** 介绍与正文内容密切相关的真实案例，以帮助学生理解所学知识。
- **护理之窗：** 介绍与正文内容相关且有趣的拓展知识，以激发学生的学习兴趣，拓宽学生的知识面。
- **护理提示：** 对重难点知识进行提示，以帮助学生更好地学习正文内容。

4 立体教学，平台支撑

本书配有丰富的数字资源，读者可以借助手机或其他移动设备扫描二维码观看微课视频，也可以登录文旌综合教育平台“文旌课堂”查看和下载本书的配套资源，如教学课件、课后习题答案等。读者在学习过程中有任何疑问，都可以登录该平台寻求帮助。

此外，本书还提供了在线题库，支持“教学作业，一键发布”，教师只需通过微信或“文旌课堂”App 扫描扉页二维码，即可迅速选题、一键发布、智能批改，并查看学生的作业分析报告，提高教学效率、提升教学体验。学生可在线完成作业，巩固所学知识，提高学习效率。

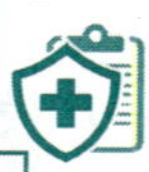

本书由焦雨梅、崔慧霞、黎阳担任主编，梁春光担任主审，宋煜、褚鑫、刘洋、何源源、邹坤、库小霞、王维维、万双艳、刘兴、廖春霞担任副主编，王金雪、焦思涵、王思源、焦龙、刘敏、赵健、翟亚丽参与编写。由于编者水平有限，书中难免存在疏漏之处，诚请广大读者批评指正。

特别说明：

（1）本书在编写过程中，参考了大量资料并引用了部分内容和图片。这些引用的资料大部分已获授权，但由于部分注明来源的资料来自网络，我们暂时无法联系到原作者。对此，我们深表歉意，并欢迎原作者随时与我们联系，我们将按规定支付稿酬。

（2）本书所选案例均来源于真实事件，但为了避免引起不必要的误会，部分人物使用了化名。

（3）本书没有注明资料来源的案例均为编者根据真实事件改编。

本书配套资源下载网址和联系方式

网址：https://www.wenjingketang.com

电话：400-117-9835

邮箱：book@wenjingketang.com

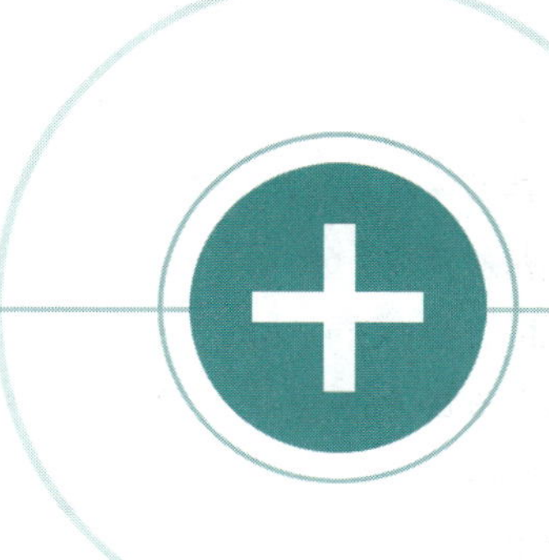

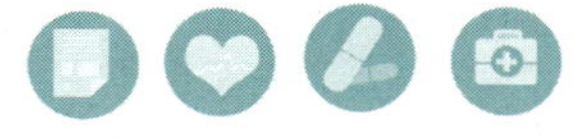

MULU

目录

基础理论篇

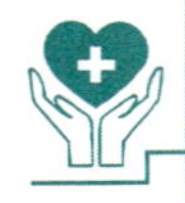

实践应用篇

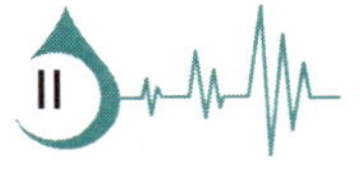

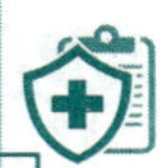

心理护理篇

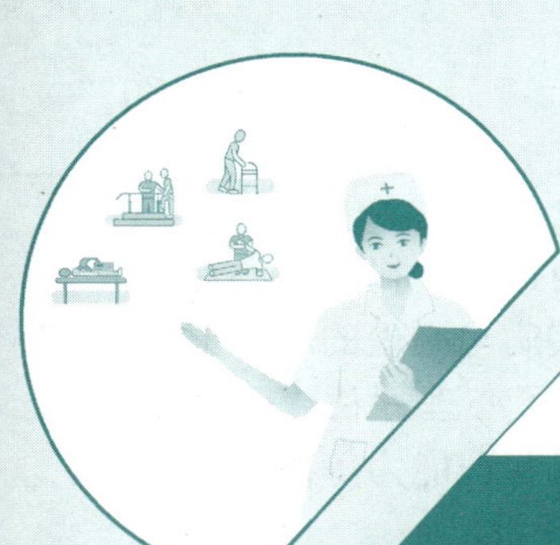

绪 论

护理心理学概述

随着医学模式由传统生物医学模式向“生物—心理—社会”医学模式的转变，护理模式也由“以疾病为中心”的“功能制护理”模式转变为“以患者为中心”的“整体制护理”模式。“整体制护理”模式要求，护理人员除了应加强对患者所得疾病的关注外，还应把注意力放在患者的心理状态、外界因素对疾病的影响，以及对患者的健康教育上，以提高患者的自我护理能力，帮助患者早日康复。与此同时，护理人员还应不断提高职业心理素质，维护自身的心理健康，以便在为患者提供优质护理服务的基础上，有效应对护理工作中的压力和挑战。

因此，对护理人员来说，学习并掌握护理心理学相关的理论知识及实践技能是十分必要的。

一、心理学与护理心理学的概念

心理学是一门研究心理现象的发生、发展及变化规律的科学。护理心理学是将心理学的理论和技术应用于护理领域，研究护理人员和护理对象心理活动的规律及特点，以实施最佳护理的一门应用科学。

护理心理学在护理工作中具有不可替代的作用。首先，护理心理学有助于护理人员更好地了解患者的反应和心理需要，从而为患者提供更为人性化的护理服务，在促进患者康复、提升护理质量等方面有着重要作用。其次，护理心理学强调护患之间的沟通，有助于建立良好的护患关系，提升患者对护理人员的信任感和满意度，减少医患矛盾。再其次，护理心理学可以帮助护理人员提高自身心理素质，更好地应对工作中的压力和挑战。最后，护理心理学是推动现代护理学发展的重要力量。它作为“整体制护理”模式的重要组成部分，为现代护理学的发展提供了重要的理论支持和实践指导。

二、护理心理学的学科性质

护理心理学既是一门基础学科，又是一门应用学科，还是一门融合多学科知识的交叉学科。

（一）基础学科

护理心理学融合了生物学、心理学、社会学和其他相关学科的理论与方法，深入

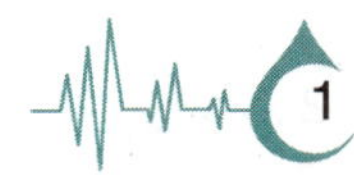

研究了个体在面对不同疾病时的行为反应和心理状态，从不同视角探究并揭示了心理因素在健康与疾病发展中的作用机制，为相关人员全面认识健康、疾病与心理的相互关系提供了全面的理论基础。同时，护理心理学还全面、系统地阐述了心理评估、心理干预、心理护理的方法，以及如何通过心理健康教育提升个体的自我管理能力等内容，为临床护理研究、实践提供了科学依据和实用工具，是一门基础理论课程。

（二）应用学科

护理心理学将心理学的理论和方法直接应用于临床实践，以及社区、家庭的护理工作中，可以帮助相关人员更深入地了解护理对象的心理状况，理解护理对象的情绪和行为变化，从而为其提供个性化的护理方案和护理服务。

护理心理学广泛应用于护理管理、护理教育和护理研究等多个领域，对提高临床护理质量具有积极的促进作用。在护理管理中，护理心理学可以帮助管理者更好地理解护理人员的心理需要，提升护理团队的整体素质；在护理教育中，护理心理学可以培养相关专业学生的心理素质和人文关怀能力；在护理研究中，护理心理学可以为探索护理领域的心理问题提供科学依据。

（三）交叉学科

护理心理学与很多学科都有交叉联系。这种联系主要体现在理论和实践两个方面。

在理论方面，护理心理学与生物学、神经生理学、神经内分泌学、神经免疫学等基础医学课程有着密切联系或交叉。例如，感觉、知觉、记忆等护理心理学的基础内容，涉及神经生理学中神经系统基本结构和功能的相关知识。

在实践方面，护理心理学与临床医学的各科，如内科、外科、儿科、皮肤科等有着密切联系，存在许多交叉的研究课题和应用领域。例如，儿科患者进入医院后，面对陌生的环境和医护人员，往往会产生恐惧、不安等心理反应。这时，护理人员运用护理心理学的知识，通过安抚、鼓励等方式，可以有效缓解患者的恐惧情绪，使其更好地配合治疗。又如，皮肤病患者往往由于病情的影响，容易产生自卑、抑郁等心理问题。护理心理学可以帮助护理人员更好地理解和应对皮肤病患者的心理问题，从而提供更为人性化的护理服务。

综上所述，护理心理学是一门具有显著交叉性的学科。它与其他学科之间的相互渗透和融合，不仅丰富了护理心理学的理论体系和实践形式，也为其他学科的研究、应用提供了新的视角和方法。

护理之窗

护理心理学的发展历史

护理心理学的发展与临床护理工作模式的转变密切相关。

1．护理心理学的萌芽

1859 年，南丁格尔根据自己的护理经验，提出“护士必须区分护理患者与护理疾病之间的差别，着眼于整体的人”的观点。她认为，护士在护理过程中不仅要缓解或消除患者身体上的不适，还要对患者进行心理护理，以帮助患者恢复身心健康。南丁格尔的

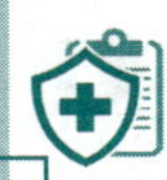

理论和实践为护理心理学成为一门学科奠定了基础。

2．护理心理学的形成

20 世纪 40 年代到 70 年代，生物医学模式走向顶峰后开始衰退，逐渐被“生物—心理—社会”医学模式所取代。

生物医学模式是一种从生物学角度认识健康和疾病，反映病因、宿主（为寄生生物，如细菌、病毒等提供生存环境的生物）、自然环境内在联系的医学观和方法论。受这种医学模式的影响，护理模式以功能制护理为主，即以“疾病”为中心，以“治愈疾病”为目标。

“生物—心理—社会”医学模式要求把人看作一个多层次、完整的连续体，在健康和疾病问题上，要同时考虑生物、心理和社会因素对人的综合作用。在这种医学模式的指导下，护理工作也由功能制护理向整体制护理转变。整体制护理不仅重视患者的生理变化，还注重其心理变化。

护理模式的转变促进了护理心理学的形成，并为其发展奠定了坚实的基础。

3．护理心理学的发展

20 世纪 80 年代以后，随着生活节奏的不断加快，人们对心理健康的需求越来越高，希望通过有效的心理健康服务来提升心理素质。在这种背景下，护理心理学也得到了快速发展，其适用范围不再局限于医院，而是扩展到社区和家庭；心理护理的对象也由患者逐渐扩展到亚健康人群。同时，护理心理学的理论不断得到充实和完善，心理护理的方法和技术也不断增多，护理心理学进入了一个新的历史发展时期。

三、护理心理学相关的主要心理学理论

（一）精神分析理论

精神分析理论由心理学家弗洛伊德于 19 世纪末 20 世纪初创立，主要包括意识层次理论、人格结构理论、精神动力学理论、释梦理论和心理防御机制理论。

1．意识层次理论

弗洛伊德将人的精神活动分为意识、潜意识和前意识 3 个层次。

（1）意识是指人能直接感知的心理活动，如感觉、知觉、情绪等。

（2）潜意识，又称“无意识”，是指人无法直接感知到的心理活动。

（3）前意识介于意识和潜意识之间，是指暂时未被注意到或不在意识之中，但通过某些特定条件能被唤醒的心理活动。

弗洛伊德认为，意识能够保持个体对环境和自我状态的感知，对人的适应有重要的作用。潜意识虽然不被个体所觉察，但它是整个心理活动中最深层和最原始的部分，是人类心理活动的原动力所在。可以说，人的大部分心理活动是潜意识的。前意识是意识与潜意识之间的缓冲，其作用是保持对欲望的需求和控制，使其尽可能按照外界现实要求和道德标准来进行调节。

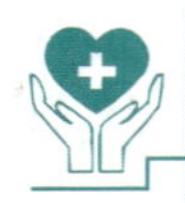

2. 人格结构理论

弗洛伊德认为，人格结构由本我、自我和超我 3 个部分组成。

（1）本我。本我即原始的我，是无意识的，不被个体所觉察。本我按“快乐原则”行事，追求快乐，回避痛苦。

（2）自我。自我是现实化的本我，是个体出生后受现实环境的影响从本我中分化出来的，是个体可意识到的能够执行思考、感觉、判断或记忆的部分，属于人格中比较理性、真实的部分。自我遵循“现实原则”，它一方面寻求用合理的方式满足本我的欲望，另一方面又在超我的要求下，顺应外在的现实环境，采取社会所允许的方式指导个体的行为，以便保护个体安全。

（3）超我。超我是理想化的自我，是个体在成长过程中通过内化社会规范、道德观念、文化价值观等形成的。超我遵循“道德原则”，它按照社会的法律、规范、伦理、习俗来监督、批判、管束个体的行为，是人格中代表理想的部分。

弗洛伊德认为，自我在本我和超我中间起协调作用，能够使两者平衡。如果本我和超我之间的矛盾冲突达到自我无法调节的程度，个体就容易产生各种精神障碍或出现病态行为。

3. 精神动力学理论

精神动力学理论又称“性本能理论”。弗洛伊德是泛性论者，认为性欲有着广义的含义，指人们追求快乐的一切欲望。性本能冲动是人类一切心理活动的内在动力，当这种能量积聚到一定程度就会造成机体的紧张，机体就要寻求途径释放能量。

弗洛伊德将人的性心理发展划分为以下 5 个阶段。

（1）口欲期。口欲期是指 0～1 岁这一年龄阶段。在这一时期，婴儿通过吸吮、咬、吞咽等口腔活动获得快感。

（2）肛门期。肛门期是指 1～3 岁这一年龄阶段。在这一时期，幼儿通过排泄和控制排泄时产生的刺激获得快感。

（3）性器期。性器期是指 3～6 岁这一年龄阶段。在这一时期，儿童对自己的性器官产生兴趣，并出现恋母或恋父情结，但他们没有成人的性意识和性交愿望，也不会出现成人的性生理反应。

（4）潜伏期。潜伏期是指 6 岁到青春期这一年龄阶段。在这一时期，儿童开始将兴趣转向外部，渴望自己能够掌握适应环境所需要的各种知识和技能，他们的快乐主要来自游戏和学习。

（5）生殖期。在这一时期，个体开始进入青春期（一般男性的青春期从 11 岁开始，女性的青春期从 10 岁开始），其生殖系统逐渐发育成熟，两性差异变得显著。同时，个体容易产生性冲动，其性心理的发展趋于成熟。

4. 释梦理论

弗洛伊德认为，梦是一种心理防御机制，梦的内容与个体潜意识中的愿望有关。在现实生活中，人的内心通常存在着许多被禁止、被压抑的愿望。这些愿望无法在现实生活中得到满足，就会在梦中出现。同时，由于梦中的愿望可能会与现实中的道德或自我形象相冲突，梦会采用象征、置换、凝缩等手段来伪装这些愿望，从而将这些愿望转化

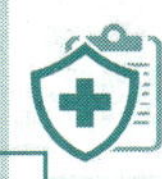

为更容易被接受的形式。

弗洛伊德还认为，梦中的各种元素，如人物、场景、物体等，都是可以解读的符号。通过解析这些符号，人们可以了解到梦背后隐藏的真实欲望和冲突，从而揭示梦的深层含义。

5．心理防御机制理论

弗洛伊德认为，心理防御机制是一种自我防卫功能。当超我与本我之间产生矛盾或冲突时，个体会感到痛苦和焦虑。这时，自我可以在不知不觉中，以某种方式调整冲突双方的关系，使超我的监察可以接受，同时本我的欲望又可以得到某种形式的满足，从而缓解焦虑、消除痛苦。心理防御机制包括压抑、否认、抵消、转化、合理化、补偿等多种形式。这些形式在不同情境下被个体无意识地运用，可以帮助个体应对不同的压力和挑战。

人类在正常和病态情况下，都会有意无意地运用心理防御机制。如果运用得当，心理防御恰当，就会减轻个体的痛苦，帮助个体渡过心理难关，防止个体出现负性心理；如果运用不当，心理防御不足或过度，就会导致个体出现焦虑、抑郁等病态心理症状。

（二）行为主义理论

行为主义理论，又称“刺激—反应理论”，由心理学家华生在巴甫洛夫经典条件反射学说的基础上创立，并由其他心理学家完善。该理论主要包括华生的古典行为主义理论、斯金纳的操作性条件反射理论和班杜拉的社会观察学习理论。

1．华生的古典行为主义理论

华生认为，心理学的研究对象是可观察的行为，行为是对刺激的反应，刺激和反应是行为的要素。华生还认为，环境刺激是行为的触发因素。当环境刺激出现时，个体就会自动做出相应的反应。同时，这种反应不是先天的，而是经过训练建立起来的。此外，强化和惩罚是影响行为的两种机制。其中，强化可以增强行为，惩罚可以减弱行为。

护理之窗

经典条件反射实验

经典条件反射实验（见图 0-1）是巴甫洛夫在研究狗的消化过程时进行的一项实验。在该实验中，巴甫洛夫把食物放在狗的面前，并测量其唾液的分泌情况。在这个过程中，他发现如果反复将一个中性刺激（即一个并不自动引起唾液分泌的刺激），如铃响，随同食物一起给狗，这只狗就会逐渐“学会”在铃响的情况下分泌唾液。这说明，一个中性刺激与一个原来就能引起某种反应的刺激相结合，可以使动物学会对那个中性刺激做出某种反应，即形成了条件反射。

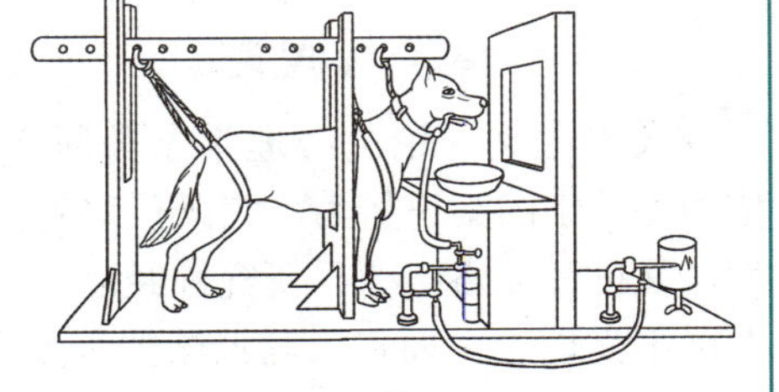

图 0-1　经典条件反射实验

2．斯金纳的操作性条件反射理论

斯金纳提出了操作性条件反射理论。他认为，行为本身可以通过强化（即通过某一

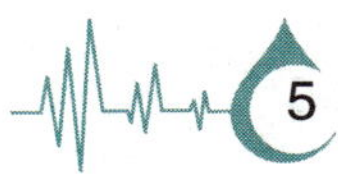

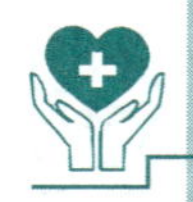

事物增强某种行为的过程）来改变。

斯金纳进行了操作性条件反射的实验。他设计了一个封闭的实验箱，箱子内部有一个按钮或杠杆与食物投放器相连，如图 0-2 所示。实验时，被放入箱内的动物（如鸽子或老鼠）偶尔通过按压按钮或杠杆获得了食物。经过多次无意识地按压之后，动物按压按钮或杠杆的次数逐步增加，最终“学会”了通过按压按钮或杠杆来获取食物的方法，即形成了操作性条件反射。

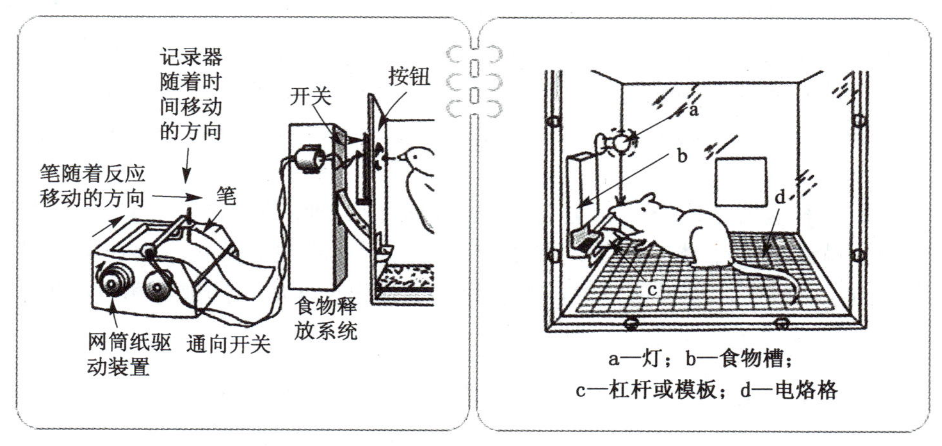

图 0-2　斯金纳的实验箱

操作性条件反射理论在多个领域具有广泛的应用价值。例如，在护理领域，护理人员可以通过设计特定的强化方案来帮助患者建立积极的行为模式，并逐步消除不良行为。

3．班杜拉的社会观察学习理论

社会观察学习理论是由心理学家班杜拉提出的。班杜拉认为，观察学习是社会学习的一种最主要的形式，人类大量的行为都是通过观察他人的行为并加以模仿学会的。

模仿学习分为主动和被动两种类型。学习者自觉观察被模仿者的行为并进行模仿学习的，称为主动模仿学习；学习者在他人的要求下观察被模仿者的行为并进行模仿学习的，称为被动模仿学习。

（三）人本主义理论

人本主义理论由心理学家马斯洛创立，该理论的代表人物还有罗杰斯。人本主义被称为心理学的第三势力，它既反对行为主义（第一势力）把人等同于动物，只研究人的行为，又批评弗洛伊德只研究神经症和精神病患者，不考察正常人心理的理论（第二势力）。人本主义理论主要包括马斯洛的需要层次理论和罗杰斯的自我理论。

1．马斯洛的需要层次理论

马斯洛认为，人的需要从低到高可以分为 5 个层次，即生理上的需要、安全上的需要、社交上的需要、尊重的需要和自我实现的需要。

一般来说，个体可能同时有几种需要，但只有一种需要占支配地位，这种占支配地位的需要对个体的行为起决定作用。当占支配地位的需要得到满足时，比其层次高的需要才会开始占据支配地位。需要注意的是，各层次的需要相互依赖和重叠，任何一种需

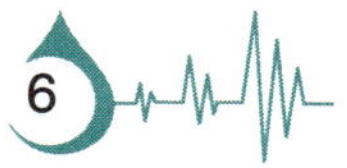

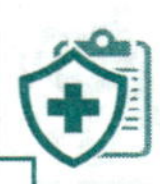

要都不会因为更高层次需要的发展而消失。

2. 罗杰斯的自我理论

罗杰斯的自我理论主要来源于其多年的临床心理治疗实践经验。罗杰斯认为，刚出生的婴儿并没有自我的概念，随着他（她）与他人、环境的相互作用，婴儿开始慢慢地把自己与非自己区分开来。当最初的自我概念形成之后，人的自我实现趋向被激活，在其驱动下，婴儿开始在环境中进行各种尝试并积累大量的经验。

罗杰斯还认为，当经验与自我之间存在冲突时，个体就会预感到威胁的存在，随即会运用防御机制（如歪曲、否认、选择性知觉等）来对经验进行加工，使之在意识水平上达到与自我相一致的程度。如果防御成功，个体就不会出现适应障碍；如果防御失败，个体就会出现心理适应障碍。

罗杰斯在自我理论的基础上，创立了以人为中心疗法。该疗法的目标是将原本不属于自己的、经内化而成的自我部分去掉，找回属于自己的思想情感和行为模式，从而充分发挥个体的机能。

（四）认知理论

认知理论为有关人类情绪和行为问题的产生提供了理论解释，对指导个体的心理发展和心理健康等方面具有积极意义。该理论主要包括临床心理学家埃利斯的情绪 ABC 理论和精神疾病学家贝克的情绪障碍认知理论。

1. 埃利斯的情绪 ABC 理论

在情绪 ABC 理论中，A 代表与情绪有关的诱发事件；B 代表信念，是指个体对诱发事件的认知、解释和评价；C 代表结果，是指个体的情绪反应。

埃利斯认为，诱发事件 A 只是导致结果 C 的间接原因，而个体对诱发事件 A 所持的信念 B 才是导致结果 C 的直接原因。合理的信念会引发个体适当的、适度的情绪反应，不合理的信念则会引发个体不适当的、过度的情绪反应，这也是个体产生消极情绪的原因。

2. 贝克的情绪障碍认知理论

20 世纪 60 年代中期，贝克根据对抑郁症患者的临床观察和前人对情绪的认知研究，提出了情绪障碍认知理论。贝克认为，个体对负性生活事件的错误或扭曲的认知，可能会导致情绪调节困难和情绪障碍的产生。

四、护理心理学研究

护理心理学研究在揭示心理现象的本质及其规律、指导护理实践、提高护理质量等方面发挥着重要作用。护理及其相关人员应了解护理心理学的研究对象和研究任务，遵守护理心理学研究的基本原则，掌握护理心理学常用的研究方法，对护理心理学中尚未解决的问题进行研究，从而为护理心理学的发展做出贡献。

（一）护理心理学的研究对象

护理心理学的研究对象包括护理对象和护理人员。护理对象又包括患者（即患有各种躯体疾病、心理障碍、精神神经疾病的个体）、亚健康人群和健康人群。其中，患者和护理人员为主要的研究对象。

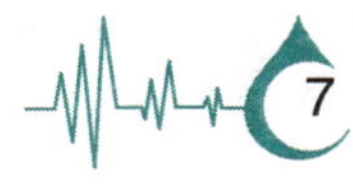

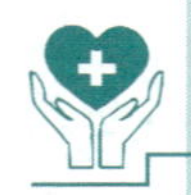

（二）护理心理学的研究任务

护理心理学的任务是将心理学的理论和技术运用于临床护理，指导护理人员根据患者的心理活动规律做好心理护理工作。为完成这一任务，护理及其相关人员应深入研究以下内容。

1．研究患者的心理活动规律及特点

护理心理学需要深入探索患者在疾病过程中的心理变化，这些变化包括情绪、认知等方面的规律性和特点。

2．研究心理社会因素对疾病的影响

多年来的医学和心理学研究一致表明，心理社会因素（心理因素和社会因素的统称）在疾病的发生、发展过程中发挥着十分重要的作用。因此，护理心理学需要分析认知、情绪、意志、性格等心理因素和社会环境、家庭关系、文化背景等社会因素在疾病的发生、发展过程中所起的作用及作用途径，以更好地对患者进行整体护理。

3．研究心理评估和心理干预的理论及技术

护理心理学需要研究有效的心理评估工具和方法，以及具有针对性的心理干预技术，以改善患者的心理健康状况。

4．研究心理护理的理论、技术和方法

护理心理学需要探索如何运用心理学的原理和方法，为患者提供全面的心理护理服务，从而促进其身心康复。

5．培养并提高护理人员的心理素质

护理心理学需要研究如何培养并提高护理人员的心理素质，具体内容包括为护理人员提供必要的心理支持，帮助其应对工作中的压力和困惑；为护理人员提供心理调适的方法和技巧，使护理人员能够保持积极乐观的心态；等等。

（三）护理心理学研究的基本原则

在护理心理学研究中，研究者应遵守以下基本原则。

1．客观性原则

客观性原则是科学研究的基本准则，它要求研究者在收集、整理和分析资料时，必须保持客观的态度。也就是说，研究者要客观地观察、记录研究对象的心理和行为表现，用实事求是的科学态度整理和分析相关信息，避免将个人主观情感或观点带入研究中，以确保研究结果的准确性和可靠性。

2．辩证发展原则

辩证发展原则强调在研究过程中用全面的、发展的、联系的观点来看待问题。在进行护理心理学研究时，研究者不仅要关注研究对象的当前状态，还要考虑其过去曾出现的或将来可能会出现的心理问题，以及其他相关因素的影响。这一原则有助于揭示研究对象心理和行为表现背后的深层次原因。

3．伦理学原则

伦理学原则是研究者在研究过程中应遵守的道德行为准则，主要包含以下内容。

（1）无损研究对象的身心健康。在进行护理心理学研究时，研究者必须确保研究对

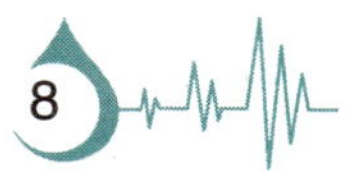

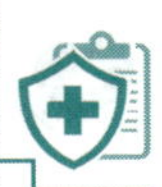

象的身心健康不受损害，不能人为地对研究对象施以惊恐、紧张等不良情绪的刺激。

（2）遵循研究对象的主观意愿。研究者应尊重研究对象的自主权和选择权，不能采取命令、强迫等手段迫使其参与研究。如果研究对象中途提出退出研究的要求，研究者应尊重其选择并允许其退出。

（3）保护研究对象的个人隐私。在进行护理心理学研究时，有些内容会涉及研究对象的个人隐私，如个人的年龄、家庭背景、既往病史等。研究者应严格保护研究对象的隐私信息，不得随意泄露或滥用。

（四）护理心理学的研究方法

根据研究所使用手段的不同，护理心理学常用的研究方法主要分为观察法、调查法、心理测验法、实验法和个案法等。

1. 观察法

观察法是指通过对研究对象的科学观察和分析，探讨其心理活动规律的研究方法。根据观察的情形不同，观察法可分为自然观察法和控制观察法。自然观察法是指在自然条件下，对研究对象进行有目的、有计划的观察，以了解其心理活动规律的方法。控制观察法，又称“实验观察法”，是指在预先设置的观察情境下对研究对象进行观察，以了解其心理活动规律的方法。

2. 调查法

调查法是指通过问卷或访谈等形式，系统、直接地从某一群体的样本中收集资料，并通过对资料的统计分析来认识其心理活动规律的方法。研究者在分析患者的心理需要、了解护患关系等内容时，通常采用调查法。

根据收集方法的不同，调查法主要分为问卷调查法、访谈调查法等。

（1）问卷调查法，又称“问卷法”，是指通过事先设计好的调查问卷，向研究对象提出问题，从答案中了解研究对象心理的方法。

调查问卷的设计步骤

（2）访谈调查法，又称“访谈法”，是指研究者以口头交流的形式，根据调查需要向研究对象提出相关问题，并根据研究对象的回答收集资料的方法，如图 0-3 所示。在访谈的过程中，研究者还可以观察研究对象在交谈时的动作、表情等，以验证所获资料的真实性。

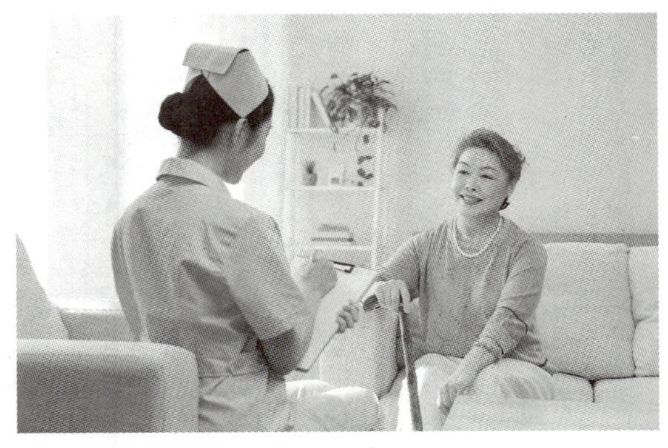

图 0-3　访谈法

3. 心理测验法

心理测验法是指采用标准化的心理测验量表或精密的测验仪器等，将研究对象的心理活动予以量化，并根据测验结果探究研究对象心理活动规律的研究方法。

4. 实验法

实验法是指经过设计，在高度控制的条件下，通过操作某些因素来研究实验变量之间相关关系的方法。实验法可分为实验室实验和现场实验等。

（1）实验室实验是指在特定的实验室内，借助各种仪器设备，严格控制实验条件以研究变量之间因果关系的方法。实验室实验可以设置各种模拟环境，借此探究研究对象在各种环境中心理活动的变化及相应的生理变化规律。

（2）现场实验，又称“自然实验”，是指在日常生活条件下，对某些条件加以适当的控制或改变，并观察研究对象的相关反应，以分析和研究其心理活动规律的方法。

5. 个案法

个案法是指对单一研究对象进行深入而具体的研究的方法。其中，单一研究对象可以是个人，也可以是个别团体和机构。在护理心理学领域，个案法主要用于了解和帮助有心理问题或心理障碍的患者。

护理提示

在使用个案法进行研究时，研究者可以同时使用观察法、访谈调查法、心理测验法、实验法等研究方法。

这些研究方法各有特点，适用于不同的研究。研究者可以根据具体的研究目的，选择合适的方法或多种方法的组合来进行研究。

基础理论篇

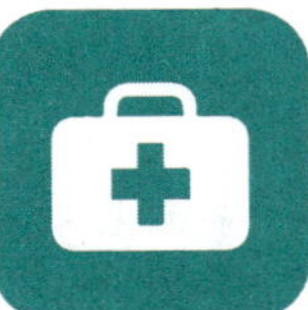

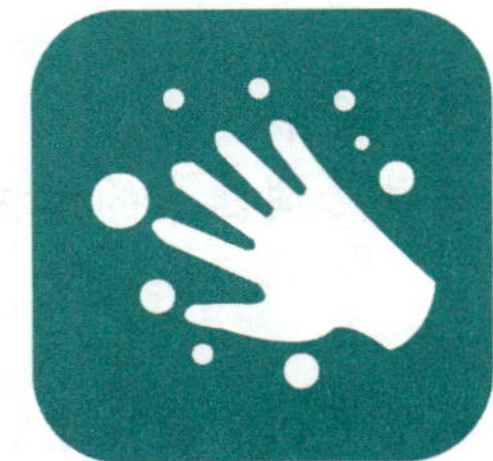

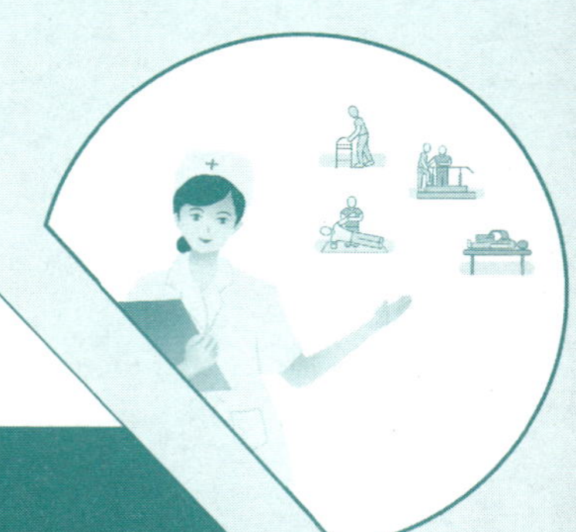

第一章

心理学基础知识

章前导读

心理学是一门既古老又年轻的科学，它的发展经历了一个漫长的阶段。

古老，是指人类探索自己的心理现象已有两千多年的历史。在公元前4世纪的古希腊时期，哲学家亚里士多德在《论灵魂》一书中，就提出了他对心理现象实质的一些见解。在古代中国，《诗经》《周易》《尚书》等早期典籍也明确记载了许多关于人的身心关系、自我意识、群体心理及个体心理过程的心理学知识。

年轻，是指直到1879年生理学家冯特在莱比锡大学建立世界上第一个心理实验室，心理学才从哲学中分离出来，成为一门独立的学科。独立伊始，心理学发展便迅速驶入快车道，先后出现多个学派，可谓百家争鸣，异彩纷呈。如今，心理学已经逐步发展并成熟起来，成为拥有众多研究重心和领域的科学体系了。

学习目标

知识目标

- ✧ 了解心理的概念、实质、发生与发展。
- ✧ 熟悉认知过程、情绪与情感过程、意志过程、人格倾向性、人格心理特征、自我意识等心理现象相关的知识。
- ✧ 理解并掌握心理健康的概念、标准和影响因素。
- ✧ 掌握不同年龄段个体的心理特征及其心理健康的维护方法。

技能目标

- ✧ 能够运用所学心理学基础知识解释常见的心理现象。
- ✧ 能够运用所学心理学基础知识评估自己或他人的心理健康状况，并提出促进其心理健康的建议。

素质目标

- ✧ 重视自我心理健康，树立心理保健意识。
- ✧ 积极参与心理健康宣教等宣传活动，助力心理健康知识的普及和传播。

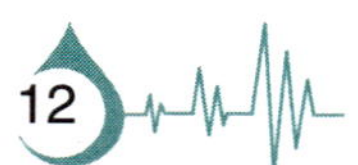

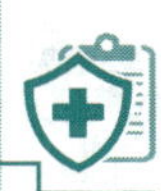

案例导入

小赵是某医院儿科的一名护士，好胜心强、工作认真。在她入职的第 6 年，医院组织护理部管理者换届选举，一直渴望担任护士长的小赵在竞争中脱颖而出，成功当选儿科的护士长。

当选后，小赵既高兴又不安。高兴的是，她实现了自己当护士长的目标；不安的是，她害怕自己在管理工作中出现纰漏，影响领导对自己的评价和自己在同事中的威信。在这种心理的影响下，小赵每天都承受着巨大的心理压力，她感到越来越疲惫，经常无法集中注意力，在工作中多次出现差错。每天下班后，小赵试图通过听音乐、跑步等方式让自己放松，但效果不佳。当护士长 6 个月后，她的心理压力越来越大，她常常感觉心里发慌，甚至无缘无故地害怕，经常会担忧一些还未发生的事情。例如，害怕自己上班迟到，担心自己受到领导的批评，等等。同时，她还出现了全身酸痛、肌肉紧张、难以入睡等躯体症状。小赵十分苦恼，无法正常工作和生活，身体状况也一日不如一日。

请思考

（1）小赵的心理出现了哪些问题？

（2）假如你是小赵，你应该如何摆脱这种紧张、害怕的状态？

（3）假如你是小赵的同事，你应该如何帮助她？

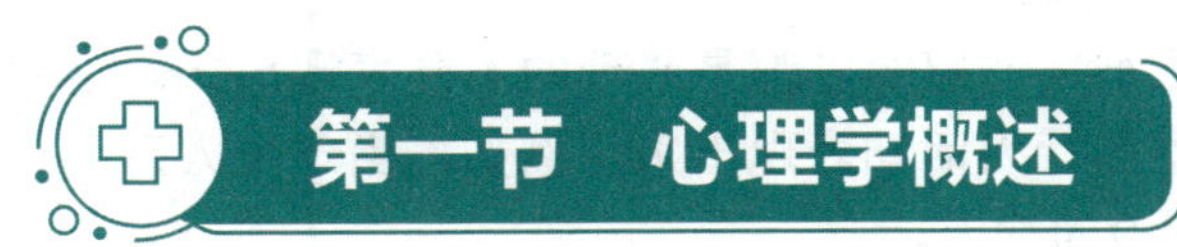

第一节　心理学概述

一、心理的概念与实质

心理是脑对客观世界的主观反映，其实质包括以下 3 个方面。

（一）心理是脑的机能

心理是脑的机能，即脑是产生心理活动的器官，正常发育的大脑为心理的产生和发展提供了物质基础。

心理现象是随着神经系统的产生而出现的，并随着神经系统的不断发展和完善，由初级不断向高级发展。无机物和植物没有心理，没有神经系统的动物也没有心理，只有具有神经系统的动物才有心理。在动物中，无脊椎动物的神经系统非常简单，它们的心理发展只停留在感觉这个层次上；脊椎动物有了脊髓和大脑，它们的心理发展达到了知觉这个层次；灵长类动物的大脑比较发达，它们有了思维的萌芽；人类的大脑最为发达，其心理发展达到了最高水平。

需要注意的是，大脑正常发育时，个体才能进行正常的心理活动。大脑发育不全或遭受损伤时，个体的心理活动就会受到影响。例如，在脑部受到剧烈震荡后，人可能会产生幻觉、情绪不稳等异常的心理活动。

（二）心理是客观现实在人脑中的反映

1．客观现实是心理的源泉和内容

客观现实作用于人的感觉器官，感觉器官把外界的刺激信息经由神经系统传给大脑，大脑再对刺激信息进行加工、整理，进而产生心理现象。因此，如果抛开客观现实来考察人的心理，心理就变成了无源之水、无本之木。

2．心理是人脑对客观现实主观的、能动的反映

人脑对客观现实的反映不是消极的、机械的，而是积极的、能动的。在对客观现实进行反映的过程中，人脑能发挥主观能动性，根据个体的需求和目的，有选择地关注和处理外界的刺激信息，形成对自己有用的心理认知，并用这种认知来指导实践活动，从而改造客观世界。

3．社会实践活动对心理的发生发展起着重要作用

人的心理是在人脑和客观现实的相互作用中产生和发展的，而这种相互作用需要通过社会实践活动来实现。如果长期不参加社会实践活动，人的心理发展可能会受到阻碍，严重时个体甚至无法形成正常人的心理。例如，狼孩卡玛拉虽然生来就具有健全的大脑，但是她从小就生活在狼群中，脱离了人类社会，没有参与人类的社会实践活动，因此她具有狼的习性，像狼一样畏光、喜欢吃生肉和嚎叫，而不具备人的心理。

（三）心理是一个变化的过程

1．心理通过活动表现出来

人的感知、记忆、思维、情感等，都是心理的不同表现形式。这些心理表现形式可通过各种具体的、可观察的行为活动表现出来。例如，当一个人感到快乐或兴奋时，他可能会做出一些积极或冒险的行为。

2．心理是不断变化的

人的心理现象不是静止不变的，而是随着时间和情境的变化而不断变化的。例如，一个人对某件事的记忆会随着时间的流逝而逐渐淡忘，一个人的情绪也可能会因某个事件而突然改变。

3．心理活动有一定的过程

人的心理活动并不是突然产生或瞬间消失的，而是经历了一个从产生到发展再到结束的完整过程。不同的心理活动具有不同的过程和特点，并受到多种因素的影响和制约。

二、心理的发生与发展

心理的发生与发展是一个复杂而多维的过程，它涉及从动物心理到人类心理的演变，以及个体从出生到衰老的整个生命历程中的心理变化。

（一）心理的发生

心理出现的标志是生物能够建立条件反射，即具有了信号性反应。研究表明，扁虫

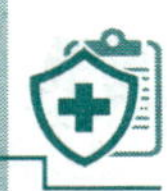

是可以产生信号性反应的最低等动物，也就是说，扁虫具有了心理。比扁虫更高级一些的动物，如昆虫、甲壳动物等，具有节状神经系统，都能建立条件反射。随着生物的进化，动物的神经系统前端逐渐发展成脑，可以建立更为复杂的条件反射，从而产生心理活动。

（二）心理的发展

心理的发展可以从动物心理和人类心理两个方面来探讨。

1．动物心理的发展

动物心理的发展主要经历了感觉阶段、知觉阶段和思维萌芽阶段。

（1）感觉阶段。这一阶段是动物心理演化的最初阶段。在这个阶段，动物只能对刺激的个别属性产生反应。无脊椎动物（如原生动物、环节动物、节肢动物等）的心理发展基本属于这个阶段。例如，节肢动物中的蜘蛛只能根据物体跌落在蛛网上的振动频率来判断来者是敌人、朋友还是食物。

（2）知觉阶段。随着神经系统的进化，一些动物能够将刺激的各种属性综合起来，并做出整体性的反应，其心理发展进入知觉阶段。一些低等脊椎动物（如鱼类、两栖类、爬行类、鸟类等）的心理发展属于这个阶段。例如，鱼类能够根据声音的大小、频率等特征来追踪猎物或逃避天敌。

（3）思维萌芽阶段。高等脊椎动物（如灵长类动物）的神经系统高度发展，其不仅能接受并分析刺激信息，还能对刺激信息进行加工和储存，形成条件反射和复杂行为。它们的心理已经发展到动物心理的最高阶段，这一阶段也是思维萌芽阶段。例如，猩猩会利用简单的工具获取食物，这表明它们能够认识到工具（木棒）与目的（获取食物）之间的关系，并成功地运用这种关系来解决问题。

总的来说，动物心理的发展是一个从简单到复杂、从低级到高级的过程。动物的心理伴随着动物神经系统的进化和完善而不断发展。

2．人类心理的发展

人类心理的发展是一个长期而复杂的过程，涉及多个阶段和多个方面。根据心理学家埃里克森的心理社会发展理论，人类心理的发展可以分为以下 8 个阶段：婴儿期（0～1 岁，不包括 1 岁）、幼儿期（1～3 岁，不包括 3 岁）、学前期（3～6 岁，不包括 6 岁）、学龄期（6～12 岁）、青年期（13～18 岁）、成年早期（19～40 岁）、成年中期（41～64 岁）和老年期（65 岁及以上）。埃里克森认为，每个阶段都有较为突出的心理危机或冲突，个体只有解决这些心理危机或冲突才能实现健康发展。具体来说，这 8 个阶段的心理危机或冲突如下。

（1）在婴儿期，个体需要解决基本信任与不信任的心理冲突。在这一时期，个体的需求如果能得到及时满足，个体就会对主要照护者及周围世界产生信任；反之，个体的需求如果不能得到及时满足，个体就容易产生不安全感，进而影响其心理健康发展。

（2）在幼儿期，个体需要解决自主与怀疑（或羞怯）的心理冲突。在这一时期，个体渴望自主探索新事物。如果个体的大部分行为能得到肯定，个体的自主性就会得到良好发展；反之，如果个体的行为总是得不到认可，或者遭到太多的限制和批评，个体就会对自己产生怀疑，觉得自己什么都做不好，从而产生自我羞怯感。

（3）在学前期，个体需要解决主动与内疚的心理冲突。在这一时期，个体开始积极地参与各种活动。如果受到鼓励，个体就会形成主动性，为将来的责任感培养奠定基础；反之，如果个体在这个阶段受到过多的责备和限制，可能就会感到内疚。

（4）在学龄期，个体需要解决勤奋与自卑的心理危机。在这一时期，个体开始关注自己的学习成绩和同伴关系。如果个体能够努力学习并取得好成绩，得到老师和同伴的认可，就会增强自信心和自尊心；反之，如果学习成绩不理想，或者经常受到批评和嘲笑，个体可能就会产生自卑心理，进而怀疑自己的能力和价值。

（5）在青年期，个体需要解决角色同一性与角色混乱的心理冲突。在这一时期，个体需要深入进行自我探索，如果能建立稳固的自我身份认同感，就会形成角色同一性；如果无法正确地认识自我，对自己的职责和承担的角色不清晰，就会陷入角色混乱的状态。

护理提示

角色同一性是指个体对自己在社会生活中所扮演的各种角色的认识和态度保持稳定，并具有与这些角色相一致的行为模式和内在心理特征。

（6）在成年早期，个体需要解决亲密与孤独的心理冲突。在这一时期，个体如果能与他人建立健康的亲密关系，就会获得亲密感；反之，个体如果不能与他人建立亲密关系，不愿意与他人分享快乐与痛苦，不能与他人进行沟通等，就会产生孤独感。

（7）在成年中期，个体需要解决繁衍与停滞的心理冲突。在这一时期，个体需要关注自己的家庭、职业对社会的传承和贡献，培养关爱他人、指导下一代的能力。同时，个体还需要学会调整心态，不断寻找新的生活目标，从而实现自我价值的延续和升华。个体如果不能承担该有的责任并发展出相关能力，就可能陷入自我怀疑和不满中，影响家庭关系的和谐并造成事业发展受阻，从而错失许多宝贵的机会和体验。

（8）在老年期，个体需要解决完美无憾与悲观绝望的心理冲突。在这一时期，个体会回顾自己的一生，并审视自己过去的经历和成就。个体如果在前几个阶段发展顺利，就会获得成就感，完全接受自我并巩固这种感觉；反之，个体如果在前几个阶段发展不顺，就难以获得成就感，容易陷入悲观绝望的情绪中。

第二节 心理现象

心理现象是心理活动的表现形式，主要包括心理过程和人格两个方面。心理现象的结构如图 1-1 所示。

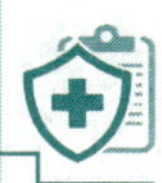

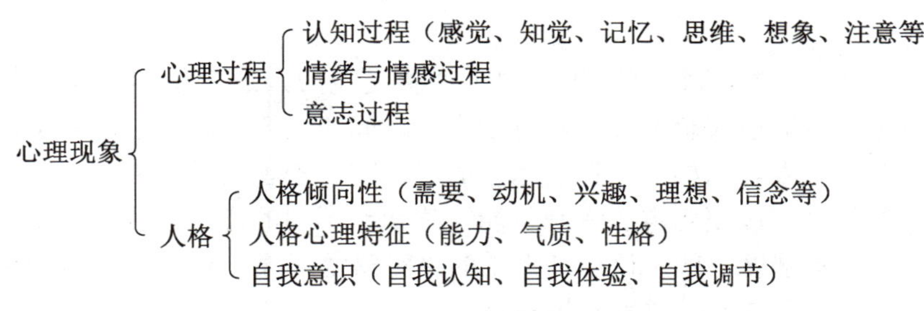

图 1-1　心理现象的结构

一、心理过程

心理过程是指在客观事物的作用下，心理活动在一定时间内发生、发展的过程，即人脑对客观现实的反映过程。心理过程是不断变化的、暂时性的心理现象，分为认知过程、情绪与情感过程、意志过程，即人们常说的知、情、意。

（一）认知过程

认知过程是指人在认识客观事物的过程中，对客观事物的现象和本质的反映过程，即人脑输入、储存、加工和编码各种信息的过程。认知过程是人最基本的心理过程，具体包括感觉、知觉、记忆、思维、想象、注意等。

1．感觉

感觉是人脑对直接作用于感觉器官的客观事物个别属性的反映。一个事物通常有许多属性，当这些属性直接作用于人的眼、耳、鼻、舌、皮肤等感觉器官时，就会在人的大脑中引起相应的视、听、嗅、味、触等感觉，如看到某种颜色、听到某种声音、闻到某种气味、尝到某种味道、感受到一定的温度等。

感觉虽是最简单、最基本的心理现象，但十分重要。它是人们认识客观世界的开端，是一切较高级的心理活动的基础。

（1）感觉的分类。

根据刺激物来源的不同，感觉可以分为外部感觉和内部感觉。外部感觉是指外部刺激物作用于人的感觉器官所引起的感觉，反映的是外部客观事物的个别属性，如视觉、听觉、嗅觉等。内部感觉是指内部刺激物（如饥饿、口渴等）作用于人的感觉器官所引起的感觉，反映的是机体内部变化的状态，如运动觉、平衡觉、内脏感觉等。

护理提示

运动觉，又称“动觉”，是指人体辨别身体某一部位运动状态和自身姿势的感觉。它能够维持身体平衡，提高运动能力，改善身体协调性。

平衡觉，又称“静觉”，是指由人体做加速或减速的直线运动、旋转运动引起的感觉。

内脏感觉，又称“机体觉”，是指机体内部变化作用于内脏感觉器官（如胃、肾等）而产生的内部感觉，如饥、饱、渴、痛等。

（2）感受性。

感受性是指人的感觉器官对刺激物的主观感受能力，通常用感觉阈限的大小来衡量。感觉阈限是指能够引起感觉并使其持续一定时间的刺激量。能引起感觉的最小刺激量，称为绝对感觉阈限。例如，在评估患者的听力时，护理人员可能会使用不同强度的声音刺激患者的听觉，以便确定患者是否能够感知到不同的声音强度。其中，能够引起患者反应的最小声音强度，就是该患者听觉的绝对感觉阈限。感受性与绝对感觉阈限成反比，即绝对感觉阈限越低，感受性越高。

不同人的感受性是不同的，身体状态、情绪状态、个人意向、年龄等因素都直接影响着人的感受性。例如，感受性随着年龄增长呈现出先上升后下降的趋势，其在青年期达到高峰，在老年期则会普遍下降。当人患病或处于疲劳状态时，还可能出现感觉异常。

另外，人的感受性可以在个体实践活动和刻意训练中得到提高。例如，有经验的医生可以听出心脏的各种杂音。又如，经过专业训练的护理人员能对静脉的微小变化进行更准确、更敏锐的感知和判断。

（3）感觉的特性。

感觉的特性包括感觉适应、感觉对比、感觉后像、联觉和感觉补偿。

感觉适应是指随着同一刺激物对感觉器官的持续作用，感受性提高或降低的现象。例如，一个人刚从亮处进入暗室时什么都看不清楚，但过一会儿就能看清楚了，这表明这个人的感受性提高了。

感觉对比是指同一感觉器官接受不同刺激时，感受性发生变化的现象。例如，两个同样颜色和大小的长方形图案同时放在灰色背景和黑色背景上时，人们会感觉灰色背景上的图案颜色暗些，而黑色背景上的图案颜色亮些，如图 1-2 所示。

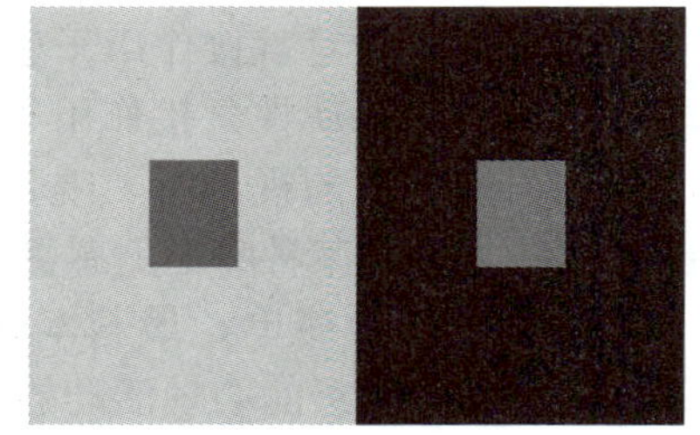
图 1-2　感觉对比

感觉后像是指当刺激停止作用以后，感觉并没有立即消失，而是会保持一段时间的现象。例如，声音停止后，耳朵里还有余音萦绕。

联觉是指一种感觉器官接受刺激产生感觉后，还会引起其他感觉器官产生另一种性质的感觉的现象。例如，患者看到护理人员都穿着白色的工作服，会觉得护理人员整洁干净。

感觉补偿是指某个感觉系统的功能丧失后，其他感觉系统的功能会加以弥补的现象。例如，盲人失去了视觉功能，但其听觉、触觉都比视觉正常的人敏锐。

2. 知觉

知觉是人脑对直接作用于感觉器官的客观事物整体属性的反映，是人脑在感觉的基础上把接收到的信息加以综合整理后形成的对事物的完整映象。

知觉是感觉的深入与升华，它具有选择性、整体性、理解性和恒常性等特性。

（1）选择性是指人在面对复杂多样的客观事物时，总是会有选择地感知一些事物，而忽视其他事物的特性。这种选择性与客观事物产生的刺激量有关，也与人的需要、兴趣等密切相关。例如，患者看到多位医生向自己走来时，通常会先注意到自己的主治医生。

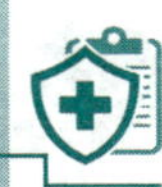

（2）整体性是指人不会将知觉对象感知为个别的、孤立的几个部分，而倾向于把它当作一个整体来看待的特性。例如，护理人员看到血压计（见图 1-3）时，并不会将注意力局限于血压计的袖带、显示屏等各种组成部件上，而是会将所有部件看成一个整体进行感知。

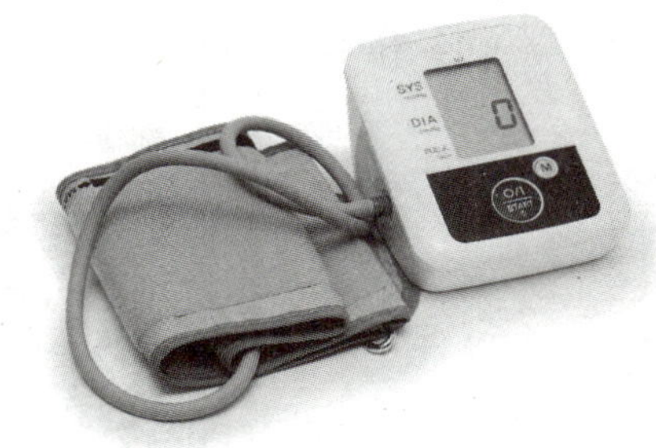

图 1-3 血压计

（3）理解性是指人运用已有的知识、经验对知觉对象进行解释的特性。例如，放射科医生可以从 X 光片中很快找到病灶，而非专业人士只能看到一片黑白的影像，无法发现其中的异常。

（4）恒常性是指当知觉对象不变，知觉条件在一定范围内发生变化时，人的知觉印象仍然保持相对稳定状态的特性。例如，在不同光线的照射下，药的颜色看上去可能会不同，但患者对药物颜色的知觉印象仍保持不变。

在工作中，护理人员应充分利用感知觉对患者进行仔细观察，以便及时发现患者的异常并调整护理方案，从而为患者提供满意的服务。此外，护理人员还可在职权范围内对医院进行装饰，通过改变患者对医院环境的感知来影响患者的情绪，从而引导其更好地配合治疗。

3. 记忆

记忆是人脑对过去所经历过的事物（包括感知过的物品、思考过的问题、体验过的感受、实施过的行为等）的反映。例如，患者看到曾吃过几次的药时，会想起吃这种药后的感受，这便是记忆的作用。记忆的过程可分为识记、保持、再现（再认或回忆）3 个阶段。

（1）识记是指人脑通过对事物的感知对其进行识别并记住事物的过程。

（2）保持是指识记过的事物在大脑中积累、加工、储存和巩固的过程，是记忆的中心环节。

（3）再现是记忆过程的最后一个环节，它有两种基本形式，即再认和回忆。其中，再认是指在面对外部提示时，个体所经历过的事物能够被大脑识别和确认的心理过程；回忆是指在没有外部提示的情况下，个体主动从记忆中提取信息，从而使经历过的事物在头脑中再现的过程。记忆力的好坏正是通过再现表现出来的。

对识记过的事物不能再认或回忆，以及再认或回忆有错误的现象，被称为遗忘。遗忘虽然是一种复杂的心理现象，但是其发生发展也有一定的规律。总的来说，遗忘规律主要体现在遗忘进程方面，呈现出先快后慢、先多后少的特点。

护理之窗

艾宾浩斯遗忘曲线

心理学家艾宾浩斯最早对遗忘进行了研究。他采用无意义音节（由两个辅音和一个元音构成的没有实际意义的音节）作为实验材料，以自己为实验对象，通过在不同时间间隔内重新学习同一材料的方式，记录了重新学习这一材料时所节省的时间和次数，并依据这些指标绘制了著名的艾宾浩斯遗忘曲线（见图 1-4）。

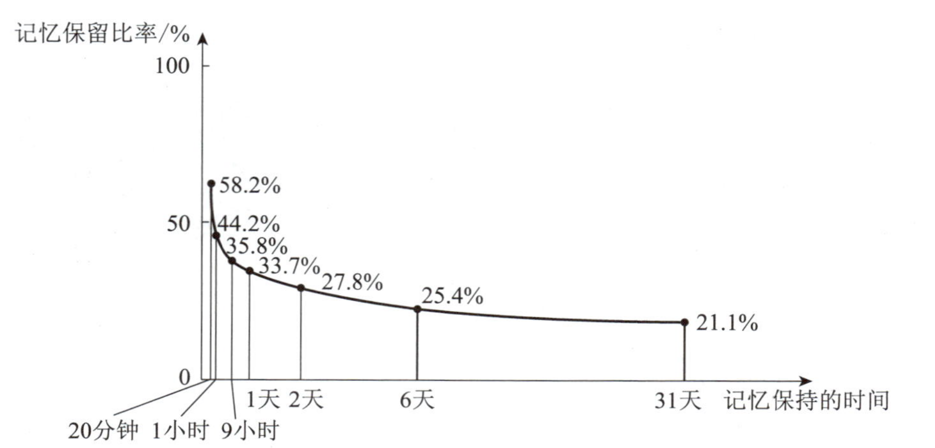

图 1-4 艾宾浩斯遗忘曲线

艾宾浩斯遗忘曲线描述了遗忘的规律，表明遗忘是先快后慢的。具体来说，在识记后的最初一段时间里，遗忘量较大，遗忘速度较快；随着时间的推移和识记次数的增多，遗忘量逐渐减少，遗忘速度也逐渐放缓，并最终趋于稳定。艾宾浩斯的研究成果对后来相关的记忆研究产生了深远影响。

在日常工作中，护理人员需要不断提升自己的记忆力，以便准确记忆不同患者的病情、护理方案、药物使用信息等关键信息，从而高效完成各项日常护理工作。此外，护理人员还应为那些因疾病而记忆力受损的患者制订个性化的记忆训练计划，以促进患者记忆力的恢复。

4. 思维

思维是指人脑通过分析、比较等方式对客观事物的本质特征或事物间的联系进行反映的过程。根据创新程度的不同，思维可分为常规思维和创造性思维两种。

（1）常规思维是指运用已有的知识、经验，按惯用方式解决问题的思维。例如，为了促进骨头愈合并防止进一步损伤，护理人员让腰椎骨折患者睡在硬板床上。

（2）创造性思维是指以新颖、独特的方式解决问题的思维。例如，内分泌科的护理人员针对糖耐量测定中剂量不好把握的问题，发明了糖耐量量杯，提高了口服剂量的准确度，从而使检查结果更加客观。

共情护理

在日常生活和学习中，你有过创新行为吗？请说一说你曾有过的创新经历。

良好的思维能力能够帮助护理人员更加准确地评估患者的病情和需求，及时发现并处理工作中的问题，从而提高护理质量。因此，护理人员应加强学习、勤于思考、勇于实践，不断提升自己的思维能力，以便更好地为患者提供高质量和安全的护理服务。

5. 想象

想象是指人脑对已有表象进行加工改造并创造新形象的过程。其中，表象是指客观

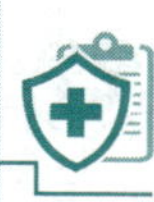

事物在人脑里保留的形象。根据目的性及意志努力（即个体自觉做出的、推动完成某种任务或活动的努力）的不同，想象可以分为无意想象和有意想象。

（1）无意想象是指没有预设目的且不由意识控制的想象。例如，在休息时，护理人员的脑海中偶然浮现某个患者的形象或护理场景。

（2）有意想象是指有预设目的且在一定意志努力下自觉进行的想象。按照想象的新颖性、独立性和创造性的不同，有意想象又可分为再造想象和创造想象。再造想象是指根据语言的描述或非语言因素（如图表、符号等）的提示，在大脑中形成有关事物的新形象的心理过程。例如，护理人员根据患者的病史和现状，在脑海中构建出患者可能会出现的心理反应和心理需要。创造想象是指不依赖现成的描述，在大脑中独立创造出新形象的心理过程。例如，某医院的护理人员自制输液支撑架，以防止配合度不高的输液患者因多动而导致扎针部位渗漏。

通过想象，护理人员可以设身处地地感受、理解患者的感受和需求，增强共情能力，从而为患者提供更贴心、更细致的护理服务。同时，想象还能激发护理人员的创造力，让护理工作变得更加便捷和高效。

护理之星

勇于创新，造福患者

怀揣着对医护行业的憧憬与向往，黄丽娇一毕业就来到了广州中医药大学第三附属医院的骨伤科分院从事护理工作，从此深耕于骨科病房。在工作之余，黄丽娇还研究并设计了一些实用的“小发明”。这些“小发明”看似不起眼，却大大减轻了患者的痛苦，为患者提供了更优质的护理服务。

“护士姑娘，我嘴里实在太干了，而且特别难受，有什么好办法可以解决呢？”手术前后被要求禁饮禁食的患者常常这样问身边的护士。黄丽娇把这个疑问放在了心里，并时常思考：“有没有一个好办法既可以缓解患者的不适，又不影响手术呢？”

带着这种想法，黄丽娇开始在查阅相关文献资料的基础上进行探索创新，研发出了柠檬水喷雾酸冷刺激技术。经临床使用后，许多护士都反映，该项技术在缓解骨科全麻术后患者的口干程度、提高咽喉舒适度、减少术后恶心呕吐的发生率、促进胃肠功能恢复等方面，都有着良好的效果。

除此之外，黄丽娇还和科室护理团队发明了预防髋关节脱位居家高低坐垫、多功能训练带，改良了冰敷固定带（见图 1-5）等护理用品。

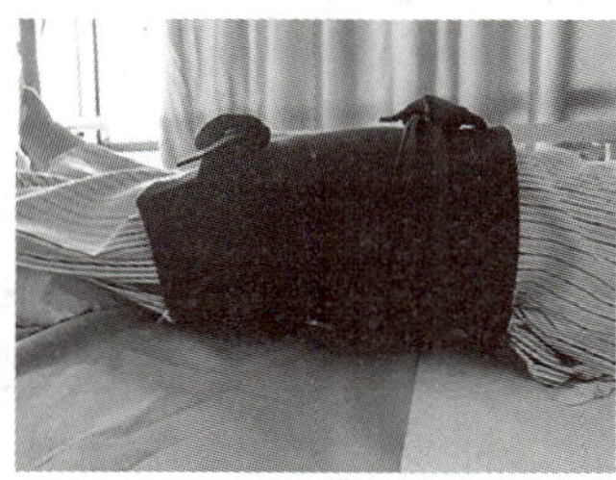
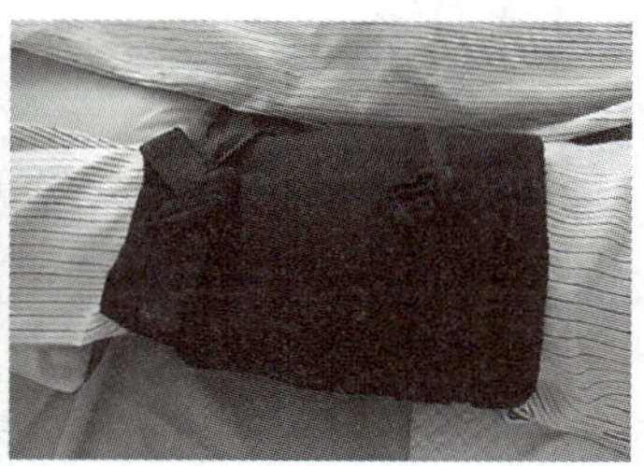

图 1-5　冰敷固定带

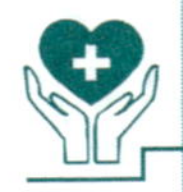

在黄丽娇看来，这些小发明可能看起来微不足道，却是科室护理人员智慧的凝聚，能帮助解决实际问题，为健康事业保驾护航。她很庆幸自己能成为这个团队的一分子。

白衣丽人悉病苦，玲珑娇思解患愁。未来，黄丽娇希望自己能够在护理领域不断探索前进，在积累更多实践经验的同时，成为发光的种子，与护理团队一起捕捉灵感，造福更多患者。

资料来源：叶美琪，《创新，是发现护理价值的一种方式》，
广州中医药大学三附院官网，2021 年 5 月 11 日

6. 注意

注意是指个体精神活动集中指向一定对象的心理过程。注意不是独立存在的，而是贯穿于感觉、知觉、记忆、思维、想象等心理过程中的始终。因此，注意与各种心理过程紧密相连，共同构成人类复杂的心理活动体系。离开了具体的心理活动，注意就失去了存在的意义；反之，没有注意的参与，任何心理活动都无法顺利进行。

指向性和集中性是注意的两个基本特点。指向性是指人在注意时，会有选择地反映某些事物，而忽略其他事物。集中性是指人在注意到某个事物后，会将心理活动停留在这个事物上，并抑制与该事物无关的活动。

注意可分为无意注意、有意注意和有意后注意。无意注意是指没有预设目的且不需要意志努力，不由自主地指向某一对象的注意。例如，护理人员在为患者甲服务时，旁边的患者乙突然大叫一声，该护理人员马上看向了患者乙。有意注意，又称“随意注意”，是指有预设目的且需要一定意志努力的注意。例如，护理人员在给患者配药时，会仔细核对药物的名称、剂量等信息，以确保药物使用的准确性和安全性。有意后注意，又称“随意后注意”，是指有预设目的，但不需要意志努力的注意，通常在个体对某项事物熟悉后产生。例如，在监测和评估常见病患者的病情时，护理人员可以凭借经验迅速而准确地判断患者的病情状况，而无须进行过多思考。

注意能使护理人员在工作中避开干扰当前活动的各种刺激，从而专注于完成各项护理任务，进而提高护理工作的准确性和及时性。在工作中，护理人员应保持注意力高度集中，以便在忙碌的工作中保持高效和准确，并为患者提供及时、准确、安全的护理服务。

如何合理分配注意力

（二）情绪与情感过程

1. 情绪与情感的概念

情绪是指与人的生理需要，与感觉、知觉等较低级的心理过程相联系的一种体验，如开心、生气和忧愁等。它由特定的条件引起，并随条件的变化而变化，往往具有短暂性、不稳定性和情景性等特点。例如，护理人员小王在为某患者提供服务后，因得到该患者的衷心感谢而感到开心，投入其他工作后，这种情绪又会逐渐消退。

情感是指与人的社会需要（社交的需要、精神文化生活的需要等）相联系的一种体

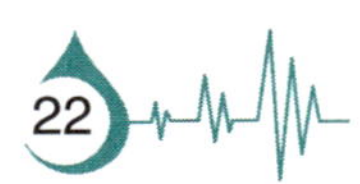

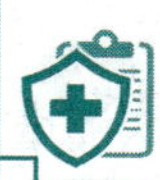

验，如道德感、理智感和审美感。它是一种稳定的、持久的体验，是较高级的、深层的心理现象。

情绪与情感是个体对客观事物是否符合自己的需要而产生的态度体验。当客观事物符合个体的需要时，个体容易产生积极的、肯定的情绪和情感；当客观事物不能满足个体的需要时，个体容易产生消极的、否定的情绪和情感。

2. 情绪与情感的关系

情绪与情感既有联系，又有区别。一般来说，情绪是情感的外在表现，情感是情绪的本质内容。同时，情绪的变化一般都受已有情感的制约，情感又可以在情绪的变化中得到体现。

3. 情绪与情感的分类

按照情绪表现方向的不同，情绪可以分为积极情绪、消极情绪和双重情绪。积极情绪是指个体在自己的需要得到满足时，所产生的一种伴有愉悦体验的正向情绪，如开心、快乐等。消极情绪是指个体在自己的需要得不到满足时，所产生的一种负向情绪，如生气、焦虑、悲伤等。很多情况下，个体的情绪并不是简单地表现为积极状态或消极状态，而是两种都有，这时个体的情绪就为双重情绪。

根据内容的不同，情感可分为道德感、理智感和美感。道德感是指根据一定的道德标准，对个体的行为、举止、思想、意图进行评价时所产生的情感体验。道德感是个体把自己或他人的行为、举止、思想、意图与社会上已有的道德标准加以比较的结果。例如，当一个人的行为符合社会道德标准时，他可能会感到自豪和满足；当一个人的行为违背社会道德标准时，他可能会感到内疚和羞愧。理智感是指个体在认识和评价客观事物时产生的情感体验，与个体的求知欲、兴趣等相联系，如求知感、好奇感、怀疑感等。美感是指根据一定的审美标准对客观事物进行评价时产生的情感体验。例如，儿童患者看到病房内贴有自己喜欢的动画人物时，感到愉悦和放松。

4. 情绪与护理

心理学和医学研究都表明，情绪对人的身心健康具有直接作用。具体来说，积极情绪有助于个体充分发挥整个机体的潜能，从而增强抵抗力。消极情绪则会影响机体各个系统的功能。如果个体长期存在消极情绪，可能就会引起身体各系统功能的紊乱，从而增加个体患病的风险。

护理人员应学会运用适合自己的情绪调节方法及时调节情绪，以维护自己的身心健康。同时，护理人员还应在工作中耐心倾听患者的心声，并且给予理解，从而帮助患者及时释放内心的消极情绪，促进其康复。

护理实例

一位来医院做康复治疗的老年患者因早年一些不愉快的经历而郁郁寡欢。他不愿意配合治疗，也不愿意与人交流，对医生和护士还有很严重的抵触情绪。护士小丽已记不清被这位患者骂过多少次、拒绝过多少回了。

一天，小丽突然想到一个办法——为这位患者调整病房，把他安排到一个特别乐观的患者旁边，用他人积极乐观的情绪来感染他。与此同时，小丽在日常护理中对这位老年患者的照顾更加细致入微了。她耐心地给这位患者理发，帮他修剪指甲，经常用轮椅推着他去外面散心……慢慢地，这位患者的消极情绪有所缓解，开始愿意接受治疗，身体也好了很多。有一天，他居然笑着指着桌面上的水果对小丽说："姑娘，你吃水果吗？"那一刻，小丽激动的心情无以言表，她的努力终于有了回报。

（三）意志过程

意志过程是指个体有意识地克服各种困难以实现预定目标的过程。意志过程是人所特有的，人不仅能认识客观世界，还能积极主动地改造世界，使事物向人们期望的方向发展。全面认识意志过程，对于控制意志活动，提高活动效率，促进个体发展都有着极为重要的意义。

1. 意志过程的阶段

意志过程包括决定阶段和执行阶段。决定阶段是指在行动之前，确定一个有重大意义的行动目的，并选择明确的方法以实现该目的的过程。例如，护理人员小马为了增强自身的职业竞争力，决定考在职研究生。执行阶段是指克服困难，坚定地把计划付诸实施的过程。例如，护理人员小马虽然每天下班后都很累，但仍坚持备考，最终考上了在职研究生。

护理提示

认识过程、情绪与情感过程和意志过程不是彼此孤立的，三者是统一的心理活动的不同方面，作为一个统一整体而相互依存、相互渗透。认知过程是情绪与情感、意志过程产生的基础，情绪与情感、意志过程又影响着认知过程的发生。

2. 意志行动的特征

人的意志离不开行动，它总是通过行动表现出来并支配和调节着人的行动。意志行动是指受意志支配的行动，其主要有以下特征。

（1）意志行动有明确的目的性。无意识的、盲目的、冲动的行动都不是意志行动。在意志行动中，人是否进行某种行动，由该行动是否有助于实现目的而决定。

（2）意志行动与克服困难相联系。人的意志通常需要在坚定不移地克服困难时，才能显现出来。因此，意志行动是与克服困难相联系的行动，而那些没有困难的行动则不是意志行动。

（3）意志行动以随意动作为基础。随意动作是指人能意识到的，具有一定的目的性、方向性的动作，是在生活中学会了的、较熟练的动作，如打字、记笔记等。有了随意动作，人就可以根据目的去组织、调节、支配一系列的动作来完成复杂的行动，从而实现预定目的。因此，随意动作是意志行动的基础。个体掌握的随意动作水平越高，越容易实现意志行动。

意志行动的 3 个特征是密切联系在一起的。有明确的目的是意志行动的前提，克服困难从而实现目的是意志行动的核心，随意动作是意志行动得以顺利进行的基础和手段。

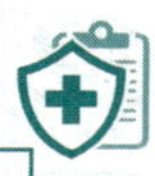

3. 意志品质

意志品质是构成人的意志的比较稳定的心理特征，主要包括自觉性、果断性、坚韧性、自制性 4 个方面。

（1）自觉性是指个体自觉自愿地确定目的、制订计划，并按计划做出行动，从而达成目的的意志品质。在护理工作中，自觉性高的护理人员常常主动用各种方法提升自身的服务水平，并主动了解患者的需求，以便为患者提供满意的服务。

（2）果断性是指个体毫不犹豫地做出决策的意志品质。比较果断的护理人员往往能根据患者的情况，快速决定采取何种护理方案。

（3）坚韧性是指个体以坚韧不拔的毅力，排除干扰、克服困难、努力达成目标的意志品质。坚韧性强的护理人员不管工作多么辛苦，都会坚守在岗位上。

（4）自制性是指个体支配、控制自己的情感，约束自己言行的意志品质。自制性强的护理人员无论遇到什么样的突发情况，都能保持冷静，以平和的心态有效应对。

护理提示

一个人的意志品质不是一成不变的。通过学习和实践，个体可以逐渐提升自己的意志品质。

4. 意志与护理

意志在护理工作中发挥着重要作用。具有良好意志品质的护理人员能够积极克服工作中的困难，坚守职业操守，确保患者至上。因此，护理人员应不断提升自己的意志品质，以更好地为患者服务。

护理实例

某医院皮肤科三病区的护士窦海丽从事护理工作 18 年来，用自己的实际行动，诠释了什么是真正的“白衣天使”。

有一次，窦海丽因高热不退、全身肌肉酸痛休息了一个下午。即使因病休息，窦海丽也一直牵挂着她的患者们。她记挂着张大爷的身体状况，担心他背上是否又新起了脓疱，体温是否已经恢复正常；关心着李阿姨的病情，想知道李阿姨脸上的皮损是否有所好转……第二天病情稍有好转，窦海丽便赶忙来到了自己负责的病区，在病房里忙碌地穿梭着，为患者输液、涂擦中药……下班后，忙碌了一天的她打着点滴坚持在电脑上记录每个患者的情况，并及时调整护理方案。

同事们见窦海丽打着点滴仍然坚持工作，都建议她休息，可她笑着说：“没事，我能行。”在她心里，患者才是最重要的，自己的这点小病根本不算什么，她不想因此停下脚步。

护理工作很苦很累，但窦海丽不后悔进入这个行业。她说：“我爱我的职业，我爱这圣洁的白色，唯有不遗余力地为患者服务，才能无愧于患者的信任！”

资料来源：谌飞君，《不辞艰辛守初心——护理战线上的铿锵玫瑰》，长治市第二人民医院微信公众号，2023 年 3 月 23 日

二、人格

（一）人格概述

1. 人格的概念

人格是指一个人的整体精神面貌，是具有一定倾向性的心理特征的总和。它包括人格倾向性、人格心理特征和自我意识 3 个方面。

2. 人格的特征

人格的主要特征包括独特性、共同性、稳定性、可塑性、整体性、功能性等。

（1）独特性是指每个人的人格都是独一无二的。例如，有的人很细心，观察事物时细致、全面；有的人很粗心，观察事物时比较马虎，容易遗漏重要信息。每个人都有不同的遗传素质，又在不同的环境下成长，因此都有自己独特的心理特征。

（2）共同性是指人与人之间有相同或相似的人格。心理学研究发现，一个群体或一个民族的人常具有共同的心理特征。例如，提到中国人往往想到勤劳和勇敢，提到法国人往往想到浪漫，等等。这些都在一定程度上体现了不同文化背景下人群的共同人格特征，即人格的共同性。

（3）稳定性是指一个人的人格一旦形成，就会长期存在。例如，一个患者在健康时积极乐观，在患病后通常也会积极配合治疗，坚信自己很快就能恢复健康。

（4）可塑性是指一个人的人格虽然具有稳定性，但也会随着年龄的增长、环境的变化和经验的丰富等，发生改变。例如，某患者以前非常温和、友善，但在得了某种严重的疾病后，变得易暴躁、易怒。

（5）整体性是指人格是由多种成分构成的一个有机整体，具有内在统一的一致性。人格的整体性是心理健康的重要指标。当一个人的人格在各方面彼此和谐统一时，他的人格就是健康的；否则，就可能会出现适应困难，甚至出现人格分裂。

（6）功能性是指人格能决定一个人的生活方式，甚至决定一个人的命运。可以说，人格是人生成败的重要因素之一。例如，当面对挫折与失败时，坚强者能发奋拼搏，懦弱者会一蹶不振，这就是人格功能性的表现。

共情护理

请你分享一个关于自己的事例，说明人格特征是如何影响你对某件事情的决策的。

3. 人格形成的影响因素

人格形成的影响因素包括生物遗传因素，家庭、学校和社会文化环境因素，实践活动因素等。其中，生物遗传因素是人格形成和发展的自然基础。家庭、学校和社会文化环境因素是影响人格形成和发展的决定因素。实践活动因素制约着人格的形成和发展，不同的实践活动要求不同的人格特点，因此，长期进行某一实践活动，有助于培养某种人格。

（二）人格倾向性

人格倾向性是指个体在面对客观事物时，所表现出的一种相对稳定的心理倾向，包括需要、动机、兴趣、理想、信念、世界观等。人格倾向性是人格结构中最活跃的因

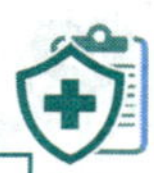

素，主要在后天社会化过程中形成。它对个体的心理活动起着支配和控制的作用，是个体从事各项活动的内部动力。例如，兴趣可以让个体专注于某事物；理想可以让个体对某事物产生期待，并促使其主动采取行动去实现既定目标；等等。下面主要介绍人格倾向性的主要要素——需要和动机。

1．需要

需要是个体内部的一种不平衡状态，表现为个体对内部环境或外部生活条件的一种稳定的要求。需要以意向、愿望的形式表现出来，是个体活动的源泉。

根据不同的划分标准，需要可以分为不同的类型。

（1）根据需要起源的不同，需要可分为生理需要和社会需要。生理需要是指个体为了维持生命和自身发展而产生的需要，如对饮水、进食、休息、运动、睡眠、排泄的需要等。生理需要是人和动物共有的最基本的需要。社会需要是指个体在成长过程中，通过各种经验的积累所获得的一种特有的需要，如对劳动、人际交往、文化学习的需要等。社会需要是人类特有的，其对维系人类社会生活、推动社会进步有着重要的作用。

（2）根据需要对象的不同，需要可分为物质需要和精神需要。物质需要是指个体对物质产品的需要，如对衣服、食物的需要等。精神需要是指个体对精神生活及其产品的需要，如对知识、情感的需要等。

在护理工作中，护理人员应仔细观察患者，并经常与他们沟通，以便及时了解患者各方面的需要，进而为其提供个性化的、高质量的护理服务。

护理实例

某医院神经内科护士张春爽已工作超 9 个年头。这 9 年来，张春爽始终以“始于患者需要，终于患者满意”为宗旨展开日常工作，全力呵护患者的身体及心理健康。

有一天，张春爽所在科室来了一位 86 岁的患有脑血管病的老奶奶。老奶奶来的时候状态不是太好，在接受治疗后，她的生命体征才逐渐稳定下来。第二天，张春爽做晨间护理时和老奶奶打招呼，发现老奶奶的精神状态不佳。张春爽仔细检查了老奶奶的各项指标，发现老奶奶的生命体征非常稳定，就问她的陪护人员：“奶奶夜间没休息好吗？”正当陪护人员要回答时，老奶奶哭了。她拉着张春爽的手说：“闺女，我的病是不是很严重？我都住院了，儿子女儿还在忙自己的工作，想让他们陪陪我都很难。”张春爽一下子明白了老奶奶的想法，便紧紧握着她的手说：“奶奶，您别担心，您的病情基本稳定，再治疗几天就会好的。您的孩子都有自己的工作，这里有我呢，我会天天来看您的，您有什么需求，只要我能做到的，我一定会帮您。我能力范围之外的，我会向我的领导反映。”

经过张春爽的安抚，老奶奶的情绪逐渐稳定下来。随后的几天，张春爽只要一上班就去看老奶奶，协助她翻身、叩背，指导她进行简单的床上肢体活动……老奶奶出院前，眼里含着泪花，她紧紧握着张春爽的手说：“闺女，这些天真是麻烦你了，你就像我的亲女儿一样！”

资料来源：佚名，《以心暖心　做“有温度”的护理服务》，
齐齐哈尔医学院附属第三医院官网，2022 年 5 月 26 日

2. 动机

动机是指个体想要满足需要的特殊心理状态和意愿，具有激发、指向、维持和调整的功能。具体来说，动机能促使个体做出某种行为，使个体从静止状态转向活动状态，它还能将个体的行为指向一定的目标，同时激励个体坚持行为，并调节行为的强度、持续时间等，以实现目标。

按照不同的划分标准，动机可分为不同的类型。

（1）按照动机性质的不同，动机可分为生理性动机和社会性动机。生理性动机是指由生理需要引起的动机，如人生病时想求医。社会性动机是指由社会需要引起的动机。例如，刚参加工作的护理人员小赵为了得到患者和领导的认可，想快速提升自己的工作能力。

（2）根据动机的来源不同，动机可分为内在动机和外在动机。内在动机是指由个体的内在需要引起的动机。例如，患者为了早日康复，想早点做手术。外在动机是指人在外界的要求和外力的作用下所产生的动机。例如，因化疗而脱发的患者为了不被歧视，想戴假发。

工作动机强的护理人员通常更愿意主动承担责任，不畏困难和挑战，努力提高患者的满意度。此外，在工作中，护理人员应多与患者沟通，以了解患者行为背后的动机，这有助于制订有针对性的护理方案，从而促进患者康复。

（三）人格心理特征

人格心理特征是个体在心理活动中经常表现出来的稳定的特征，也是一个人有别于他人的独特的、典型的心理特征，包括能力、气质和性格。

1. 能力

能力是指个体顺利完成某项活动所必需具备的心理特征。能力的高低直接影响着活动的效率，决定着活动的完成效果。

根据能力所表现的活动领域的不同，能力可分为一般能力和特殊能力。一般能力是指进行各种活动必须具备的能力，包括感知力（观察力）、记忆力、思维力、想象力和注意力等。人们通常所说的智力是一般能力的统称。特殊能力，又称“专门能力”，是指顺利完成某种专门活动所必备的能力，如唱歌能力、绘画能力、数学能力和运动能力等。一般能力和特殊能力有着密切的联系。一般能力是特殊能力形成和发展的基础，特殊能力的发展又有助于一般能力的提高。人们从事任何一项专门活动既需要特殊能力，也需要一般能力。

人与人之间在能力上存在着明显的个体差异。这种差异主要表现为能力的水平差异、能力的类型差异和能力的早晚差异。能力的水平差异主要是指智力发展水平的差异，即每个人的智力水平是不同的。能力的类型差异主要是指知觉、记忆、思维等认知能力的差异。例如，有的人擅长记忆画面型的内容，有的人擅长记忆声音型的内容。能力的早晚差异主要是指能力表现早晚的差异。例如，有的人在儿童时期就显露出非凡的智力和特殊能力，属于才华早露或称早慧，有的人则大器晚成。

护理人员应正确看待自己与同事之间的能力差异，并抓住一切机会提高自己的专业能力。另外，护理人员还应帮助患者建立应对疾病的信心，以激发他们的自愈力。

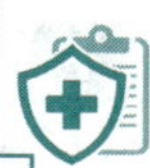

护理之窗

护理人员提高观察能力的方法

在护理工作中，护理人员有目的、有计划地做好病情观察，才能为患者提供最佳护理。那么，护理人员如何提高观察能力呢？

1．夯实专业理论知识

护理人员应加强理论知识的学习，在理论层面为提高观察能力做好准备。在临床实践中，护理人员应随时观察患者的病情变化，并正确地分析变化产生的原因，以便采取及时、准确的护理措施。因此，夯实专业理论知识是必不可少的。护理人员进入临床工作之前，应掌握各项专科疾病的特点、临床表现，以及诊断、治疗及护理常规知识。此外，在日常工作中遇到不懂的问题时，护理人员应及时请教护理前辈或求助专业工具。理论联系实践，才能不断提高观察能力。

2．做到“五勤”

护理人员在观察患者的病情时要做到“五勤”，即腿勤、眼勤、嘴勤、手勤和脑勤。其中，腿勤是指经常巡视病房，了解患者的病情变化；眼勤是指敏锐地观察到每一处细微的变化，看患者的神色、皮肤、黏膜、动作，以及排泄物、呕吐物、分泌物等；嘴勤是指多询问患者的感受和需求；手勤是指及时为患者做一些检查，如检查急腹症患者是否有压痛、反跳痛或腹肌紧张等；脑勤是指勤动脑。

护理工作不是单纯地执行医嘱，还要勤于观察，主动发现患者的病情变化，及时报告医生处理。

资料来源：祁芳芳，《谈护士如何提高病情观察能力》，陇南市第一人民医院官网，2018 年 7 月 27 日

2．气质

气质是个体生而具有的、典型的、稳定的心理特征，是个体心理活动动力特征的总和。所谓心理活动的动力特征，是指个体在心理活动的强度和稳定性（如情绪的强弱、注意力集中的时间长短），速度和灵活性（如知觉的速度、思维的灵活程度），指向性（如是倾向于外部事物还是倾向于内部体验）等方面的特征。气质受先天遗传因素的影响较大，具有较强的稳定性，变化极为缓慢，没有好坏之分。

护理提示

心理学中的气质与日常生活中所讲的气质是两个完全不同的概念。心理学中的气质与人们常说的“脾气”“禀性”相似。而日常生活中所讲的气质，一般是指个体的姿态、长相、穿着、性格和行为等的综合表现，是给他人的一种整体印象。例如，如果一个人不仅容貌出众，而且举止、谈吐，各方面都很得体，那其他人就会感觉这个人很有气质。

著名医生希波克拉底认为，人体内有血液、黏液、黄胆汁和黑胆汁 4 种体液，并根据这些体液混合比例的不同，把人的气质分为多血质、黏液质、胆汁质和抑郁质 4 种类

型。其中，血液比例占优势的为多血质，黏液比例占优势的为黏液质，黄胆汁比例占优势的为胆汁质，黑胆汁比例占优势的为抑郁质。这 4 种气质类型的特征和代表人物如表 1-1 所示。

表 1-1　气质类型表

气质类型	特征	代表人物
多血质	活泼好动，乐观开朗，感情易外露，反应迅速，接受力强，兴趣广泛但不持久，注意力易转移，情感丰富但不够稳定，做事粗心大意	《红楼梦》中的王熙凤、《三国演义》中的曹操等
黏液质	情绪不易激动，安静沉稳，喜欢思考，善于克制，忍耐力强，做事踏实，慎重细致，具有韧性，但反应缓慢，不够灵活，易固执己见，情绪不易外露，具有内倾性	《水浒传》中的林冲、《红楼梦》中的薛宝钗和《西游记》中的沙和尚等
胆汁质	精力旺盛，情绪两极化明显，直率热情，善于交际，有拼劲，但缺乏耐心，注意力易转移，脾气暴躁，容易冲动，具有外倾性	《三国演义》中的张飞、《水浒传》中的鲁智深、《西游记》中的猪八戒等
抑郁质	细心谨慎，办事稳妥可靠，情感体验深刻、持久，胆小、孤僻、多愁善感、不善交际，非常敏感，遇到困难或挫折易退缩	《红楼梦》中的林黛玉

在现实生活中，只具有某一种气质类型的人很少，大多数人的气质介于 4 种类型的中间状态，或者以一种气质类型为主，兼有其他气质类型。

气质类型连连看

共情护理

你觉得自己倾向于哪种气质类型？为什么？

每种气质类型都有优点和缺点。在工作中，护理人员应充分了解自己的气质类型，并合理地扬长避短，从而为患者提供高质量的护理服务。同时，护理人员应学会分析患者的气质类型，并据此采取有针对性的护理措施。例如，对抑郁质的患者，护理人员应给予更多的关怀和帮助，与其进行沟通时要言语谨慎，避免不良暗示，以防止其产生消极心理。

3．性格

性格是指个体对客观现实的稳定态度，以及在相应的行为方式中所表现出来的较稳定的心理特征。例如，勤劳、果断、懦弱和虚伪等都是对性格的描述。性格受先天遗传因素的影响较小，受后天环境因素的影响较大，可塑性较强，有明显的好坏之分。

根据心理活动倾向的不同，性格可以分为外向型和内向型。外向型的人心理活动倾向于外部，通常活泼开朗、情感外露、善于交际、处事不拘小节，适应环境的能力较强。内向型的人心理活动指向内心世界，通常沉默寡言、感情不外露、不善交际，适应环境的能力较差。

护理人员应尽量弥补自己的性格缺陷，完善自我，更好地胜任工作。此外，不同性

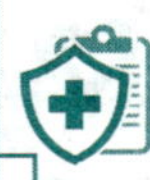

格的患者就医时的表现也不同。护理人员应通过对患者的观察，了解他们的性格，进而采取适合他们的护理方式。

（四）自我意识

1. 自我意识的概念

自我意识是指个体对自己及自己与周围环境关系的认识，是个体通过对外部的观察、分析及比较获得的，是一个多维度、多层次的复杂的心理系统。

个体的自我意识并不是与生俱来的，而是在生理和心理成熟的基础上，在与环境的交互过程中逐渐产生和发展的。一个人的自我意识从发生、发展到相对稳定、成熟，大约需要20年的时间。

2. 自我意识的结构

从知、情、意这3个维度分析，自我意识可以由自我认知、自我体验和自我调节构成。

（1）自我认知是指主观自我对客观自我的认识与评价，其表现形式有自我感觉、自我分析、自我观察、自我评价等，主要涉及“我现在是一个什么样的人”“我将来会成为一个什么样的人”“我的优点和缺点各有哪些”等问题。

（2）自我体验是指伴随自我认知而产生的内心体验，是自我意识在情感上的表现，反映了个体对自己所持有的态度，如自尊、自信、自卑等，主要涉及“我对自己是否满意”“我能否悦纳自己”“我是否相信自己”“我是否尊重自己”“我是否有责任感”等问题。

（3）自我调节是指个体有意识地调整自己的行为活动或对待他人和自己的态度，是自我意识在行为上的表现，主要涉及“我应该做什么”“我如何才能成为那样的人”等问题。

3. 自我意识与护理

正确的自我意识有助于护理人员在面对工作压力和挑战时进行自我调节，并保持良好的工作状态和心理健康。因此，护理人员应在充分了解自身的优势或不足的基础上，培养正确的自我意识。护理人员还应通过观察和评估患者的言语、行为、情绪等，了解患者对其自身的认知，以便更好地把握患者的心理。

护理之窗

自我意识的培养

1. 正确认识自我

个体只有正确认识自我、客观评价自我，才能更好地调控自我，不断地完善自我。而要做到正确、客观地认识自我，个体需要多方位、多角度地认识自己。

2. 积极悦纳自我

悦纳自我是指个体对真实的自己持有肯定、认可的态度。一个人只有欣然接纳自我，才能有信心去面对现实自我，做到自尊、自爱。

3. 发展多元自我

每个人的自我都不是单一的，而是多元的，是由不同的自我状态组成的复杂系统。当处于不同的自我状态中时，个体会带入不同的身份和视角，并做出不同的行为。一个人要想适应不同的身份角色，提高社会适应能力，就应该不断整合多种不同的自我，使之保持平衡，并在此基础上努力发展多元化的自我。

4. 提升钝感力

钝感力可简单理解为迟钝的力量。提升钝感力，需要个体在面对特定事物或情景时，通过降低自身的感受性，以一种更理性和放松的状态去应对，并坚定地朝着目标努力。拥有钝感力的人能够从容地面对生活中的挫折和困难，更好地接纳自己的消极情绪，并排除外界的干扰，坚定地朝着既定的方向前进。因此，他们更容易感受到生活的美好和幸福。

5. 增强自尊心

自尊心，又称“自尊”，是指个体基于自我评价而形成的一种自重、自爱、自我尊重，并要求受到他人、集体和社会尊重的情感体验。它能够促使个体更加关注自我，深入了解自我，并不断地自我反思、完善自我，从而获得他人的认可和尊重。

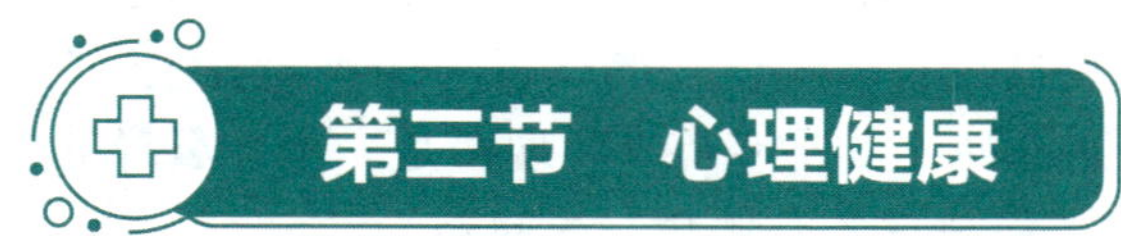

第三节 心理健康

一、心理健康概述

（一）心理健康的概念

目前，心理健康尚没有明确而统一的定义。

中国国家卫生健康委员会将心理健康定义为“心理健康是人在成长和发展过程中，认知合理、情绪稳定、行为稳当、人际和谐、适应变化的一种完好状态”。

《简明不列颠百科全书》将心理健康定义为“心理健康是指个体心理在本身及环境条件许可范围内所能达到的最佳功能状态，但不是十全十美的绝对状态”。

虽然心理健康的定义多样，但它们都强调个体的内部协调和外部适应两个方面。也就是说，心理健康意味着个体需要具备较好的心理调适能力，即个体在内部和外部环境变化时，能持久地保持正常的心理状态。

（二）心理健康的标准

一般来说，心理健康的标准包含以下几个方面的内容。

1. 智力正常

智力正常主要是指个体具有在经验中学习知识、获得知识的能力，理解知识、应用知识的能力，灵活应变的能力，以及运用逻辑推理有效地解决问题的能力，等等。智力正常是个体学习、生活与工作的基本心理条件，也是个体适应周围环境变化所必须具备的心理保证。

2. 情绪健康

情绪健康的标志是情绪稳定、态度乐观、心情愉快。具体来说，个体情绪健康的主要表现如下：① 积极情绪多于消极情绪，乐观开朗，对人或物充满热情，对生活充满希望；② 情绪稳定，既善于控制和调节自己的情绪，又能合理宣泄自己的情绪；③ 情绪

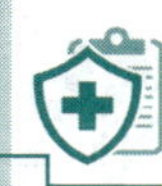

的表达既符合社会的要求，又符合自身的需要，能在不同的场合恰如其分地表达情绪，情绪反应的强度与引起这种情绪的情景相符合。

情绪健康有利于个体保持良好的心理状态，能帮助个体更好地发挥自身的潜能。

3．意志健全

意志健全主要是指个体在自觉性、果断性、坚韧性和自制力等方面都表现出较高的水平。意志健全的人在各种活动中都有明确的目标，能适时地做出决定并运用切实有效的方法解决遇到的问题；在困难、挫折面前，能采取合理的应对方式，并控制自己的情绪和言行。

4．人格完整

人格完整是指个体的所想、所说、所做能够协调一致，个体人格结构的要素完整统一，即个体在需要、动机、能力、气质、性格等方面均衡发展。人格完整的人具有正确的自我意识，能够以积极进取的人生观作为人格的核心，并以此为中心把自己的需要、目标和行动统一起来。

5．自我意识完善

自我意识完善主要是指个体能正确地认识自己、评价自己和接纳自己。自我意识完善的人能够客观地、正确地认识自己，并做出恰当的自我评价；同时，能够接受自己，正确看待自己的优缺点，既不自傲，也不自卑。

6．人际关系和谐

人际关系和谐的具体表现如下：① 乐于与人交往，既能建立广泛的人际关系，又能结交知心朋友；② 能在人际交往中保持独立而完整的人格，有自知之明，不卑不亢；③ 能客观地评价他人和自己，能够取人之长，补己之短；④ 宽以待人，乐于助人；⑤ 交往态度积极，交往动机端正。通常，人际关系和谐的人能够与他人建立平等、互助、和睦的伙伴关系。

7．社会适应能力良好

社会适应能力是衡量心理健康的重要指标。社会适应能力良好的人能够较快地适应环境，包括学习环境与生活环境、自然环境与人际环境等；能够和社会保持良好的接触，对社会现状有清晰、正确的认识，思想和行动都能紧跟时代发展的步伐；即使突然遭遇意外或身处恶劣环境中，也能较快地进行自我调节，顺应环境变化并保持心理平衡。

8．心理和行为表现与年龄相符

个体的心理和行为表现与其所处的年龄阶段相符合，展现出该年龄段特有的心理特质和行为模式是心理健康的重要标准之一。具体来说，不同年龄阶段的人会有不同的心理发展特点和行为表现。符合年龄特征的心理行为表现，有助于个体更好地适应社会环境，与他人建立良好的人际关系，并促进自身的全面发展。相反，如果一个人的心理行为经常严重偏离自己的年龄特征，如表现出过度幼稚或过于老成的行为，则往往是心理不健康的表现，可能需要相关人员对其进行进一步的关注和引导。

护理之窗

心理健康素养十条

国家卫生健康委员会针对社会对心理健康的主要关切，编制了《心理健康素养十条》，具体内容如下。

第一条：心理健康是健康的重要组成部分，身心健康密切相关、相互影响。

第二条：适量运动有益于情绪健康，可预防、缓解焦虑抑郁。

第三条：出现心理问题积极求助，是负责任、有智慧的表现。

第四条：睡不好，别忽视，可能是心身健康问题。

第五条：抑郁焦虑可有效防治，需及早评估，积极治疗。

第六条：服用精神类药物需遵医嘱，不滥用，不自行减停。

第七条：儿童心理发展有规律，要多了解，多尊重，科学引导。

第八条：预防老年痴呆，要多运动，多用脑，多接触社会。

第九条：要理解和关怀心理疾病患者，不歧视，不排斥。

第十条：用科学的方法缓解压力，不逃避，不消极。

资料来源：《心理健康素养十条》，
中华人民共和国国家卫生健康委员会官网，2018 年 10 月 10 日

（三）心理健康的影响因素

影响个体心理健康的因素是多方面的，归纳起来主要有以下几种。

1. 个体生理因素

影响心理健康的个体生理因素主要有以下 3 种。

（1）遗传因素。人的心理与遗传因素有着密切的关系。大量研究表明，有心理疾病家族史的个体，更容易受遗传因素的影响而产生心理问题或患上心理疾病。

（2）神经系统先天发育不良。研究表明，如果个体神经系统先天发育不良，如大脑皮层的兴奋和抑制过程存在某种障碍等，个体就容易受到外界环境的影响，进而产生心理问题。

（3）躯体疾病。各种躯体疾病，尤其是慢性疾病，常会使个体变得烦躁不安，敏感多疑，使个体的情绪稳定性降低，行为控制力减弱，人际关系紧张，从而产生心理障碍。

2. 个人经历

个体的个人经历是影响其心理健康的重要因素。生活不是一帆风顺的，个体在学习、交友、恋爱、择业等方面往往会遇到各种挫折与困难。倘若个体不能正确地看待这些挫折与困难，在遇到挫折与困难后不能正确地调整心态，就容易产生紧张、不安、焦虑、恐惧、抑郁等负性心理。久而久之，这些负性心理便会影响个体心理的健康发展。

3. 社会环境因素

社会文化、人际关系、家庭环境等社会环境因素都会对个体的心理健康产生影响。

（1）社会文化。社会价值观、道德规范等社会文化的变迁会给个体带来巨大的心理冲击。个体如果不能及时适应这种变化，就可能会陷入焦虑、紧张、无所适从等消极情

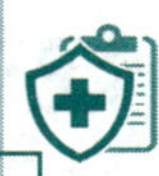

绪中，从而产生自我价值感降低、归属感缺失等心理问题。

（2）人际关系。人是社会性动物，每个人都需要与他人建立联系并进行互动。和谐的人际关系可以给个体带来归属感和安全感，促进个体的心理健康。不和谐的人际关系则会使个体产生焦虑、抑郁等消极情绪，久而久之，就会危害个体的心理健康。

（3）家庭环境。家庭是个体成长的重要场所之一，家庭环境的好坏直接影响着个体的心理健康。事实证明，在父母感情和谐、兄弟姐妹相亲相爱的家庭中，个体能形成相对健全的人格，往往具有谦虚、礼貌、随和、诚恳、乐观、大方等良好的人格特征。相反，如果家庭成员之间关系不和，经常出现吵闹或肢体冲突，那么这种不良的家庭环境会给个体造成深远的负面影响，该家庭中的个体就容易产生人格缺陷。

二、不同年龄段人群的心理健康及其维护

不同年龄段的人有着不同的心理特征。根据个体所处年龄段的心理特征，有针对性地进行心理健康维护，对个体保持良好的心理状态具有积极意义。综合多种年龄划分标准，本书对年龄段的划分如下。

（一）儿童的心理健康及其维护

1．0～3 岁婴幼儿的心理健康及其维护

婴幼儿从第 3 个月起能较集中地注意新鲜事物，5～6 个月时有初步的记忆能力，可以认出母亲和熟悉的人，并且会产生基本的情绪反应。半岁之后，婴幼儿表现出明显的社会交往的需要，有时会主动要求成人陪伴，并对母亲产生依恋。较大的婴幼儿已基本上具备了各种类型的情绪，开始形成个性特征。总的来说，维护婴幼儿的心理健康可从以下几个方面着手。

（1）合理喂养。营养的获得是婴幼儿身心发育的重要保障。婴幼儿的照护者应给婴幼儿提供具有丰富营养的食物。6 个月以内的婴幼儿应以母乳喂养为宜。对于缺乏母乳的婴幼儿，照护者应为婴幼儿选用营养丰富的代乳品。最晚从 6 个月开始，照护者需要为婴幼儿添加辅助食品，以保证婴幼儿营养充足并健康发育。此外，照护者应对婴幼儿进行按需喂养，以免其营养过剩或不足。

（2）多加爱抚。母亲的爱抚对婴幼儿的心理健康至关重要。婴幼儿在母亲的怀中，听着母亲的心跳，看到母亲的微笑，感受母亲的抚摸，和母亲进行情感的沟通，都可获得心理上的安全感，这对其心理健康发展至关重要。

（3）提供适量的感官刺激。照护者应有意识地为婴幼儿提供适量的视、听、触觉刺激，促进其感觉器官的发展和智力的开发。例如，经常抱婴幼儿外出，让其感受丰富多彩的世界。

（4）培养生活习惯，纠正不良行为。照护者应注意培养婴幼儿良好的饮食、睡眠等生活习惯，并在婴幼儿出现不良行为时及时纠正。需要注意的是，在培养婴幼儿的生活习惯时，应本着赞扬、鼓励的原则，而不是批评、斥责。

2．4～6 岁幼儿的心理健康及其维护

4～6 岁时，幼儿已经能较好地控制自己的行为。同时，这一时期的幼儿的情绪体验

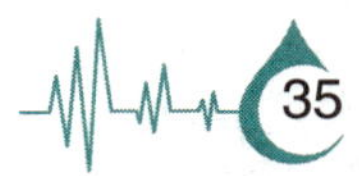

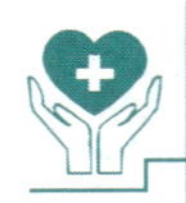

丰富，但缺乏控制，想象丰富且具有创造性，自我意识进一步发展并趋于独立。总的来说，维护 4～6 岁幼儿的心理健康可从以下几个方面着手。

（1）营造温馨和谐的家庭环境。温馨和谐的家庭环境能带给幼儿愉快的心境，有助于其情感的培养和人格的发展。因此，照护者应为幼儿营造温馨和谐的家庭环境，并在生活中以身作则，为幼儿树立良好榜样。

（2）培养幼儿的独立性。照护者应允许幼儿自己动手做力所能及的事，并在幼儿做得好时及时予以肯定和表扬，从而强化幼儿的正确行为，并培养他们的独立性。

（3）鼓励幼儿参加多种形式的游戏。游戏（见图 1-6）是幼儿的主导活动，可以提高幼儿身体的平衡能力和反应速度，并使幼儿的认知、情绪表达、控制等方面的能力得到发展。同时，游戏还可以培养幼儿团结合作、克服困难的精神，以及人际交往的能力。因此，照护者应鼓励幼儿参加各种形式的游戏，以促进其心理的健康发展。

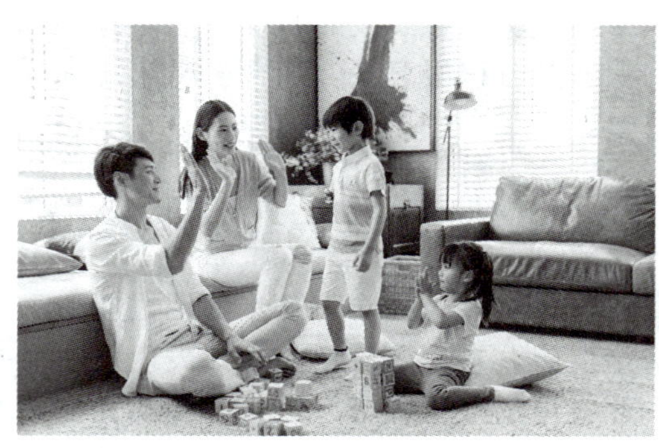
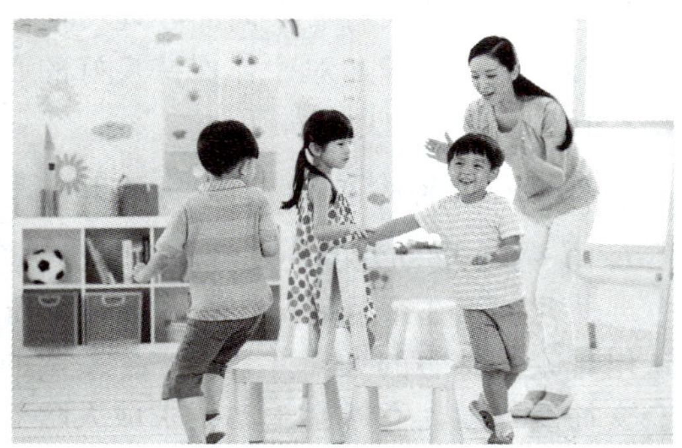

图 1-6　游戏

3．7～12 岁儿童的心理健康及其维护

大部分 7～12 岁的儿童正处在小学教育阶段，由于生活环境发生了巨大的变化，他们的心理发展也发生了质的飞跃。这一时期的儿童思维发展有了质的变化，情感易外露，自我意识不断发展，喜欢模仿，对同伴有明显的依从性。总的来说，维护 7～12 岁儿童的心理健康可从以下几个方面着手。

（1）帮助儿童适应学校生活。儿童由幼儿园进入小学，从原本以游戏为主的生活过渡到以学习为主的生活，难免会出现适应困难。老师要创造机会，使儿童尽早地融入集体之中。家长也应提前改变儿童的起居和饮食规律，使之与学校保持一致。

（2）培养儿童的学习兴趣和学习习惯。教师和家长应培养儿童的学习兴趣，引导儿童爱上学习，还应帮助儿童养成良好的学习习惯，如课前预习的习惯、独立做作业的习惯等。

（二）少年的心理健康及其维护

少年期一般是指 13～17 岁这一年龄阶段。少年正处于青春期，随着性器官逐渐发育成熟，他们有了明显的性欲望和性冲动，容易出现与性相关的心理问题。同时，在心理上，他们处于半幼稚、半成熟、半依赖、半独立，既像小孩又似成人的状态，情绪变化也较为明显。总的来说，维护他们的心理健康可从以下几个方面着手。

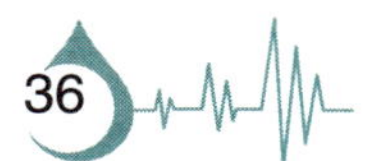

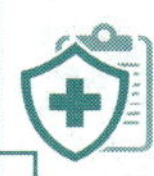

1．进行科学的性教育

青春期是个体性观念形成和发展的关键时期，也是少年对性的迷茫时期。因此，家长和老师要对少年进行科学的性教育，使他们正确认识人的正常生理及心理现象，消除性紧张和性困惑，以帮助他们发展健康的性心理。

2．进行平等交流

成人感和独立性使得这一阶段的少年想极力摆脱对父母的依赖。他们迫切希望父母尊重他们的意志和人格，把他们当作成年人来看待。因此，家长和老师应以平等的态度与少年交流，倾听他们的意见，尊重他们的权利，并引导他们用客观、全面的观点来看待自己和他人。

3．及时消除不良情绪

这一阶段的少年还不善于控制自己的情绪。家长和老师应向他们传授应对愤怒、焦虑等不良情绪的方法，如纠正非理性的观念、参加文体活动以转移注意力等，从而帮助他们及时消除不良情绪，进而减少消极情绪对身心健康的影响。

（三）青年的心理健康及其维护

青年期一般是指 18～35 岁这一年龄阶段，是一个人生理与心理发展成熟的重要阶段。青年人的智力发育完善，自我意识增强，性心理不断成熟，世界观、人生观和价值观逐渐趋于稳定，社会化过程逐步完善。总的来说，维护青年人的心理健康可从以下几个方面着手。

1．塑造良好的自我意识

青年人应了解自己的兴趣、能力、长处和不足等，辩证地评价自我，并学会接纳自己。同时，他们还应树立正确的自我发展的方向，并朝着目标逐步完善自我。

2．增强社会适应能力

青年人步入社会后，面临的人际关系比学生时代更复杂，遇到的困难与挫折也更多。青年人应学习人际交往的技巧，提高人际交往能力，正确处理与他人的关系。同时，在做任何事前，青年人都应了解清楚基本情况，设立合理的目标，以避免不必要的挫折和失败。如果遭遇失败，青年人应学会正确看待失败，并从失败中吸取教训，以更好地适应社会。

3．培养良好的择业心态

青年期是择业的关键时期。良好的择业心态、明确的职业生涯规划是个体找到合适的工作，有所作为的重要因素。青年人应正确看待远大理想与现实需要的关系，根据自己的兴趣、能力、社会需求等明确自己的职业生涯规划，培养良好的择业心态。

4．树立正确的婚恋观

青年时期，由性生理成熟引发的性意识觉醒，会促进恋爱行为、婚姻行为的发生。青年人应培养爱的能力，并提高对恋爱挫折的处理能力，保持健康的恋爱心理。在选择结婚对象时，青年人应把学识、能力、修养等内在要素放在首位考虑，寻找真正适合自己的伴侣。结婚后，青年人应尊重、体谅另一半，与另一半共同承担家庭责任，维护幸福婚姻。

护理实例

刚上大学时，护理专业的小颜决定在大学期间不找男朋友，专心学习，为将来成为一名合格的护理人员做充分的准备，她还把自己的想法告诉了父母和同学，请他们监督。一个学期后，舍友都找了男朋友，每到周末小颜一个人待在空荡荡的宿舍里，或者望着带着一脸红晕、在宿舍楼关门前匆匆赶回来的舍友，她时常有种“自己心理是不是有问题”的疑问。

大二时，班里的一位男同学向小颜表白。有男生喜欢自己令小颜兴奋不已，但她想起自己刚上大学时说过不找男朋友的话，便犹豫起来。然而，接下来发生的事情让小颜始料不及——对方居然每天手持一枝玫瑰花，站在小颜宿舍楼窗户下，一站就是一个小时。几天后，在周围人的鼓动下，小颜冲下楼，接受了对方手中的玫瑰花。一种从未体验过的幸福感令小颜激动不已。她不禁想，这就是浪漫的爱情吗？

但甜蜜的日子没持续多久，小颜就发现对方完全不是自己喜欢的类型，她无法接受对方的很多缺点。她开始后悔自己冲动地答应了男同学的表白，常常情绪低落，学习成绩也逐渐下滑。一个学期后，小颜和男朋友终于在一次争吵后同时向对方提出了分手。

很多大学生谈恋爱非常盲目，他们不清楚自己想要什么样的人生伴侣，爱情来临时不能准确地做出判断，也不懂得如何拒绝。案例中的小颜因一时冲动接受了对方的表白，却很快发现对方完全不是自己喜欢的类型，最终不仅草草分手，还严重影响了自己的生活和学习。因此，大学生谈恋爱时要慎重，要学会正确地接受爱和拒绝爱。

（四）中年人的心理健康及其维护

中年期一般是指36～64岁这一时期，是发挥个体智力与创造力的最佳年龄阶段，也是人格成熟和稳定的时期。中年人有着丰富的社会经验，已经形成了相对稳定的人生观和价值观，这都为其成为社会和家庭的中坚力量创造了条件。但也正是由于这一时期社会责任、家庭负担的加重，加之中年期生理功能开始衰退，大多数中年人感到力不从心，继而出现一系列的心理问题。总的来说，维护中年人的心理健康可从以下几个方面着手。

1．注意劳逸结合，避免心理疲劳

中年人应对自己的体力、能力有正确的认识和评估，凡事量力而行，不过分苛求自己。同时，应多与家人、朋友沟通，将压抑在心头的委屈、痛苦等倾吐出来，及时消除心中的不快，避免产生心理疲劳。另外，中年人还应注意劳逸结合，坚持体育锻炼和必要的娱乐活动，保持身心健康。

2．妥善处理人际关系

中年人在社会中扮演了诸多角色，如职场上的员工，家庭中的父母、子女，以及朋友、同学等。这些多样的角色使得他们的人际关系复杂多变。由于中年人需要平衡各种角色之间的关系，他们很容易因此产生各种心理冲突，如职业角色与家庭角色的冲突。如果这些冲突得不到妥善处理，就会对中年人的身心健康造成伤害。

因此，中年人应树立正确的角色意识，明确自己在不同场合下的角色定位，理解并

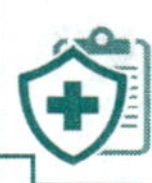

接受每个角色所带来的责任和义务。同时，中年人还应学会妥善处理上下级之间、同事之间、朋友之间及家人之间的关系，建立和谐的人际关系。

3．做好更年期的心理保健

40 岁以后，中年人逐渐进入更年期。更年期是人由成熟走向衰老的过渡时期，也是人的一生中，从生理到心理各方面变化比较剧烈的时期。

中年人应了解更年期的生理、心理变化规律，掌握一些更年期的心理保健知识，从而消除对更年期的恐慌心理。中年人还应提高自我调节和自我控制能力，保持乐观情绪。此外，家庭成员、同事或朋友也应给予中年人充分的关心和理解，帮助他们保持心理健康。

共情护理

你的父母或其他家人是否正处于更年期？你打算如何维护他们的心理健康？

（五）老年人的心理健康及其维护

老年期通常是指 65 岁及以后的阶段。步入老年期，人的身心逐渐衰老，再加上角色的转换、家庭矛盾等因素的影响，老年人极易产生孤独、固执等心理问题。总的来说，维护老年人的心理健康可从以下几个方面着手。

1．保持乐观的心态

老年人应正确对待衰老和死亡，保持乐观的心态，积极生活，主动排解不良情绪，不畏老、不服老，以乐观的心态安度晚年。

2．参加适宜的活动

适当的脑力活动和体育锻炼，能延缓躯体功能的衰退。因此，老年人应合理安排生活，根据自己的兴趣，多参加一些自己喜欢且适宜的活动，如下棋（见图 1-7）、跑步（见图 1-8）等，力求让生活丰富多彩，从而保证心理健康。

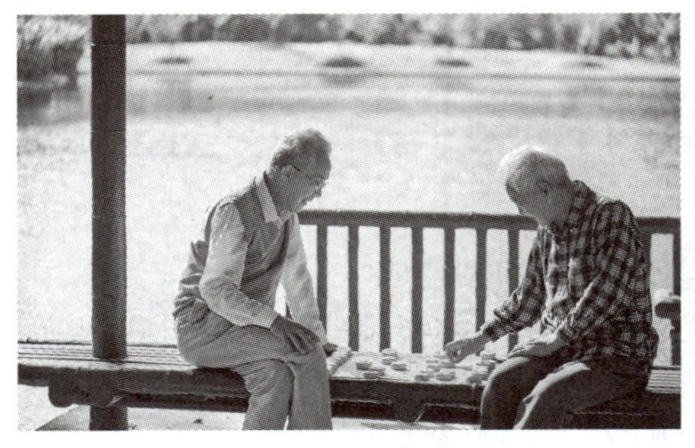

图 1-7　下棋

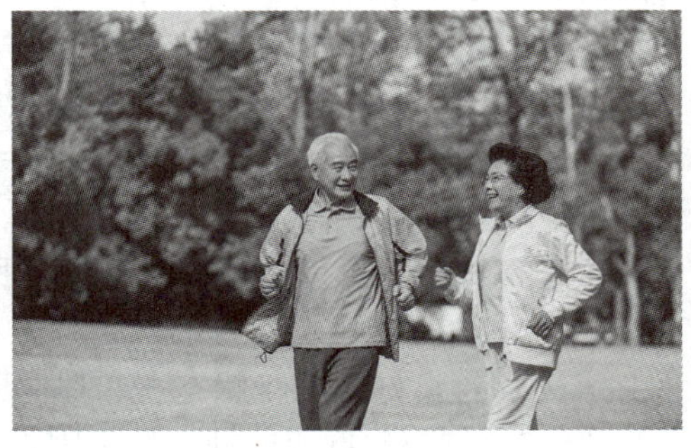

图 1-8　跑步

3．提供家庭与社会支持保障

老年人的家人应多与老人沟通，多关心、陪伴他们，让他们不用为生活担忧。社区、单位应经常主动关心离退休老人，定期举办有益身心的活动，促进老年人的心理健康。国家应支持设立更多的老年人心理健康服务机构，如老年人心理咨询室、心理治疗中心等，提供专业的心理健康服务，加强对老年人心理健康问题的关注和干预，提高老年人的心理健康水平。

学以致用

以测促学

一、单项选择题

1. 根据心理学家埃里克森的心理社会发展理论，人类心理的发展不包括（　　）。
   A. 胎儿期　　B. 婴儿期　　C. 学龄期　　D. 老年期
2. （　　）不属于知觉的特征。
   A. 理解性　　B. 整体性　　C. 选择性　　D. 短暂性
3. 下列选项中，关于情绪和情感的说法，错误的是（　　）。
   A. 个体的情绪与其生理需要相关，而情感与其社会需要相关
   B. 情绪的变化一般不受已有情感的制约
   C. 情绪可以分为积极情绪、消极情绪和双重情绪
   D. 情绪对人的身心健康具有直接作用
4. 晓东做很多事时都能快速做出决策，这反映了他意志品质的（　　）。
   A. 自觉性　　B. 果断性　　C. 坚韧性　　D. 自制性
5. 个体对知识、情感等的需要属于（　　）。
   A. 生理需要　　B. 社会需要　　C. 物质需要　　D. 精神需要
6. （　　）是指个体对客观现实的稳定态度，以及在相应的行为方式中所表现出来的较稳定的心理特征。
   A. 动机　　B. 能力　　C. 性格　　D. 气质
7. 下列选项中，关于自我意识的说法，错误的是（　　）。
   A. 自我意识是一个多维度的心理系统
   B. 个体的自我意识是与生俱来的
   C. 自我意识可以由自我认知、自我体验和自我控制构成
   D. 正确的自我意识有助于护理人员在面对工作压力和挑战时进行自我调节，并保持良好的工作状态和心理健康
8. 影响个体心理健康的社会环境因素不包括（　　）。
   A. 社会文化　　B. 个体经历　　C. 人际关系　　D. 家庭环境

二、简答题

1. 心理的实质是什么？
2. 意志行动有哪些基本特征？

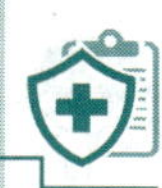

3．心理学中的气质是指什么？

4．心理健康的标准是什么？

5．如何维护青年的心理健康？

三、案例分析题

小冯是某重点中学的高三学生。自高一起，每当考试临近，她都会陷入极度的焦虑之中，担心自己考不好而遭到同学的嘲笑与质疑。因此，每次考试前夕，小冯都会制订一个高强度的复习计划，几乎不给自己留下任何休息的时间。最让小冯担心的是自己的身体状况。每次考试前的一两天，她总是会突然出现身体不适的症状，如头痛、发烧等。小冯对此深感忧虑，担心高考前也会这样，影响高考成绩。

请你仔细阅读案例，分析小冯的心理问题及其产生原因，然后给小冯提出一些建议，帮助她改善现在的这种不良心理状态。

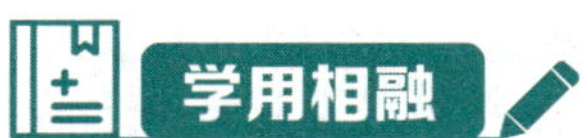

解忧杂货铺

活动目标

（1）帮助学生掌握改善心理健康的方法。

（2）增强学生的心理保健意识。

活动准备

（1）分组。全班学生自由分组，每组3～4人，各组组建属于本组的“解忧杂货铺”，并选出1名店长。

（2）准备材料。各组店长按组员人数准备“解忧杂货铺”活动表（见表1-2）和信封。

表1-2　“解忧杂货铺”活动表

项目	具体内容
我的烦心事	
烦心事对我的影响	
解决烦心事的方案	

活动流程

（1）教师简述活动目的、活动流程、重要性等。

（2）店长给组内每位成员发放一份“解忧杂货铺”活动表和一个信封。然后，每位成员在表中“我的烦心事”一栏写一件自己最近遇到的烦心事，并尽可能具体地描述该烦心事，在“烦心事对我的影响”一栏写明该烦心事对自己的心理造成了哪些不良影响（如导致自己情绪低落、总是胡思乱想等）。每位成员写好并做好标记（可匿名）后，将活动表放进信封并交给店长。

（3）各组选择另外一个小组（注意要尽量选择和本组人数相同的组），由两组的店长交换本组的所有信件。

（4）交换完毕后，各组中每位成员分别从店长手中随机抽取一个信封，思考如何帮助写信人解决烦心事。

（5）各组在店长的带领下讨论如何给每封信写回信。讨论时，每位成员先介绍自己想出的解决方案。然后，其他成员轮流发表各自的想法，以便查漏补缺，完善解决方案。

（6）每位成员根据自己的思考及其他成员的想法整理思路，并在“解决烦心事的方案”一栏认真地给信的主人写一封回信。写好后装入信封，交给店长。

（7）每位学生拿到回信后，认真阅读他人为自己提供的解决方案，并结合自身实际情况，通过实践检验方案。

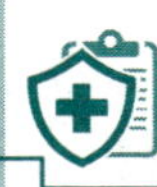

学习成果评价

请结合自身的学习情况，按照表 1-3 中的评价标准，对本章的学习成果进行自评，并请教师进行评价。

表 1-3　学习成果评价表

<table>
<tr><th rowspan="2">评价项目</th><th rowspan="2">评价标准</th><th rowspan="2">分值</th><th colspan="2">评价得分</th></tr>
<tr><th>自评分</th><th>师评分</th></tr>
<tr><td rowspan="9">知识与技能
（50%）</td><td>能够准确复述心理的概念和实质</td><td>5</td><td></td><td></td></tr>
<tr><td>能够简要阐述心理的发生与发展</td><td>5</td><td></td><td></td></tr>
<tr><td>能够简要介绍感觉、知觉、记忆、思维、想象、注意等认知过程的相关知识</td><td>5</td><td></td><td></td></tr>
<tr><td>能够举例说明情绪与情感对患者行为的影响</td><td>5</td><td></td><td></td></tr>
<tr><td>能够阐明意志过程的基本特征和主要意志品质</td><td>5</td><td></td><td></td></tr>
<tr><td>能够简要阐述人格的概念、特征，以及人格形成的影响因素</td><td>5</td><td></td><td></td></tr>
<tr><td>能够简要阐述人格倾向性、人格心理特征、自我意识的相关知识</td><td>5</td><td></td><td></td></tr>
<tr><td>能够阐明心理健康的标准和影响因素</td><td>5</td><td></td><td></td></tr>
<tr><td>能够举例说明不同年龄段人群的心理健康维护策略</td><td>10</td><td></td><td></td></tr>
<tr><td rowspan="3">学习过程
与方法
（30%）</td><td>课前认真预习本章的内容</td><td>5</td><td></td><td></td></tr>
<tr><td>课中认真听讲，主动参与问题讨论和实践活动</td><td>15</td><td></td><td></td></tr>
<tr><td>课后积极复习，回顾、总结所学知识</td><td>10</td><td></td><td></td></tr>
<tr><td rowspan="2">综合素养
（20%）</td><td>尊重他人不同的个性，能够客观看待他人的行为</td><td>10</td><td></td><td></td></tr>
<tr><td>具有心理保健意识，能够积极维护自身的心理健康</td><td>10</td><td></td><td></td></tr>
<tr><td colspan="2">合计</td><td>100</td><td></td><td></td></tr>
<tr><td colspan="2">总分（自评分×40%+师评分×60%）</td><td colspan="3"></td></tr>
<tr><td>自我评价</td><td colspan="4"></td></tr>
<tr><td>教师评价</td><td colspan="4"></td></tr>
</table>

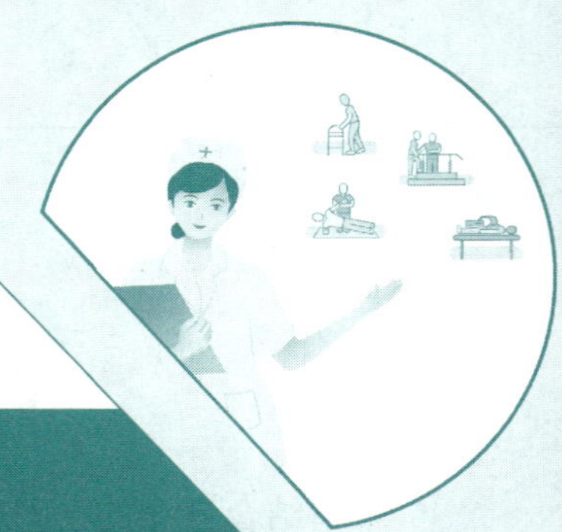

第二章

应 激

章前导读

应激也称“压力”或“紧张”。个体在成长发展过程中，不可避免地会产生应激。适度的应激可以激发个体潜能，提高个体对周围环境变化的适应能力。长期或过度的应激则可能导致个体产生严重的心身问题，对个体的日常生活和工作造成负面影响。学习与应激有关的知识既有助于护理人员更好地应对工作中的高压情况，防止自身出现相关心身问题，又有助于护理人员了解患者行为背后的真正原因，为患者提供更加个性化的服务。

学习目标

知识目标

✧ 了解应激与应激源的概念、应激的理论模型和应激对健康的影响。
✧ 熟悉认知评价的过程和影响认知评价的因素。
✧ 明确应激反应与应激结果。
✧ 掌握应激管理技术。
✧ 熟悉护理工作中常见的应激源及应激的管理。

技能目标

✧ 能够识别护理工作中常见的应激源，并提高应对能力，维护自己的身心健康。
✧ 能够在实际护理工作中，运用所学知识分析患者的应激反应。

素质目标

✧ 增强辩证思维能力，正确看待应激对健康的影响。
✧ 积极学习应激应对策略，为维护患者和自身的身心健康做准备。

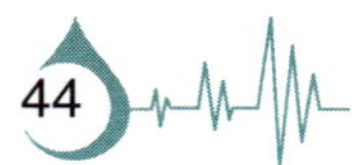

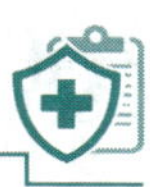

案例导入

小唐是某医学院中医康复保健专业的一名学生。一年前，他目睹了一场严重的车祸，从那之后见血必晕，且每次持续半小时左右。作为医学生，课程中难免会看到血，因此，小唐希望能尽早克服晕血的问题。为此，他去看了医生。医生说，那次车祸给小唐留下了心理阴影，导致他每次看到血，眼前就会浮现出那次车祸的场景，进而因恐惧而晕倒。医生初步判断小唐可能患有创伤后应激障碍。

请思考

（1）你知道创伤后应激障碍吗？说一说它是什么意思，再谈一谈应激是什么意思。

（2）你认为小唐怎样才能克服晕血的问题？

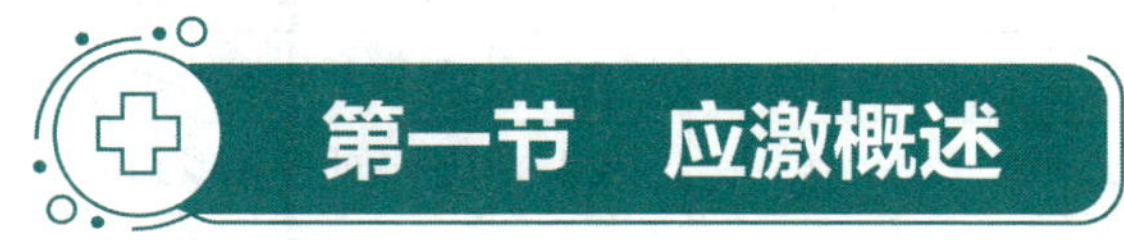

第一节 应激概述

一、应激与应激源

不同学者对应激的界定

应激是指个体对各种内外界刺激做出适应性反应的过程。应激源是指能够引起个体产生应激的各种因素。根据性质的不同，应激源可分为以下 4 类。

（一）躯体性应激源

躯体性应激源是指对人的躯体直接发生刺激作用的刺激物，包括各种物理、化学和生物学刺激物，如高温、低温、噪音、刺激性气体、病原微生物等。此类应激源不仅能引起人的生理反应，还常常会改变人的情绪状态，从而导致心理反应。

（二）心理性应激源

心理性应激源是指个体头脑中的某些紧张性信息，如个体的强烈需求、过高期望、心理冲突（两种需要无法同时获得满足时产生的一种心理困境）、心理挫折等。心理性应激源虽来自人的头脑，但多是外界刺激物作用的结果，如工作责任重大造成的精神紧张等。

（三）社会性应激源

社会性应激源是指能导致个体生活风格发生变化，并要求个体对其做出适应性反应的社会情境和事件。这类应激源范围极广，日常生活中大大小小的事，如战争、自然灾害、家庭冲突等，都属于此类。

护理之窗

社会再适应评定量表

心理学家霍尔姆斯根据对 5 000 多人的社会调查及病历资料研究，将现代社会生活中个体可能遭受且需要付出努力来应对的事件归纳为 43 项，并按每个事件对人的影响程度，以生活事件单位（life event unit，LEU）为指标予以定量，编制了“社会再适应评定量表”（见表 2-1），用以评定人们的社会适应情况。

表 2-1　社会再适应评定量表

序号	生活事件	LEU	序号	生活事件	LEU
1	配偶死亡	100	23	子女离家	29
2	离婚	73	24	吃官司	29
3	婚姻失败（分居）	65	25	个人杰出的成就	28
4	监禁	63	26	配偶开始或停止工作	26
5	家庭亲密成员死亡	63	27	学业的开始或结束	26
6	受到伤害或疾病	53	28	生活水平的改变	25
7	结婚	50	29	个人习惯的改变	24
8	被解雇	47	30	和上司相处不好	23
9	与配偶重修旧好	45	31	工作时数或工作条件的改变	20
10	退休	45	32	搬家	20
11	家庭成员健康状况改变	44	33	转校	19
12	怀孕	40	34	娱乐的转变	19
13	性生活障碍	39	35	教堂活动的改变	19
14	家庭中新成员的增加	39	36	社交活动的改变	18
15	职务重新调整	39	37	贷款（少于 1 万美元）	17
16	收入状况的改变	38	38	睡眠习惯的改变	16
17	亲密朋友死亡	37	39	家庭联欢时人数的改变	15
18	改行	36	40	饮食习惯的改变	15
19	与配偶争吵次数改变	35	41	度假	13
20	负债超过一万美元	31	42	过圣诞节	12
21	贷款或契据取消	30	43	轻微犯法	11
22	工作中职责变化	29			

霍尔姆斯发现，若个体一年内的生活事件单位累计不超过 150，次年则健康平安；若一年累计为 150～300，次年则有 50%的患病可能；若一年累计超过 300，次年患病的可能性则高达 80%。

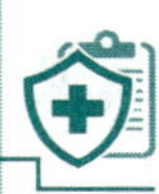

（四）文化性应激源

文化性应激源是指因语言、风俗、习惯、生活方式和宗教信仰等的改变而引起应激的刺激或情境，如迁居异国他乡等。文化性应激源对个体的影响持久且深刻。

共情护理

每个人都或多或少受到过应激源的刺激，请举例说明你遇到过的应激源，以及这些应激源对你造成的影响。

二、应激的理论模型

应激的理论模型是用来解释应激发生、发展过程的理论体系。下面介绍两种主要的应激理论模型。

（一）应激过程模型

该模型将应激看作是由应激源到应激结果的单向过程，如图 2-1 所示。

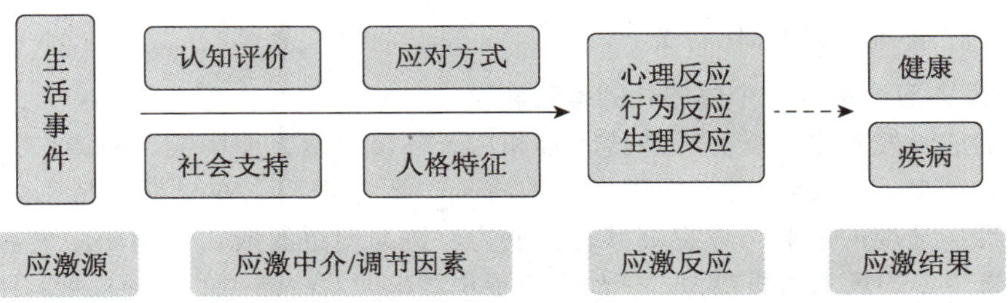

图 2-1　应激过程模型示意图

根据应激过程模型可知：应激是个体对环境威胁或挑战的一种适应过程；应激发生的原因是生活事件，而应激的结果则体现为适应的和不适应的反应。从应激源到应激结果的过程中，个体会受到认知评价（个体对应激源的性质、重要性等做出的估计）、应对方式、社会支持、人格特征等多种因素的影响。

（二）应激系统模型

自 1987 年以来，心理学专家姜乾金等人通过大量的实证研究，证明应激不是单向的“从因到果”或“从刺激到反应”的过程，而是多因素相互作用的系统，进而提出应激系统模型（见图 2-2）。

应激系统模型具有以下基本特征：① 应激是多因素作用的系统；② 各因素互相影响，互为因果；③ 各因素之间动态的平衡或失衡，决定个体健康或患病；④ 认知因素在平衡和失衡中起关键作用；⑤ 人格因素起核心作用。

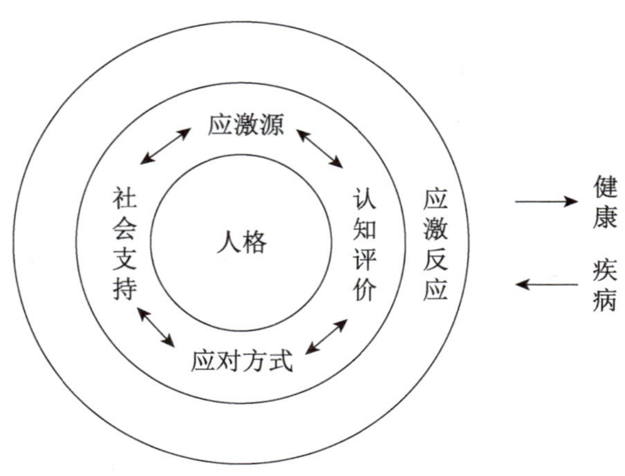

图 2-2　应激系统模型示意图

三、应激对健康的影响

应激对健康的影响，包括积极影响和消极影响两个方面。

（一）应激对健康的积极影响

1．适度的应激是促进个体成长的有效途径

个体的成长发育主要受先天遗传因素和后天环境这两方面影响。应激作为一种后天环境因素，能够在一定程度上促进个体的成长。研究表明，在早期（特别是青少年时期）个体经历适度的应激可以提高其适应能力，进而促进其成长。例如，艰苦的家庭条件能锻炼青少年的意志力与毅力，使他们能更勇敢地面对生活中的各种挑战与困境。

心理治疗的临床经验也从反面证实了这一观点：缺乏应激的青少年（如被父母过度保护的青少年），往往环境适应能力较差；在离开家庭走向社会的过程中，他们更容易面临环境适应问题和人际关系困扰。

2．适度的应激是维持正常功能活动的必要条件

人的生理、心理和社会功能的正常发挥与提升，离不开适度的刺激。例如，运动员经常参加紧张的球赛，可以有效增强心、肺功能，神经反射功能，以及大脑的分析、判断、决策等认知功能。

心理学研究证明，当人处于缺乏刺激的单调状态超过一定时间限度后，会出现幻觉、错觉和智力功能障碍等身心功能受损的情况。例如，长期从事单一工作的流水线工人，容易出现注意力不集中、情绪不稳定等问题。

（二）应激对健康的消极影响

1．长期或过度的应激会使个体出现心身疾病

机体的防御储备能力有限，如果长期不能适应周围环境，机体就会被过度消耗，导致与应激相关的器官功能逐渐衰退，最终引发心身疾病。例如，长期或过度的应激可能使个体患上原发性高血压、冠心病、糖尿病、支气管哮喘、抑郁症、焦虑症、创伤后应激障碍等心身疾病。

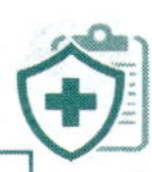

护理提示

创伤后应激障碍（PTSD）是一种心身疾病，通常由个体经历了超常的威胁性或灾难性创伤事件引发，如地震、严重事故等。尽管患者已摆脱危险环境或人，但他们仍会通过错觉、幻觉在脑中反复再现创伤事件，又或者是梦见与创伤事件相近的情景，在虚假的幻象中一次又一次地体验痛苦。

2. 长期或过度的应激会使个体的旧病复发甚至加重

已患有各种疾病的个体抵抗应激的能力较弱，受到刺激时，容易出现适应不良的情况。长期或过度的应激很容易导致个体的旧病复发或病情加重。例如，原发性高血压患者长期处于压力状态下时，病情容易加重。

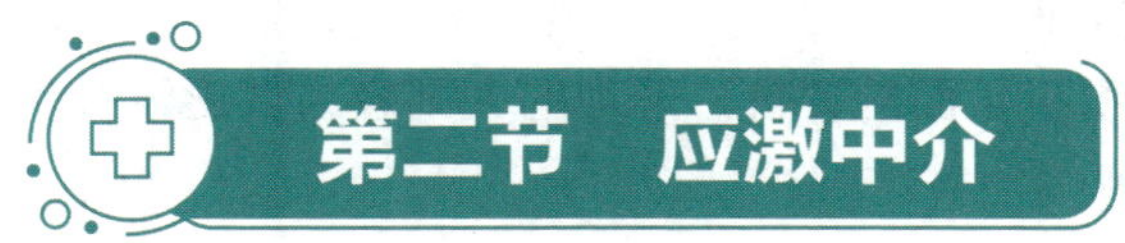

第二节　应激中介

应激中介是指个体对应激源进行察觉和认知评价的过程，即机体将输入信息转变为输出信息的内在加工过程。其中，察觉是指个体感知到应激源的存在。应激中介是应激的中间环节，也是应激反应发生与否的关键环节。下面主要介绍在应激中介中起关键作用的认知评价。

一、认知评价的过程

根据心理学家拉扎勒斯的认知—评价理论可知，认知评价包括初评价、次评价和再评价 3 个阶段。

（一）初评价

初评价是指个体对应激源是否与自己有利害关系的评价。若判断与自己无关则不发生应激反应，若判断与自己有关则进入下一个评价阶段。

（二）次评价

次评价是指个体对自身应对能力的评价。当应激源与个体有严重利害关系且个体认为自身应对能力薄弱时，个体的应激反应程度较高；当个体认为自身应对能力充足时，个体的应激反应程度较低。

（三）再评价

再评价是指个体对新信息（如应激源发生的变化）和自身应激反应的有效性的评价。如果再评价结果表明应激反应是无效或不适宜的，个体会调整次评价甚至初评价，并相应地调整自己的应激反应。

二、影响认知评价的因素

影响个体对应激源进行认知评价的因素，主要包括个体的应对方式、人格和社会支持等。

（一）应对方式

应对方式是指个体掌握的解决生活事件或减轻生活事件对自身影响的策略。个体是否具备有效的应对方式，会影响其对应激源的认知评价。面对同样的应激源，具备有效应对方式的人往往表现得更冷静，对应激源的评价更客观。

如何正确应对应激事件

（二）人格

个体的需要、性格等人格要素，均会影响其对应激源的认知评价。例如，当应激源恰好能满足个体的某种需要时，个体会对应激源做出积极的评价。又如，面对同样的应激源，乐观的人往往做出积极正面的评价，悲观的人则容易做出消极负面的评价。

（三）社会支持

社会支持是指个体从自身社会关系网络中获得的物质或精神帮助，如家人、朋友、同事的帮助。足够稳定的社会支持，能帮助个体沉着、冷静地面对应激源，进而对其做出客观的评价。然而，在具体事件中，如果个体得到的社会支持并非他需要的，那此时社会支持可能不起作用或起消极作用。

共情护理

请举例说明社会支持在应激中的重要性，并谈谈如何拥有良好的社会支持。

除上述因素外，个体的年龄、性别、健康状态、情绪、既往经历等，均会影响其对应激源的评价。例如，面对同样的应激源，相比健康的人，患病的人可能更敏感，更容易做出消极的评价。

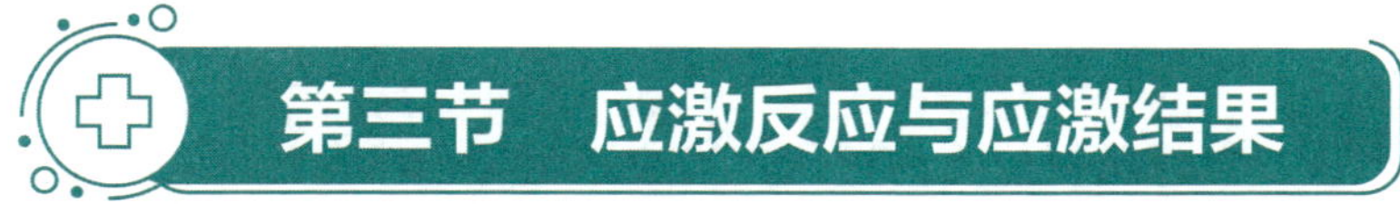

第三节　应激反应与应激结果

一、应激反应

应激反应是指个体因应激源所致的生理、心理、行为方面的变化。在大多数情况下，各方面的应激反应是作为一个整体出现的。

（一）应激的生理反应

应激的生理反应涉及神经、内分泌和免疫 3 个系统。

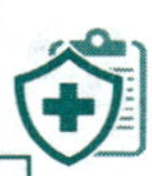

1. 心理-神经中介机制

该机制主要通过交感神经-肾上腺髓质轴调节。当机体处于急性应激状态时，应激刺激被中枢神经接收、加工和整合。中枢神经将冲动传递到下丘脑，使交感神经-肾上腺髓质轴被激活，释放大量儿茶酚胺，引起肾上腺素和去甲肾上腺素大量分泌，引发中枢兴奋性增高，导致心理、躯体等功能改变，即非特异性系统功能增强。

该机制造成的生理反应具体包括骨肌系统的兴奋导致躯体张力增强；交感神经的激活引起心率加快、心肌收缩力增强、心输出量增加、血压升高等，为机体适应应激源提供充足的功能和能量储备。

如果刺激过强或持续时间太久，也可造成副交感神经功能相对增强或紊乱，从而表现为心率变缓、心排血量和血压下降、血糖降低，甚至出现眩晕或休克等。

2. 心理-神经-内分泌中介机制

该机制通过下丘脑-腺垂体-靶腺轴进行调节。当应激源作用强烈或持久时，冲动传递到下丘脑引起促肾上腺皮质激素释放因子分泌，通过脑垂体门脉系统作用于腺垂体，促使腺垂体释放促肾上腺皮质激素，进而促进肾上腺皮质激素特别是糖皮质激素，如皮质醇的合成与分泌，从而引起一系列生理变化，包括促进胃酸和胃蛋白酶的分泌、加速蛋白质的分解等。

3. 心理-神经-免疫中介机制

一般认为，短暂、不强烈的刺激不影响或略增强免疫功能。轻微的刺激对免疫应答呈抑制趋势。中等强度的刺激可增强免疫应答。强烈或持久的刺激可导致下丘脑功能失调，导致皮质激素分泌过多、机体内环境严重紊乱，从而导致胸腺和淋巴组织退化或萎缩、抗体反应抑制、巨噬细胞活动能力下降、嗜酸性粒细胞减少和阻滞中性粒细胞向炎症部位移动等一系列变化，最终导致机体免疫功能抑制，降低机体对抗感染、变态反应和自身免疫的能力。

（二）应激的心理反应

应激的心理反应涉及心理现象的各个方面，其中认知反应和情绪反应尤为明显。

1. 应激的认知反应

适当的刺激可以使个体产生积极的认知反应，如观察更加细致、注意力更加集中、记忆效果更佳、思维更加敏捷等。这些反应有助于个体对应激源做出正确的评价，并选择合适的应对方式，保证应对能力的有效发挥等。

长期、过度的刺激则会引起个体产生消极的认知反应，如注意力不集中、记忆力下降、想象力减退等。以下为几种主要的消极认知反应。

（1）偏执。个体长期遭遇过度的刺激后，可能出现认知狭窄、偏激、钻牛角尖的现象，变得固执且蛮不讲理，或过度关注自身的感受、想法等，而忽视外部世界的变化。

（2）灾难化。长期、过度的刺激可能使个体过分关注事件的潜在消极后果，导致个体整日惴惴不安，并出现一些行为障碍。

（3）反复沉思。个体可能会不由自主地对曾经历过的应激事件进行反复思考。这种反复思考常带有强迫性质，不受主观意识控制，影响个体适应应激源所造成的变化。

（4）闪回与闯入性思维。经历严重的灾难性事件后，个体可能会不由自主地回忆起

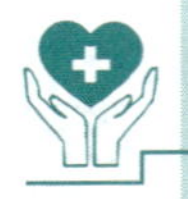

灾难的场景，好像正在重新经历一样，或者脑海中突然闯入一些与灾难相关的内容。

（5）否认、投射、选择性遗忘。这些是心理防御机制的表现形式，是个体经历重大应激事件后，为了保护自己而采取的一种心理策略。

2. 应激的情绪反应

受不同应激源的刺激，个体产生的情绪反应差异很大。下文介绍几种应激引起的常见情绪反应。

（1）焦虑。其是应激反应中最常见的情绪反应，是个体预期将要发生危险或不良后果时所表现出的紧张、担心等情绪状态。适度的焦虑可提高个体的警觉水平，增强个体对周围环境变化的适应能力，是一种保护性反应。过度的焦虑则可能产生负面影响。

（2）恐惧。其是个体企图摆脱已经明确的特定危险情境时出现的情绪状态。适度的恐惧有助于个体集中注意力，以防御风险。但如果个体常常缺乏应对风险的信心，就会表现为逃避或回避，严重时甚至导致行为障碍和社会功能的丧失。

（3）抑郁。个体处于抑郁状态时，常感到悲伤、焦虑、压抑、绝望、沮丧、孤独、自卑和自责等，还常伴有躯体不适和睡眠障碍等。这种情绪反应常由丧亲、辍学、失业等重大应激事件引起。

（4）愤怒。当行为受到阻碍或自尊心受到打击时，个体为排除阻碍或恢复自尊，常会产生愤怒情绪。若愤怒情绪极为强烈，个体还可能产生攻击行为。

（三）应激的行为反应

应激引起的行为反应有积极和消极之分。积极的行为反应包括积极寻求社会支持、勇敢应对应激事件、恰当地改变不适应环境需求的观念等。消极的行为反应也有很多，如不相信客观环境的变化、不愿面对应激事件等。常见的消极行为反应如下。

（1）逃避与回避。逃避是指已经接触到应激源后而采取行动远离应激源。例如，某人因工作压力大，选择辞职，以避免继续承受工作压力。回避是指事先知道应激源将要出现，在未接触应激源之前就采取行动远离应激源。例如，经历过严重车祸的人外出时，总是选择避免经过事故发生的路段。

（2）退化与依赖。退化是指个体受到刺激后，放弃已经学到的比较成熟的应对方式，转而使用以往比较幼稚的应对方式。当个体出现退化反应时，个体的行为表现与其年龄、社会角色不符，常显得幼稚。依赖是指个体受到刺激后，事事依靠他人而非独立去完成本应自己做的事情。

退化行为主要是为了获得他人的同情、支持和照顾，以减轻心理压力，常伴随依赖心理和行为。

（3）敌对与攻击。敌对是一种心理状态，表现为对某人或某群体持有强烈的反感、不满或对立态度。攻击则是一种行为表现，通常指个体或群体为了维护自身利益或实现某种目标而采取的主动伤害或破坏行为。

敌对与攻击之间的关系是复杂的。一方面，敌对心理可能激发攻击行为，但并非所有敌对心理都会导致攻击行为的发生。另一方面，攻击行为也可能反过来加剧敌对心理。

（4）物质滥用。其是指个体以饮酒、吸烟或服用某些药物的方式来缓解或掩盖应激造成的不良反应。

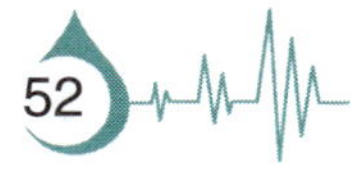

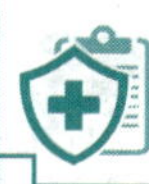

二、应激结果

根据个体的适应情况，应激结果可分为适应良好和适应不良。

（一）适应良好

受到刺激后，个体若能有效地应对应激事件，做出良好的适应性反应，其身心状况会和之前一样或变得更好。

（二）适应不良

受到刺激后，个体若不能在有效时间内做出良好的适应性反应，便会产生疾病，或加重已有疾病。

护理实例

2023 年 6 月 4 日上午 10 时左右，湖南省张家界市某医院“移动高考门诊”志愿者正在为该市某中学即将参加高考的学生进行健康巡诊时，突然接到通知称一名高中生在教室突发疾病，急需救治。医疗志愿者伍某、陈某、姚某等人得知这一情况后，火速跑到患病学生所在教室进行查看。

在医疗志愿者对其进行了近 10 分钟现场施救后，患病学生的病情得到了明显改善。随后，患病学生被背到已到达的 120 急救车上，送往医院做进一步检查治疗。

“患者入院后，我们第一时间启动绿色救治通道，完善相关检查后，结合临床诊断经验，判断他患有‘呼吸性碱中毒’。”医疗志愿者所在医院的急诊科医生胡某表示。据其介绍，“呼吸性碱中毒”是由于肺通气过度，导致二氧化碳排出过多，引起以血浆碳酸浓度原发性降低、酸碱值升高为特征的酸碱平衡紊乱，跟精神压力过大，内心焦虑、紧张等因素密切相关，严重时会引发眩晕、昏厥、视力模糊、抽搐等症状。

资料来源：田育才，《张家界：一高中生因精神压力过大导致“呼吸性碱中毒”“高考巡诊”医生紧急施救脱险》，《湖南日报》，2023 年 6 月 5 日

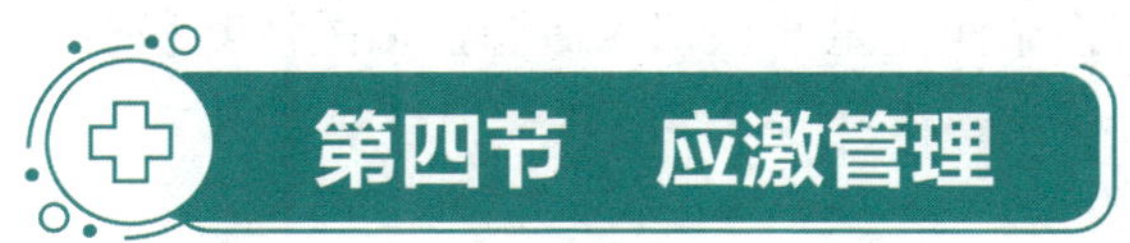

第四节 应激管理

生活中的应激源有很多，随时可能对人们产生影响。为了避免或减轻应激对自己带来的消极影响，护理及其相关人员应学会对应激进行管理。

一、应激管理的概念

应激管理是指主动采用一定的技术和方法，减轻或消除应激对自己造成负面影响的过程。通过科学合理的应激管理，护理及其相关人员可以更好地应对生活中的挑战和变化，实现个人成长。

二、应激管理技术

常见的应激管理技术包括应激预防和应激干预。

（一）应激预防

应激预防是指通过提前防范，避免或减少应激造成的负面影响。具体而言，应激预防可从以下几个方面着手。

1. 不断完善人格

人格是影响个体对应激源的认知评价的核心因素，在应激中发挥着重要作用。不断完善人格，有助于个体对应激源进行客观的评价，并以积极的心态应对应激带来的影响。因此，个体应充分了解自己的人格，并选择合适的方式不断完善人格，以对应激进行有效预防。

2. 提高身体素质

强健的体魄是个体抵抗不良刺激的生理基础。在日常生活中，个体应注重合理饮食，为身体提供足够的营养，早睡早起，保证充足的睡眠，并加强体育锻炼，不断提高身体素质，增强自身应对刺激的能力。

3. 提升解决问题的能力

具备较强的解决问题的能力，能使个体受到刺激后仍从容不迫、有效应对。因此，个体首先应通过阅读、培训等方式学习相关知识，为解决问题打下理论基础；其次应通过思考和实践，将理论知识转化为实际操作能力；最后应对解决问题的过程进行总结，分析成败原因、积累经验，持续提高解决问题的能力。

（二）应激干预

应激干预是指主动采取措施，应对应激源引起的变化，以避免或减轻消极的应激反应，进而维护身心健康。主要的应激干预方法如下。

1. 改变对应激源的认知

个体对应激源的认知影响着后续的应激过程，其作用不可小觑。受到刺激后，个体若感到焦虑、恐惧等，可换个角度重新认识应激源，多关注其积极方面，以避免或减轻消极的应激反应。

2. 疏导消极情绪

及时疏导应激过程中产生的消极情绪，可缓解压力，使个体在应激中保持冷静和理智。具体来说，个体可通过听音乐、运动、向他人倾诉等方式，及时疏导消极情绪，有效应对应激事件。

3. 寻求社会支持

个体在受到刺激后，如果能及时得到有效的社会支持，那他产生的焦虑、恐惧等消极反应会更少，从而能更好地适应应激源带来的变化。因此，在应激过程中，如果个体感到难以自我调节，应积极寻求社会各方面的帮助，尽快找到解决问题的有效方式。

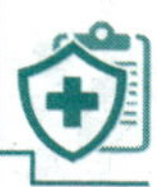

4. 及时就医

在应激过程中，如果个体产生严重的消极反应且难以承受时，应及时就医，寻求专业人士的帮助，以减轻应激带来的消极影响。

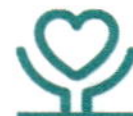

护理之星

四“心”服务，真情守护

协助患者穿衣洗漱，询问患者进食饮水情况，发药并督促吃药，替患者理发，陪伴患者开展治疗……这是湖南省株洲市芦淞区精神病专科医院护理人员的工作日常。在这个特殊的岗位上，该医院的护理人员用真情温暖着每位患者的心灵。

以责任心和耐心陪伴治疗

由于岗位的特殊性，该医院的护理人员经常遇到患者闹情绪的情况，同时也常常得不到患者和家属的理解。“多点耐心，多点细心，多沟通，看到他们恢复健康，一切都值得。”该医院的护理人员说道。

患者袁某患癫痫性精神病已有20多年，受刺激后开始出现间歇性抽搐、自言自语、行为紊乱，情绪非常不稳定，伴双眼视物模糊、听力下降等症状。家人完全无法照顾，故将其送往该医院治疗。入院后，护理人员对袁某进行了无微不至的照顾，即便偶尔被抓伤、被脚踢，也从不气馁。知晓袁某喜欢唱歌后，护理人员便哼唱他喜欢的歌，用歌声拉近与他的距离。经过一个多星期的努力，袁某逐渐恢复了饮食，情绪也逐渐平稳，有时还会拉着护理人员的手一起唱歌、做操。

用爱心和关心温暖心灵

在该医院住院部这个封闭的环境中，护理人员就是精神病患者的家人和朋友，他们与患者建立信任和友情，让其感受到社会的关爱与接纳。

有位68岁的精神分裂症患者，在接受髋关节置换手术一周后入院。他因为无法自行下床活动和正常交流，感到十分焦虑。护士长通过对该患者进行心理疏导和生活上的帮助，尽力缓解了患者的焦虑情绪。为预防该患者下肢深静脉血栓形成，尽快恢复其左侧下肢功能，护理人员帮助其进行功能锻炼。同时，为避免影响患者手术部位的愈合，每一次帮助患者翻身、抬腿、挪步时，护理人员都小心翼翼。如今，在专业的护理和无微不至的照护下，该患者已能够生活自理，并能微笑着同护理人员交流。

在这个平凡的岗位上，该医院的护理人员用专业和爱心为精神障碍患者提供全方位的照护，用守护和陪伴照亮患者的康复之路，让患者感受到温暖与希望。

资料来源：佚名，《芦淞区：精神科护士，四“心”守护有温度》，芦淞区卫健局官网，2024年11月15日

三、护理工作中的应激管理

护理人员受工作环境、人际关系等多种因素的影响，经常处于应激状态。适度的应激可以提高护理人员的警觉性和反应速度，帮助他们更好地应对工作中的挑战和压力；而过度的应激可能导致护理人员出现焦虑、抑郁等问题，影响他们的身心健康和工作效

率。因此，护理人员应了解工作中常见的应激源，并学会对应激进行管理，以减轻应激带来的消极影响。

（一）护理工作中常见的应激源

护理工作中常见的应激源主要包括以下几类。

1. 工作环境方面

护理工作环境中存在许多不利因素，如噪音、异味、细菌、病毒等，这些都可能成为潜在的应激源。此外，护理人员每天都身处病痛弥漫的环境中，时常感受到患者的痛苦（见图 2-3），同时还常处于紧张、繁忙的工作状态之下。因此，工作环境中的不利因素和高强度的工作本身，是护理人员要面对的主要应激源之一。

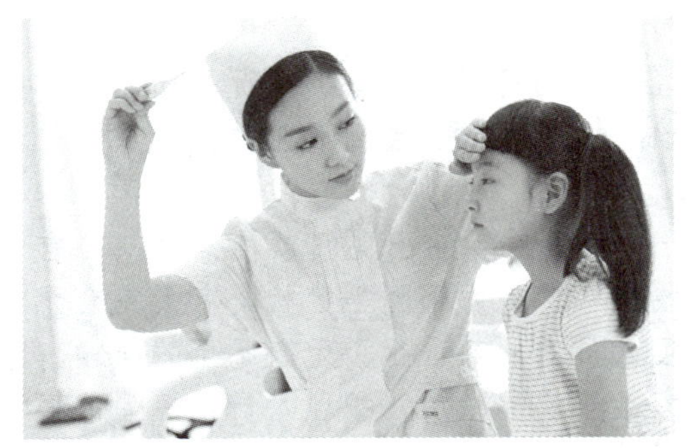
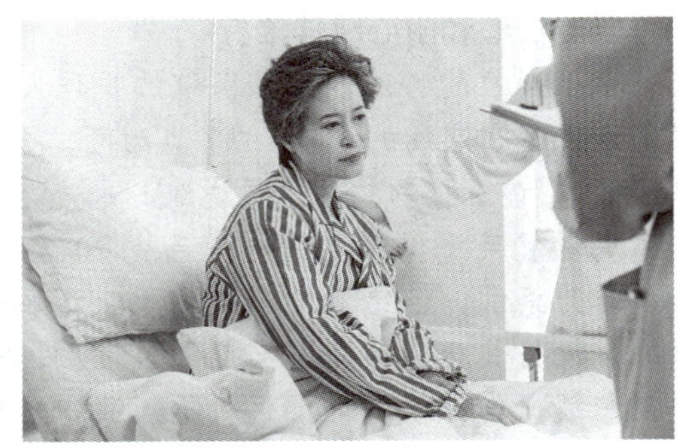

图 2-3　患者的痛苦

2. 工作压力方面

护理人员的工作压力主要来自以下几个方面。

第一，护理人员对患者的健康负有重要责任。如果护理人员在工作中出现差错，将会威胁到患者的身心健康，甚至生命，因此他们需要承受巨大的压力。

第二，护理人员需要面临多重考核。除了要时常接受各级领导的严格考核外，护理人员还要时刻接受患者及其家属的评价，这使得护理人员始终处于压力之中。

第三，护理人员很难平衡工作与家庭。由于经常需要加班，护理人员常无法顾及家庭事务。这种工作与家庭之间的失衡很可能导致家庭关系紧张，从而给护理人员带来压力。

以上这些压力都可能成为护理人员要面对的心理性应激源。

护理实例

黄莹是某医院手术科的一名“90 后”护士，自 2019 年参加工作以来，她常常要面临很多压力。她时常要从早到晚参与一台又一台的手术，高强度的工作让这个看似柔弱的女孩感到有些力不从心。但救死扶伤，使命在肩，这份沉重的责任感让黄莹对自己的工作不敢有一丝一毫的松懈，也容不得有半分马虎。

手术前，黄莹要到病房巡视，仔细阅读病历，耐心地与患者沟通，以消除患者的顾虑，确保患者能在最佳的心理状态下完成手术。做完这些，她还要提前准备好手术要用的各种医疗器械，严格清点药物，确保一切整齐无误。

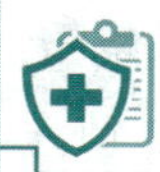

在手术台上，黄莹作为医生的“左右手”，需与团队默契配合，精神保持高度集中。她不仅要密切关注患者的生命体征、完善护理记录，还要及时传递手术器械，调整灯光等，确保手术顺利进行。

尽管压力巨大，但出于对护理工作的热爱，黄莹始终没有放弃，并表示一定会竭尽全力，不负青春，不断提高业务能力和服务水平，全力守护好人民群众的生命安全和身体健康。

资料来源：郭小煜，《绿春春常绿 | “90 后”护士的青春守护》，云南网，2023 年 3 月 30 日

3．人际关系方面

护理工作中的人际关系复杂，主要包括护患关系、医护关系、护护关系等。当这些关系处理不当时，护理人员便可能与患者、同事等产生矛盾和冲突。这些矛盾和冲突都可能成为应激源，对护理人员产生影响。

护理之窗

如何建立良好的护患关系？

良好的护患关系是护理工作顺利进行的前提与关键，对提高护理质量至关重要。那么，护理人员应如何与患者建立良好的护患关系呢？

1．热情接待，消除陌生感

患者进入医院时，往往伴随着对病情的担忧和对环境的陌生感。护理人员的热情接待，能够迅速消除患者的陌生感，并有助于建立彼此间的信任关系。因此，在初次接触患者时，护理人员应热情接待，并耐心解答患者的疑问，以帮助他们熟悉医院环境和治疗流程。

2．设身处地，理解患者感受

被理解是人类的基本需求之一。在与患者交流时，护理人员应尝试站在患者的角度思考问题，理解他们的担忧和恐惧，以减轻患者的焦虑感，让他们感受到被关心和被重视。

3．恰当沟通，增强交流效果

有效的沟通是建立良好护患关系的关键。在与患者交流时，护理人员可以采用一些特定的沟通技巧来增强沟通效果。例如，耐心倾听患者的诉求和疑虑，并及时给予反馈，以缓解他们的焦虑情绪；尽量使用通俗易懂的语言，避免使用过多的专业术语，这样能帮助患者更清晰地理解自己的病情和护理方案，消除不必要的困惑。

资料来源：刘芳，《如何建立积极的护患关系：护士的沟通技巧与情感支持》，河北广播电视报官网，2024 年 11 月 11 日

4．个体因素方面

个体的职业发展目标、情感需求等，都可能成为应激源，给护理人员造成影响。例如，当护理人员未能按预期实现职业发展目标时，他们可能会产生消极情绪，进而影响工作表现。

（二）护理工作中的应激管理

为了减少应激对护理人员的不良影响，医院和护理人员都应努力加强对护理工作中应激的管理。

1．医院方面

（1）支持护理工作。医院应根据每个科室的情况，适当增加护理人员的数量，合理调配人员，保证护理人员有足够的休息和睡眠。同时，医院应协调好各科室的人际关系，注意美化各科室的环境，尽量为护理人员创造一个和谐、优美的工作环境。此外，医院领导还应协调好医院与社会各界人士的沟通，缓解护患关系，减少医疗纠纷。

（2）重视护理人员的身心健康。医院应定期为护理人员进行身心健康检查，及时发现并尽力解决他们出现的身心问题。同时，医院还应定期组织适当的文体活动，以帮助护理人员缓解心理压力。

2．个人方面

（1）强身健体，提高应对能力。护理人员应合理安排工作和生活，做到劳逸结合，确保身心得到充分的休息和恢复。同时，应选择适合自身的体育项目进行适当锻炼，增强体质，提高机体的抗应激能力。

（2）学会自我调节。护理人员应树立及时疏解压力的观念，当感到压力大时，应及时采取科学有效的方法进行调节，避免压力积累。

（3）加强自我防护意识。护理人员接触患者的血液、分泌物、排泄物等物质时，要做好防护，避免受到细菌、病毒等有害物质的侵袭。此外，为性格暴躁、具有攻击性的患者服务时，护理人员应保持警觉，避免受到伤害。

（4）建立良好的社会支持系统。护理人员应与家人、同事、朋友建立良好的人际关系。当感到身心疲惫或心理压力大时，护理人员可向家人、同事、朋友倾诉并接受他们对自己的帮助。

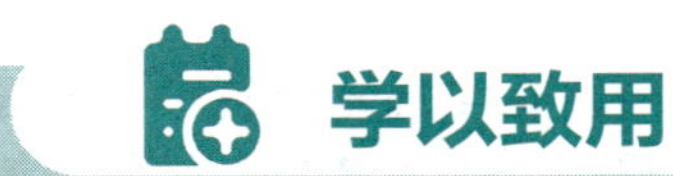

学以致用

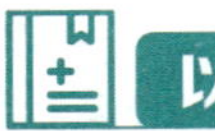

以测促学

一、单项选择题

1．自然灾害属于（　　）。

A．躯体性应激源　　B．心理性应激源

C．社会性应激源　　D．文化性应激源

2．下列选项中，关于应激对健康影响的说法，错误的是（　　）。

A．适度的应激是促进个体成长的有效途径

B．适度的应激是维持正常功能活动的必要条件

C．长期或过度的应激会使个体出现心身疾病

D．轻度的应激会使个体的旧病复发

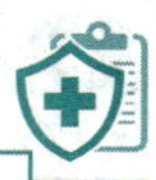

3.（ ）是指个体对应激源是否与自己有利害关系的评价。

A．初评价 B．次评价 C．再评价 D．继评价

4．反复沉思属于（ ）。

A．应激的生理反应 B．应激的心理反应

C．应激的行为反应 D．应激的躯体反应

5．（ ）不属于应激干预的方法。

A．改变对应激源的认知 B．避免接触应激源

C．寻求社会支持 D．及时就医

二、简答题

1．应激的理论模型有哪些？

2．影响认知评价的因素有哪些？

3．护理工作中常见的应激源有哪些？

三、案例分析题

小郭今年刚进入医院成为一名护士，她在日常工作中各方面表现都还不错，但在医院的第一次技能考核中，她因为紧张没有通过；补考时又因为紧张，虽然通过了考核，但成绩不理想。之后，尽管小郭每次考核前都十分努力地练习各项技能，但她一到考核现场就紧张，导致成绩一直不理想，这令她十分沮丧。

紧张属于哪种性质的应激源？小郭如何做才能在考核前不那么紧张？

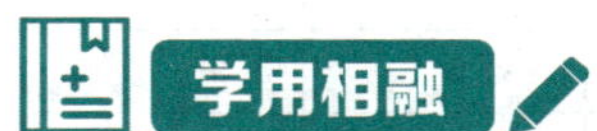

巴林特小组活动

活动目标

（1）加深学生对应激的理解。

（2）帮助学生正确看待生活中的应激事件，从而激发他们的积极心态。

活动准备

（1）分组。全班学生随机分成若干小组，每组 4～6 人。

（2）了解巴林特小组。了解巴林特小组的起源、特点和流程。

（3）回忆经历。回忆给自己留下深刻印象的一段负面经历，最好把事件的起因、过程，自己的应对方式等都写下来。

活动流程

（1）每组成员围坐在一起，营造出一个安全、密闭的交流环境。

（2）教师先简述活动目的、重要性等，再播放一首舒缓的轻音乐，带领学生进入放松状态。

（3）小组成员轮流分享自己的负面经历。

（4）待每位学生分享完后，组内其他成员试着将自己代入事件中的不同角色，并说出自己可能产生的应激反应、采取的应对方式等。

（5）待所有学生分享完，教师鼓励学生上台分享自己的活动体会。

（6）每位学生结合自己的活动体会，就如何提高应对应激的能力，撰写一篇小论文。

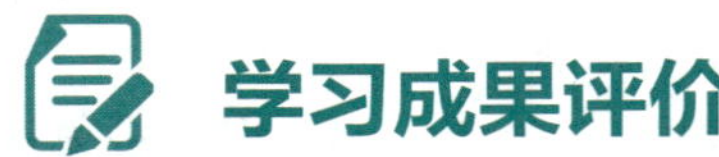

学习成果评价

请结合自身的学习情况，按照表 2-2 中的评价标准，对本章的学习成果进行自评，并请教师进行评价。

表 2-2　学习成果评价表

评价项目	评价标准	分值	评价得分	
			自评分	师评分
知识与技能（50%）	能够准确复述应激和应激源的概念	5		
	能够举例说明应激对健康的影响	5		
	能够简要阐述认知评价的过程	5		
	能够阐明影响认知评价的因素	5		
	能够简要阐述应激的生理、心理和行为反应	5		
	能够举例说明应激的结果	5		
	能够掌握应激管理技术	5		
	能够详细阐述护理工作中常见的应激源	5		
	能够阐明护理工作中的应激管理	10		
学习过程与方法（30%）	课前认真预习本章的内容，标记自己不理解的内容	5		
	课中认真听讲，主动参与问题讨论和实践活动	15		
	课后积极复习，并结合自身经历回顾、总结所学知识	10		
综合素养（20%）	具备辩证思维能力，能够正确认识应激	10		
	善于释放自己的压力，能够积极应对各种应激事件	10		
合计		100		
总分（自评分×40%+师评分×60%）				
自我评价				
教师评价				

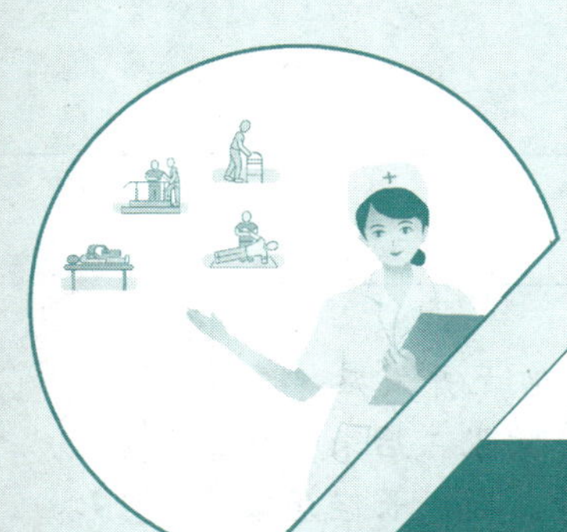

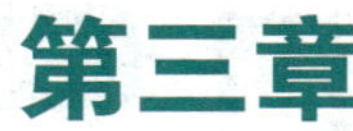

第三章 心身疾病

章前导读

长期以来，心身疾病对人类的健康构成了严重威胁，已成为推高人类死亡率的主要原因之一。统计数据显示，在综合医院的门诊与住院患者中，心身疾病的患病比例高达三分之一，这一现象已经引发医学界的深切关注。对于护理人员而言，深入学习心身疾病的相关知识，不仅有助于提升自身的专业素养，还有助于促进护患之间的有效沟通，从而更好地为患者提供贴心、精准的护理服务。

学习目标

知识目标

- ✧ 了解心身疾病的概念、流行病学特征、分类和致病因素。
- ✧ 掌握心身疾病的诊断与防治。
- ✧ 熟悉原发性高血压、冠心病、消化性溃疡、支气管哮喘等常见心身疾病的致病因素和预防要点。

技能目标

- ✧ 能够运用本章所学知识，正确识别常见的几种心身疾病。
- ✧ 能够为身边的易感人群提供有效的心身疾病预防方法。

素质目标

- ✧ 提高沟通能力，在实践中与患者积极沟通，快速建立信任关系。
- ✧ 树立正确健康观，培养良好心理素质和健全的人格。

案例导入

李某，男，43 岁，某高校教师，患原发性高血压 5 年多，暂无并发症。李某自幼父母离异，随母亲生活，后母亲改嫁，但他与继父关系十分紧张。后来，李某的母亲再次离婚，独自抚养李某，并对李某寄予厚望、管理严苛。因成长经历较为坎坷，李某形成了自卑、多疑的性格。他总觉得别人看不起自己，所以很少与人沟通，遇到困难总是一个人默默承受。毕业后，李某以优异的成绩进入某高校工作，一心扑在教学和科研工作中。自发现患有原发性高血压后，他一直坚持服药，但血压控制并不理想。

请思考

（1）你知道原发性高血压吗？请你说一说你对它的理解。

（2）请你试着分析导致李某血压控制不理想的因素有哪些。

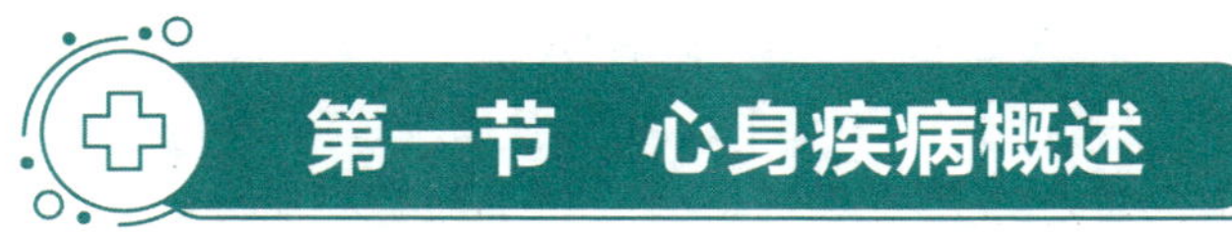

第一节　心身疾病概述

心身疾病，又称“心理生理疾病”，指与心理社会因素密切相关、以躯体症状表现为主的疾病，如冠心病、消化性溃疡等。学习心身疾病的流行病学特征、分类、致病因素、诊断、治疗、预防等内容，有助于护理人员更有效地识别、评估、护理和预防心身疾病，提高护理质量。

一、心身疾病的流行病学特征

一般来说，心身疾病具有以下流行病学特征。

（1）性别特征：总体上，女性患心身疾病的概率略高于男性，两者比例约为 3∶2，但冠心病、支气管哮喘等个别疾病，男性患病概率高于女性。

（2）年龄特征：从青年期到中年期，个体患心身疾病的概率呈上升趋势，并在更年期或老年前期达到高峰；65 岁以上及 15 岁以下人群，患心身疾病的概率较低。

（3）职业特征：脑力劳动者患心身疾病的概率高于体力劳动者；高风险职业人群（如特技演员、煤矿工人等）患心身疾病的概率高于其他职业人群。

（4）人格特征：个体的人格特征不同，易患的心身疾病也不同。例如，争强好胜、脾气火暴、做事急躁的人，易患高血压或冠心病；爱生闷气、敏感多思、倾向压抑强烈感情的人，患癌的概率较高。

（5）地区特征：发达国家的人患心身疾病的概率高于发展中国家的人，城市居民患心身疾病的概率高于农村居民。

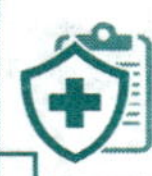

二、心身疾病的分类

关于心身疾病的分类，医学界还没有统一的观点。目前，比较常见的分类如下。

（1）皮肤系统的心身疾病，包括神经性皮炎、斑秃、牛皮癣、慢性荨麻疹、心因性瘙痒症等。

（2）骨肌系统的心身疾病，包括类风湿性关节炎、纤维肌痛综合征等。

（3）呼吸系统的心身疾病，包括支气管哮喘、过度换气综合征、神经性咳嗽等。

（4）心血管系统的心身疾病，包括原发性高血压、冠心病、雷诺病等。

（5）消化系统的心身疾病，包括消化性溃疡、神经性呕吐、神经性厌食症、溃疡性结肠炎、过敏性结肠炎等。

（6）泌尿生殖系统的心身疾病，包括功能性子宫出血、性功能障碍、原发性痛经、功能性不孕症等。

（7）内分泌系统的心身疾病，包括糖尿病、甲状腺功能亢进症、肥胖症等。

（8）神经系统的心身疾病，包括紧张型头痛、睡眠障碍、植物神经功能紊乱症、痉挛性斜颈等。

（9）其他与心理因素有关的疾病，如癌症、原发性青光眼、梅尼埃综合征等。

三、心身疾病的致病因素

心身疾病多是由生理因素、心理因素、行为因素和社会文化因素共同作用所致。

（一）生理因素

可能导致心身疾病的个体生理因素主要有以下两种。

（1）遗传因素。个体患心身疾病的概率与遗传因素有着密切的关系。大量研究表明，如果父母双方或一方患有心身疾病，则子女患心身疾病的概率较高。

（2）躯体疾病。个体在患有躯体疾病时，机体的抵抗力降低，心理更敏感，容易受不良刺激的影响而产生心身疾病。

（二）心理因素

可能引发心身疾病的个体心理因素包括错误的认知，强烈、持久的情绪，人格特征等。其中，强烈、持久的情绪和人格特征所起的作用最大。

1．强烈、持久的情绪

强烈、持久的情绪会导致机体自主神经系统（包括交感神经系统和副交感神经系统两大部分）与内分泌系统的紊乱，从而引发心身疾病。例如，过分高兴可使人的交感神经系统兴奋，血液中儿茶酚胺含量增高，促进血小板聚集而阻塞小动脉，导致心肌梗死的发生；个体长期处于严重的忧郁、悲伤等消极情绪状态时，体内会分泌大量的胃酸，久而久之就会引发胃黏膜、肠黏膜的糜烂，进而导致溃疡病。

护理之窗

病由心生，情绪致病

中医认为，人有7种具有代表性的情绪。这7种情绪称为七情，分别是喜、怒、忧、思、悲、恐、惊。七情是人体脏腑功能活动的表现，因此中医在“形神合一”整体观的指导下，以五脏为中心，把七情归纳为喜、怒、思、忧（悲）、恐（惊）“五志”。“七情”和“五志”统称“情志”。《黄帝内经》认为，正常的情志变化是人体对外界刺激的正常反应，一般不会导致疾病。然而，当情志活动过度持久或突然发生剧烈变化，超过人体生理和心理的适应调节能力时，就会使人体机能紊乱、脏腑阴阳气血失调，引起五脏损伤，导致疾病发生或加重。《黄帝内经》将“五志过度伤五脏”的表现归纳如下。

1．喜为心志，大喜伤心

过喜会导致心气涣散，使气的运行过于徐缓，进而无力推动血液的运行。轻者可表现为气血一过性的徐缓，出现身体发软、全身无力等不适；重者出现神散而不藏，表现为注意力不能集中、心神恍惚、神不守舍、健忘失眠、嬉笑不休、癫狂等；更有甚者神散而不收，出现突然昏仆（疾病引起的昏倒、晕厥或昏迷），甚至死亡的情况。

2．怒为肝志，愤怒伤肝

过度愤怒会导致肝气上逆。气血互为关联，相辅相成，气逆于上，严重者气血会并走于上。过度愤怒可导致肝出现问题，轻者有面红目赤、头胀头晕、耳鸣重听、肋骨胀痛、性情急躁等不适，久之有月经不调或包块肿瘤等病症，重者有呕血吐血或猝然昏厥等情况。过度愤怒还可导致肝以外的其他脏器出现状况。例如，肝气过旺侵犯脾胃，可出现腹痛、腹泻，以及大便泻下不消化食物的“飧泄”病症。

3．思为脾志，过思伤脾

思虑过度会导致脾气郁结。由于脾居中央，为人体气机（气的运动）升降的枢纽，思则气结首先表现为脾胃气机失调，出现食欲不振、胃脘（泛指胃腔）腹部饱胀等不适。此外，脾胃功能失调会导致气血生化不足，进而引起脾气虚弱、心血亏损，使人出现食欲不振、脘腹闷饱、肢体困乏、懒言少语、神疲健忘、失眠多梦等症状。

4．悲忧为肺志，悲忧伤肺

过度悲忧会导致肺气的损伤。由于肺居上焦（人体横膈以上的区域，包括心、肺两脏及头面部），肺主气，过度悲忧可使上焦气滞（气的运行不畅），气郁化热，消灼肺气，引发气短懒言、声低息微、神疲乏力、伤风感冒、咳嗽气喘等症状。

5．惊恐为肾志，惊恐伤肾

过度惊吓既伤肾又伤心，会使心肾之间的上下、水火平衡关系失调，导致气机紊乱。轻者出现暂时的惊悸不安，重者出现心悸失眠、惊悸不安等病症，更有甚者会出现神志障碍、精神错乱、突然昏仆甚至死亡等情况。过度恐惧会伤害肾，导致肾精（储藏在肾脏中的精华物质）下陷，进而使人出现惶惶不安、提心吊胆等精神症状，以及二便失禁、腰膝酸软、女子月经紊乱或白带增多等病症。

资料来源：邓沂，《情绪可以致病，也可以治病》，《中国中医药报》，2024年3月1日

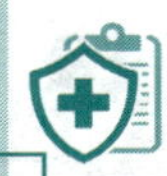

2. 人格特征

C 型性格的人更容易患癌

许多研究表明，人格特征与心身疾病之间存在着十分密切的关系，人格直接或间接地影响着个体的心理和生理的健康。例如，个性强、固执、急躁、好冲动的人，易患原发性高血压、冠心病和消化性溃疡；消极、抑郁、不善表达的人，更易患癌症。

（三）行为因素

个体的不良行为习惯也是引起心身疾病的主要原因之一。例如，个体若长期摄入三高（高盐、高脂、高糖）食物，容易患高血压、糖尿病等；个体若长期吸烟，容易患肺癌；个体若经常熬夜，容易患冠心病、消化性溃疡等疾病；等等。

（四）社会文化因素

社会文化因素包括人们生活和工作的环境、社会经济状况、文化传统、风俗习惯，以及个体的人际关系、社会角色等。

作为社会中的一员，个体必然会受到各种社会文化因素的影响和制约。例如，当社会环境稳定、各方面发展顺利的情况下，个体的负面压力相对较小，心情相对愉悦，个体患心身疾病的概率较小；反之，在社会动荡不安、各方面发展不够顺利的情况下，个体在生活中可能会遇到更多挑战和困难，从而更容易产生焦虑、抑郁等消极情绪。这些消极情绪长期累积，会显著增加个体患心身疾病的可能性。

四、心身疾病的诊断与治疗

（一）心身疾病的诊断

1. 心身疾病的诊断要点

心身疾病的诊断要点如下：① 有明确的躯体症状，体格检查发现明显的器质性改变或病理生理改变；② 心理社会因素在疾病的发生、发展过程中起重要作用；③ 排除神经症和精神病。

2. 心身疾病的诊断程序

（1）病史采集。对疑有心身疾病的患者进行病史采集时，除收集他们的性别、年龄、发病时间、症状等基本信息外，医护人员还应收集有关患者心理、社会方面的资料，如患者的认知评价模式、人格特征、人际关系、社会支持系统等，并初步分析这些资料中与心身疾病发生、发展有关的因素。

（2）体格检查。对疑有心身疾病的患者进行体格检查时，医护人员需要适当关注患者的心理行为反应，如是否过分敏感、拘谨等，以便从患者对待体格检查的特殊反应中找出其心理素质上的某些特点。

（3）心理评估。对疑有心身疾病的患者，医护人员应结合其病史资料，采用观察法、心理测验法等评估方法，对其进行较为系统、全面的心理评估。

（4）综合分析。医护人员应根据以上程序的结果，结合心身疾病相关理论，综合判断患者是否患有心身疾病及心身疾病的类型等。

（二）心身疾病的治疗

心身疾病的治疗应遵循心、身相结合的原则，但对于具体病例，应各有侧重。

对于病情危急、躯体症状严重的患者，应以躯体对症治疗为主，心理治疗为辅。例如，对于急性心肌梗死患者，医护人员应采取综合的生物性救助措施，并对其中伴有严重焦虑和恐惧反应的患者实施及时的心理干预。

对于以心理症状为主、躯体症状为次，或虽然以躯体症状为主但已呈慢性化的心身疾病患者，医护人员可在实施常规躯体治疗的同时，重点实施心理治疗。例如，对于更年期综合征和消化性溃疡患者，医护人员应在对其进行适当的药物治疗的基础上，重点做好心理和行为指导等工作。

护理之星

关爱患者，身心同治

有这样一位护士，一直在消化内科的护理岗位上默默奉献，她用耐心和爱心诠释着白衣天使的崇高和伟大。她就是郭巧玉，一位让患者感受到温暖和希望的护士。

从事护理工作多年来，郭巧玉一直保持着对工作的热爱和对患者的关爱。她深知消化内科疾病给患者带来了巨大的痛苦和困扰，总是尽心尽力地为患者提供优质的护理服务。

有一次，郭巧玉所在的科室收治了一位患有严重胃溃疡的患者。由于病情严重，该患者情绪十分低落，对治疗效果没有信心。郭巧玉得知后，便耐心地为该患者讲解病情和治疗方案，鼓励他相信医护人员、积极配合治疗。同时，郭巧玉还主动帮助该患者解决生活上的困难，让他感受到了家人般的关怀。在郭巧玉的精心护理下，该患者的病情逐渐好转，脸上也露出了久违的笑容。

郭巧玉对待其他患者也同样细心周到。因为消化内科疾病与饮食密切相关，所以在日常护理中，她特别注重对患者的饮食指导。她会详细询问每一位患者的饮食习惯和偏好，然后根据患者的病情为他们制订个性化的饮食方案。她还经常向患者普及健康知识，教他们如何预防疾病复发。在她的帮助下，许多患者的身体状况有了明显好转，生活质量也得到了显著提升。

郭巧玉用实际行动诠释了一名护士的职业素养和无私奉献的精神。她用自己的耐心和爱心，为患者拂去病痛带来的阴霾，让他们重新感受到生活的美好和希望。在她的身上，我们看到了白衣天使的温暖和力量。

资料来源：许晨晨，《白衣天使的温暖和力量！》，
淮南朝阳医院微信公众号，2024 年 2 月 27 日

五、心身疾病的预防

心身疾病是生理、心理等多因素综合作用的结果，其预防需从多个方面做起。具体来说，心身疾病的预防可参考以下几点。

（1）养成良好的生活习惯。在日常生活中，个体应养成良好的饮食习惯、作息习

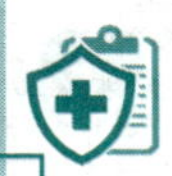

惯、运动习惯、卫生习惯等，也就是说，要合理饮食、规律作息、适度运动、注意个人卫生等，以提高身体素质，增强对疾病的自我防护能力。

（2）正确管理情绪。焦虑、担心、愤怒等消极情绪一旦压抑于心而得不到释放，就容易对身体造成负面影响。在日常生活中，个体应时刻关注自身的情绪状态，并学会通过有效的方式，如借助运动、向朋友倾诉、心理咨询等，及时疏导不良情绪，维持心理平衡，从而预防心身疾病的发生。

共情护理

每个人都会有心情不好的时候。请你说一说，你在心情不好时，是如何走出消极情绪的？

（3）培养健全人格。个体应努力培养健全的人格，学会正确应对困难与挑战，及时适应生活中的各种变化，从而减轻不良刺激对自身的影响，进而降低患心身疾病的可能性。

（4）构建和谐的人际关系。和谐的人际关系有助于个体获得情感支持，增强归属感和幸福感，促进个体的心理健康；反之，不和谐的人际关系容易使个体感到压抑、孤独等，从而危害个体的心理健康。因此，个体应掌握一定的沟通技巧，学会正确与他人交往，积极构建和谐的人际关系。

此外，从社会支持方面来讲，家庭、学校、社会都应共同营造良好的环境，并对社会成员进行正确的引导，以降低社会成员患心身疾病的概率。具体来说，家人之间要互相关心、互相谅解，营造温馨、和谐的家庭环境；学校应培养学生正确的世界观、人生观、价值观，帮助学生塑造健全人格，提高学生应对不良刺激的能力；医院、工会等其他社会组织应加强对心身健康的宣传，提高人们对心身疾病的认识。

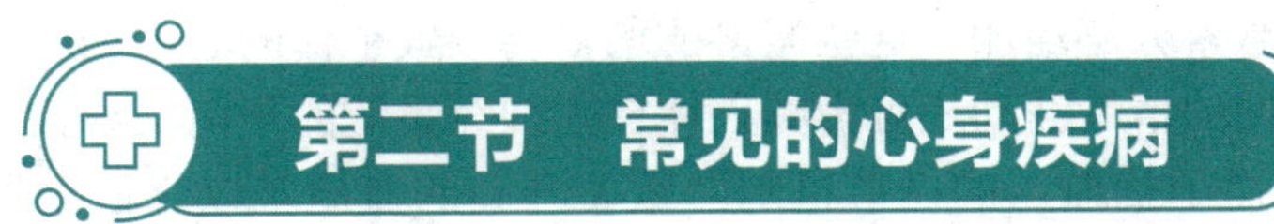

第二节　常见的心身疾病

一、原发性高血压

原发性高血压是病因不明、以高血压为主要临床表现的疾病。其典型症状包括头晕、头痛、眼花、耳鸣、心悸等。

护理之窗

血压分类

2024 年 8 月 11 日，《中国高血压防治指南（2024 年修订版）》在《中华高血压杂志》2024 年第 7 期正式发表。该版指南由国内多个高血压研究领域的学术团体和专家历经约 3 年时间修订完成，是一部既具有中国特色，又具有实用性和教育性的指导性文件。该版指南对血压的分类如表 3-1 所示。

表 3-1 血压分类表

分类	收缩压/mmHg	和/或	舒张压/mmHg
正常血压	＜120	和	＜80
正常高值	120～139	和/或	80～89
高血压	≥140	和/或	≥90
1 级高血压（轻度）	140～159	和/或	90～99
2 级高血压（中度）	160～179	和/或	100～109
3 级高血压（重度）	≥180	和/或	≥110
单纯收缩期高血压	≥140	和	＜90
单纯舒张期高血压	＜140	和	≥90

注：当收缩压和舒张压分属于不同级别时，以较高的分级为准。

资料来源：王钰淇，《〈中国高血压防治指南（2024 年修订版）〉正式发布 中医药降压治疗入选》，新华网，2024 年 8 月 12 日

（一）原发性高血压的致病因素

1．人格特征

具有争强好胜、性格急躁、固执、敏感多疑等人格特征的个体，在遭遇不良刺激时，常压抑自己的情绪，却又难以克制，容易产生紧张、焦虑、忧愁、烦恼等消极情绪。这些消极情绪会引起个体交感神经过度兴奋，造成个体的血管收缩，进而导致个体的血压升高。

2．情绪因素

当个体长期处于情绪波动状态（如愤怒、焦虑、紧张、激动等）时，体内的肾上腺素、去甲肾上腺素等激素分泌增加。这些激素的增多会导致个体的心率加快、血管收缩，从而使血压升高。长期的情绪波动还可影响人体自主神经系统的平衡，导致血管压力感受器的敏感性降低，进而干扰血压的调节机制，致使升高的血压难以降低。如果个体长期处于情绪波动的状态下，而升高的血压又一直无法降低，个体就容易患原发性高血压。

护理之窗

如何避免被消极情绪感染？

情绪感染是指人们在与他人交往时，不自觉地受到其情绪状态的影响，导致自身的情绪状态发生变化的现象。这种感染有时是积极的，有时是消极的。那么，如何避免被他人的消极情绪感染呢？

1．远离消极情绪的源头

明确自己的情绪边界，即哪些情绪是愿意接受的，哪些情绪是不愿意接受的，避免过度吸收他人的情绪。如果一个人总是向你抱怨自己的不幸，那么在他的引导下，你可能会想到最近遇到的倒霉事，从而陷入消极情绪中。你应该尽量远离这样的人，并建议他们寻求专业人士的帮助。

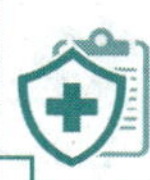

2. 释放消极情绪

有时候，你无法远离消极情绪的源头，那么学会释放情绪感染带来的消极情绪就尤其重要了。你可以通过运动、娱乐等方式转移注意力，从而摆脱消极情绪的影响。

3. 稳定自己的内核

内核稳定是指自己的核心思想和意志力非常坚定，不会轻易受他人的影响。当你的内核稳定了，你身边的人反而容易受到你的情绪感染。当他们产生消极情绪时，你还能帮助他们缓解这种情绪，甚至能积极地感染他们。

资料来源：陈易、刘政宁，《如何避免被消极情绪感染》，人民网，2024 年 9 月 11 日

3. 社会因素

经济、文化、人口等社会因素都会影响个体患原发性高血压的概率。例如，经济发达地区的人群患原发性高血压的概率明显高于经济欠发达地区的人群，高应激区（如人口密度大、暴力行为多的地区）的人群患原发性高血压的概率明显高于低应激区的人群。

（二）原发性高血压的预防要点

预防原发性高血压可从以下几个方面做起。

（1）合理膳食。对原发性高血压进行防治，个体应多吃新鲜水果、蔬菜和谷类食物（如小麦、大米、玉米等），适量摄入低脂牛奶、坚果和白肉，控制红肉、脂肪和甜品的摄入，清淡饮食，少吃腌制食品。

护理提示

白肉和红肉是营养学术语，前者主要指在烹饪前呈白色的肉类，如鱼肉、鸡肉、鸭肉等，后者主要指在烹饪前呈红色的肉类，如牛肉、羊肉、猪肉等。

（2）坚持运动。经常进行有规律的运动能够增强心肺功能，促进血液循环，减轻血管压力，有助于人们预防和控制高血压。个体应根据自身的身体情况，选择合适的运动方式定期运动。

（3）戒烟戒酒。烟草中的有害物质会刺激血管收缩，损害血管内皮组织，导致血管弹性下降，增加高血压的发病风险。酒精能刺激交感神经系统，导致心率加快、周围血管收缩，增加血管阻力，引起血压升高。因此，原发性高血压患者必须戒烟戒酒。

（4）睡眠充足。长期睡眠不足会使交感神经过度兴奋，导致心率和血压升高。在日常生活中，个体应养成良好的作息习惯，避免长期熬夜，以保证充足的睡眠。

（5）保持好心情。个体遇事应冷静、沉着，避免情绪波动过大；在压力较大时，应通过运动、娱乐等方式及时缓解压力，以维持情绪稳定，从而避免血压升高。

二、冠心病

冠心病，即冠状动脉粥样硬化性心脏病，是指冠状动脉血管发生动脉粥样硬化病变而引起管腔狭窄或阻塞，造成心肌缺血、缺氧或坏死而导致的心脏病。其典型症状有胸

痛、心悸、气短等。

（一）冠心病的致病因素

1. 人格特征

研究表明，当个体具有事业心强、竞争意识强、时间紧迫感强、缺乏耐心、易激动等人格特征时，其血液中的胆固醇、三酰甘油、去甲肾上腺素、促肾上腺皮质激素的水平都较高，患冠心病的可能性较大。

2. 情绪因素

如果个体的情绪不稳定，就容易引起交感神经兴奋，儿茶酚胺水平升高，从而导致心率加快，心肌收缩加强，心脏耗氧量增加。同时，如果个体长期处于情绪不稳定的状态，其内分泌系统就会失调并促进冠状动脉粥样硬化的发生和发展，从而增加患冠心病的概率。

3. 社会因素

冠心病的流行病学调查研究表明，社会地位、经济状况、人际关系等社会因素都会影响个体患冠心病的概率。社会地位低下、经济状况差、人际关系差、生活压力大等会通过不同的途径，增加个体患冠心病的风险。

（二）冠心病的预防要点

预防冠心病可从以下几个方面做起。

（1）健康饮食。多吃富含膳食纤维、维生素和矿物质的食物，如蔬菜、水果、全谷类食物等，少吃高热量、高脂肪、高胆固醇的食物，如油炸食品、动物内脏等。

冠心病患者能每天吃一个鸡蛋吗

（2）适当运动。适当进行有氧运动，如慢跑、游泳等，以促进血液循环、增强心肺功能，但要避免运动量过大。

（3）保持好心情。努力保持乐观、松弛的精神状态，避免经常产生紧张、焦虑、烦躁等不良情绪。

（4）定期体检。定期进行身体检查，了解身体健康状况，有条件时还可以监测心脏功能及冠状动脉状况，以便及时发现疾病并尽早治疗。

护理之窗

冠心病发病趋向年轻化

长期以来，冠心病被认为是老年病。年轻人觉得自己身体健康，心脏强健，离冠心病还很遥远。但近几年，冠心病已悄悄盯上了年轻人，其发病年龄正趋于年轻化。北京某医院冠心病中心主任医师葛某介绍，我国目前约有 1 100 万名冠心病患者，40 岁及以下的患者占比超过了 10%。

公众对冠心病的预防也存在误区。例如，部分人认为自己没有心脏相关症状，或冠状动脉 CT（用于检查冠状动脉是否存在异常的医学影像技术）的检查结果正常，就不可能患冠心病，因此不需要对冠心病进行预防。这种观念忽视了微血管病变和隐匿性冠心病的可能性。

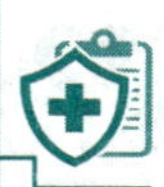

预防冠心病的最佳方式是做好零级预防。医学上，零级预防是指没有危险因素的人群，通过合理膳食、适量运动、戒烟戒酒等健康生活行为，预防疾病的发生。人们应保持健康的生活方式，做好零级预防，从而为自己的健康保驾护航。

资料来源：柴嵘，《冠心病发病趋向年轻化》，《北京晚报》，2024 年 9 月 29 日

三、消化性溃疡

消化性溃疡是指胃肠道黏膜被胃酸和胃蛋白酶消化而发生的溃疡，常发于胃和十二指肠。其典型症状包括中上腹疼痛、反酸等。

（一）消化性溃疡的致病因素

1. 人格特征

具有内向、多虑、易紧张等人格特征的个体往往喜欢克制自己的情绪，这就使得他们的消极情绪得不到及时宣泄，造成迷走神经反射强烈，胃酸和胃蛋白酶水平明显升高，进而诱发消化性溃疡。

2. 情绪因素

焦虑、抑郁等不良情绪均易导致个体自主神经系统的功能失衡，使个体产生胃酸分泌增加、胃肠道蠕动减缓等生理变化，从而增加个体患消化性溃疡的风险。

3. 负性生活事件

负性生活事件可以使个体的自主神经紊乱，造成个体胃液分泌失调、胃黏膜血供减少等，从而增加个体患消化性溃疡的概率。它还可以影响个体的情绪，间接增加个体患消化性溃疡的可能性。

（二）消化性溃疡的预防要点

预防消化性溃疡可从以下几个方面做起。

（1）避免幽门螺旋杆菌感染。幽门螺旋杆菌是消化性溃疡的常见病因之一。在日常生活中，个体应注意饮食卫生，避免生食，聚餐时尽量使用公筷公勺，以减少幽门螺旋杆菌的感染风险。

（2）避免药物刺激。个体应尽量减少使用损伤胃黏膜的药物，如阿司匹林、布洛芬等。如果必须服用这些药物，则个体应谨遵医嘱，必要时可在医生的指导下配合使用保护胃黏膜的药物。

（3）养成良好的饮食习惯。个体应多吃营养价值高、容易消化的食物，少吃辛辣、冷、酸等刺激性食物，少喝浓茶、咖啡，还应注意规律进食，做到一日三餐定时定量，细嚼慢咽，避免过饱、过饥。

（4）讲究生活规律。个体生活起居要有规律，避免熬夜和过度劳累，可以适当增加体育锻炼，以增强体质，提高机体的抗病能力。

（5）保持心理健康。个体应注意保持积极乐观的心态，学会悦纳自己，避免长时间处于精神高度紧张的状态，这有助于预防消化性溃疡。

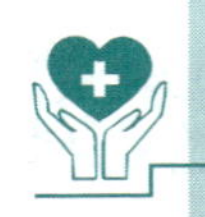

共情护理

俗话说“十人九胃”。你关注过胃的健康吗？请你说一说自己对如何预防胃溃疡的看法。

四、支气管哮喘

支气管哮喘，简称“哮喘”，是指由多种细胞（如嗜酸性粒细胞、肥大细胞、T淋巴细胞、中性粒细胞、气道上皮细胞等）和细胞组分（组成细胞的各种化学成分，如蛋白质、糖类等）参与的气道慢性炎症性疾病。哮喘发作时，患者通常会出现反复发作的喘息、气急、胸闷或咳嗽等症状。

（一）支气管哮喘的致病因素

1. 情绪因素

强烈的情绪变化会影响机体的免疫机制及呼吸道的生理功能，降低机体对过敏原的抵抗力，从而增加个体患支气管哮喘的可能性。

2. 环境因素

居住环境中长期存在尘螨、真菌、花粉、动物毛屑等致敏物质，可能会刺激个体的呼吸道黏膜，诱发各种炎症反应，导致支气管收缩或痉挛，从而增加支气管哮喘的发病风险。

（二）支气管哮喘的预防要点

预防支气管哮喘可从以下几个方面做起。

（1）避免接触过敏原。明确并避免接触过敏原是预防支气管哮喘的重要措施。例如，对花粉过敏的个体应在花粉季节减少外出，必须外出时戴好口罩和眼镜；对海鲜、芒果等食物过敏的个体应注意避免食用这些食物。

（2）创造良好的环境。个体应经常打扫房间，并注意开窗通风，以保持室内清洁、空气流通。有支气管哮喘病史的个体还应避免在室内摆放植物和饲养宠物。

守护呼吸

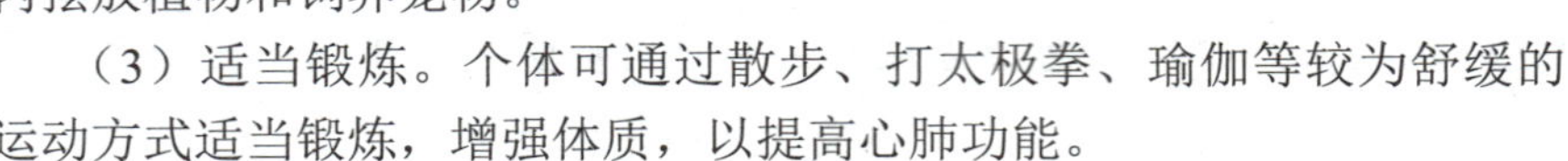

（3）适当锻炼。个体可通过散步、打太极拳、瑜伽等较为舒缓的运动方式适当锻炼，增强体质，以提高心肺功能。

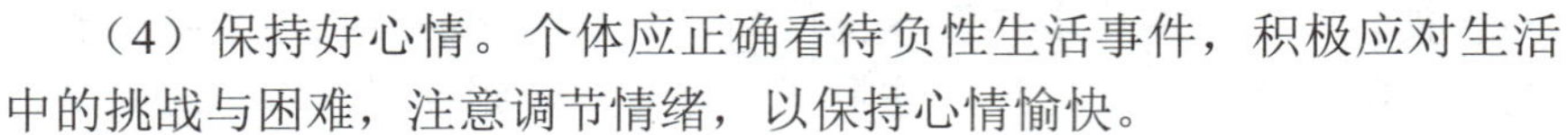

（4）保持好心情。个体应正确看待负性生活事件，积极应对生活中的挑战与困难，注意调节情绪，以保持心情愉快。

护理之窗

哮喘严重可致命，这些“坑”千万别踩

哮喘是最常见的慢性疾病之一。据统计，我国有4 570多万哮喘患者，其中超过75%的轻度哮喘患者因错误认知、忽视病情而延误治疗，变成重度哮喘患者。那么，哮喘有哪些治疗误区呢？

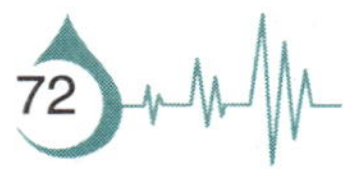

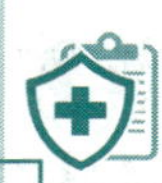

1．哮喘发作时才需要治疗，平时可以不管不顾

这是目前有关哮喘的最大误区。哮喘治疗的目标主要有两点：一是缓解症状，二是减少发作。由于哮喘是一种慢性的气道炎症，患者只有坚持治疗，才能更好地控制病情，从而减少急性发作的次数。

2．“祖传秘方”根治哮喘

目前，医学界普遍认为，哮喘是无法被根治的。许多患者，尤其是老年患者为寻求“根治”，就到处寻找所谓“祖传秘方”，而不进行规范治疗。殊不知，有些祖传秘方貌似有效，其实加入了大量激素。如果长期不规范使用这些“秘方”，则其中的各类激素会对身体产生许多副作用，从而严重危害身体健康。

3．过度悲观，消极治疗

目前，虽然还没有一种好的疗法能根治哮喘，但是经过规范治疗，大多数哮喘患者可以较好地控制病情，正常生活。

4．哮喘症状加重时，自行加药，而不去医院治疗

有些患者认为哮喘是“老毛病”，在病情加重时随意自行加药，而不去医院治疗。殊不知，过量服用部分药物可能会产生心慌、恶心、呕吐及心律失常等症状。长期不规范使用某些药物，还可能会引发骨质疏松、股骨头坏死、胃溃疡等并发症。

5．过分担心药物的副作用

哮喘患者大多需要长时间吸入糖皮质激素，这种激素可能会对人的身体产生副作用，因此有的患者担心长期用药有副作用便在病情好转时中断用药。其实，患者需要吸入的糖皮质激素剂量非常小，并且只是在呼吸道局部用药，因此对全身的副作用有限。平时坚持规律使用吸入性激素，不仅不良反应少，还可以控制哮喘发作的次数和时间，减少或避免口服、静脉注射激素对身体的刺激，总的来说利大于弊。

资料来源：蒋旭琴、纪子梅、方雯，《哮喘严重可致命 这些坑千万别踩》，人民网，2022 年 4 月 25 日

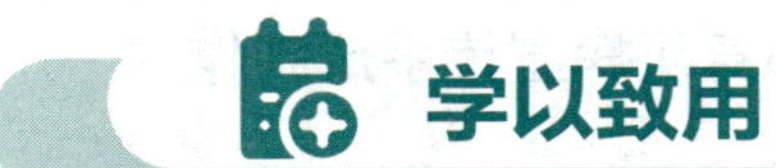

学以致用

以测促学

一、单项选择题

1．下列选项中，关于心身疾病的流行病学特征的说法，错误的是（　　）。

A．从青年期到中年期，个体患心身疾病的概率呈上升趋势

B．脑力劳动者患心身疾病的概率低于体力劳动者

C．个体的人格特征不同，易患的心身疾病也不同

D．城市居民患心身疾病的概率高于农村居民

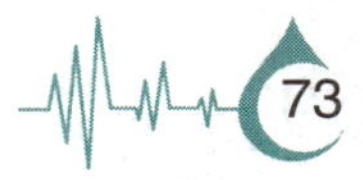

2. 影响心身疾病发病率的社会文化因素不包括（　　）。
A. 社会经济状况　　B. 文化传统
C. 个体的社会角色　　D. 个体的人格特征
3. 原发性高血压的预防要点不包括（　　）。
A. 避免接触过敏原　　B. 合理膳食
C. 坚持运动　　D. 保持好心情
4.（　　）是指由多种细胞和细胞组分参与的气道慢性炎症性疾病。
A. 原发性高血压　　B. 冠心病
C. 消化性溃疡　　D. 支气管哮喘

二、简答题

1. 什么是心身疾病？
2. 简述心身疾病的致病因素。
3. 如何预防心身疾病？
4. 简述消化性溃疡的预防要点。

三、案例分析题

张某，男，36岁，部门经理，因夜间急性胸痛伴随大汗，前往医院就诊。经系统检查，张某被诊断患有冠心病。经医护人员了解，张某事业心强，工作认真努力，因工作压力大，他经常处于紧张、急躁、焦虑的状态。他还经常通过吸烟、饮酒及熬夜等方式释放压力。经治疗后，张某的病情有所好转。

你认为，导致张某患病的最主要原因是什么？假如你是护理人员，你应该给张某提出哪些预防冠心病复发的建议？

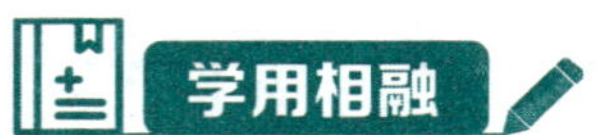

心身疾病宣传手册制作

活动目标

（1）提高学生对心身疾病的识别能力。

（2）增强学生的沟通能力和团队合作能力。

活动准备

（1）分组。全班学生随机分成若干小组，每组4～6人。

（2）准备工具。各组确定宣传手册制作软件，并熟悉该软件的使用方法。

活动流程

（1）教师简述活动目的、活动流程、重要性等。

（2）各组讨论确定宣传手册的设计思路、主要内容（至少包含3个模块，如心身疾病的致病因素分享、心身疾病的预防要点分享、病例分享等）和主要特色。

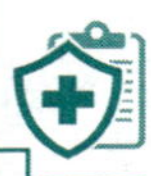

（3）各组成员运用软件制作宣传手册。

（4）各组派一名代表上台分享本组的宣传手册。

（5）每组的代表分享结束后，教师和其他组成员提问并提出建议。

（6）各组根据教师和其他组成员的建议修改完善本组的宣传手册，并将完善后的宣传手册分享到自己常用的社交平台上。

（7）各组成员在组内分享个人的心得体会，并撰写书面实践报告。

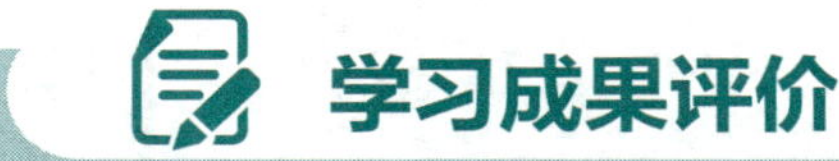

学习成果评价

请结合自身的学习情况，按照表 3-2 中的评价标准，对本章的学习成果进行自评，并请教师进行评价。

表 3-2　学习成果评价表

评价项目	评价标准	分值	评价得分	
			自评分	师评分
知识与技能（50%）	能够准确复述心身疾病的概念	5		
	能够简要阐述心身疾病的流行病学特征	5		
	能够举例说明心身疾病的分类	5		
	能够阐明心身疾病的致病因素	10		
	能够详细介绍心身疾病诊断、治疗与预防的要点	10		
	能够简要阐述原发性高血压、冠心病、消化性溃疡、支气管哮喘等常见心身疾病的致病因素和预防要点	15		
学习过程与方法（30%）	课前认真预习本章的内容，标出重难点	5		
	课中认真听讲，主动参与问题讨论和实践活动	15		
	课后积极复习，并结合真实病例回顾、总结所学知识	10		
综合素养（20%）	具备良好的沟通能力，能够与他人进行有效沟通	10		
	具备共情能力，能够设身处地为患者着想	10		
合计		100		
总分（自评分×40%+师评分×60%）				
自我评价				
教师评价				

实践应用篇

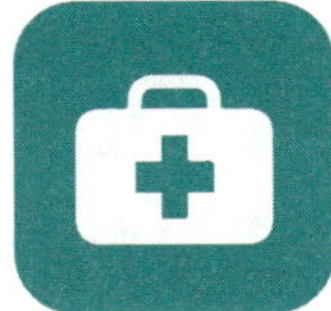

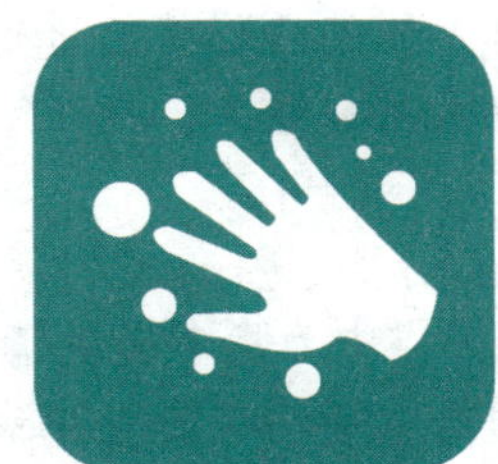

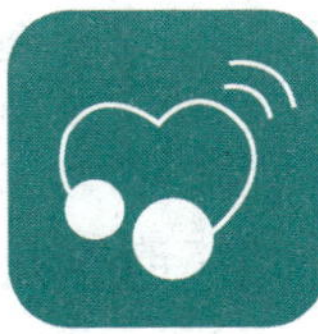

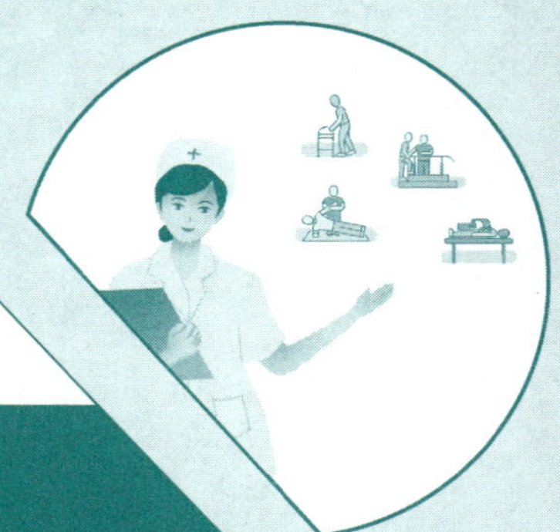

第四章

临床心理评估

章前导读

心理评估是护理过程中不可或缺的一环。评估人员运用心理学的理论与方法，对个体的心理和行为进行全面、系统的评估，可以帮助人们更深入地了解个体的心理状态和行为特征。将心理评估的理论与方法用于临床，能够协助护理人员全面了解患者的心理状态，及时发现并识别患者的心理问题，从而为临床诊断、治疗及护理提供科学依据。

学习目标

知识目标

- ✧ 了解临床心理评估的概念、主要功能、一般过程和实施原则。
- ✧ 熟知临床心理评估人员应具备的基本素质。
- ✧ 熟练掌握临床心理评估的常用方法。

技能目标

- ✧ 能够综合运用多种评估方法，对个体的心理状态进行全面、系统且深入的评估，为后续临床治疗和护理提供准确的基础信息。

素质目标

- ✧ 提高心理评估能力，立志在未来工作中为患者提供精准、有效的心理护理服务。
- ✧ 树立以人为本的理念，培养同理心、爱心、责任感和乐于奉献的精神。

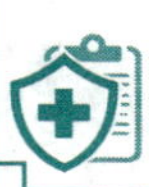

案例导入

在一家综合性医院的内科门诊，护士小张正在忙碌地工作。这时，一位神色紧张、手紧紧抓着包的中年男子王先生来到她的面前。原来，王先生近期因工作压力大，出现了严重的失眠和情绪波动，医生建议他进行心理评估。小张仔细了解了王先生的情况后，耐心且非常专业地向王先生说明了心理评估的流程，并引导他来到专门的房间填写相关心理测验量表。为了缓解王先生焦躁不安的情绪，小张用温暖的语言安抚王先生，并给王先生分享了一些简单的放松技巧，以帮助王先生在填写量表的过程中逐渐放松下来，确保他在整个评估过程中感受到关怀与支持。

请思考

（1）你做过心理评估的相关测验吗？

（2）你认为心理评估对了解人的真实心理状态有哪些作用？

（3）护士小张所做的各项工作对王先生心理评估结果的准确性有哪些影响？

第一节　临床心理评估概述

一、临床心理评估的相关概念

心理评估是指运用各种方法对个体的心理和行为进行全面、系统、深入的分析和鉴定的过程。临床心理评估是指将心理评估的通用理论、技术与方法运用于临床环境中，以临床患者为主要评估对象，对其心理和行为进行分析和鉴定的过程。

临床心理评估既是开展心理护理的基础，也是心理护理的重要手段。与心理评估相比，临床心理评估所涉及的范畴和内容相对局限。其目的在于评估临床患者的心理状态，以便为心理咨询、心理治疗和心理护理提供科学依据。护理领域的临床心理评估，则是对临床心理评估应用范围的进一步限定，其目的是排除患有精神疾病或存在严重精神异常的人群，并通过心理学、护理学、社会学等综合学科的评估技术，识别患者的心理问题和心理需要，评估患者的心理健康状况，为患者制订个性化的护理计划，从而为心理护理提供专业支持（以下内容中的临床心理评估均指护理领域的临床心理评估）。

二、临床心理评估的主要功能

临床心理评估对临床心理护理的实施及评价具有重要的指导意义，其主要功能如下。

（一）筛选干预对象

临床患者无论病情轻重，都存在不同程度的心理失衡或心理偏差。评估人员可通过观察、访谈、心理测验等方法收集患者的信息，比较和分析患者的心理状态，根据评估结果判断患者心理问题的轻重缓急，并依据患者心理问题的严重程度区分临床心理干预等级，以便筛选出需要提供心理干预的患者，这样可减少临床实施心理护理的盲目性。

（二）为实施心理护理提供依据

通过对患者进行心理评估，评估人员可以找出引发患者心理问题的具体原因，为有针对性地对患者实施心理护理提供依据。

（三）评估护理实施效果

评估人员可以借助心理评估的相关工具，了解患者心理问题是否得到改善、改善的程度如何等信息，从而对心理护理措施的有效性做出比较准确的评价。

三、临床心理评估的一般过程

总的来说，临床心理评估的一般过程分为以下几个步骤。

（一）明确评估目标

明确评估目标是临床心理评估的第一步，也是至关重要的一步。它直接决定了评估的方向和重点，为后续的评估工作提供了明确的指导和依据。评估目标越清晰、越合理，就越能够提高评估的准确性。临床心理评估的核心目标在于全面了解患者的心理状态，包括患者的认知状态、情绪状态等各方面。一般来说，评估人员可以根据患者的具体情况制订评估目标，判断患者是否具有心理障碍或异常行为，以确定患者目前需要解决的心理问题。

（二）收集相关信息

在这一环节，评估人员应根据评估目标，有针对性地了解患者主要心理问题的起因和发展情况、早年的生活经历、性格特点、行为习惯、家族病史等信息，以便全面、系统地掌握患者的心理情况，为后续评估提供充分的资料。

（三）设计评估内容

在这一环节，评估人员应整理和分析患者的相关信息，判断患者现有心理问题的类型、严重程度、危险性，以及未来可能会出现的其他心理问题或异常行为，然后设计具有针对性的评估内容。例如，对于可能存在抑郁症状的患者，评估内容可以包括情绪状态的评估、思维状态的评估；对于可能存在认知功能障碍的患者，评估内容可以包括记忆力、注意力、想象力等方面的评估；等等。

（四）选择评估方法

在这一环节，评估人员应根据患者的相关信息选择合适的评估方法。常见的心理评估方法包括观察法、访谈法和心理测验法等（详见第二节）。例如，评估人员决定采用心理测验法对患者的心理状态做出量化评估，以便客观地分析患者的个性化特征（如内向或外向、乐观或悲观、敏感或迟钝等）、情绪变化的原因等，从而为制订个性化心理护理方案提供客观指标。

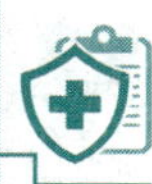

（五）做出评估结论

在这一环节，评估人员应对已获得的资料和测验结果进行系统整理、分析，根据相关判定标准或理论模式得出初步的评估结果。同时，评估人员应对评估中发现的特殊问题或重点问题进行进一步的了解和评估，以便更加细致、具体地了解患者心理问题的性质、严重程度及主要原因。

此外，评估人员应向患者及其家属解释评估结论，以便获得患者及其家属的积极配合，从而尽早确定下一步的处理方案。如果需要对患者实施心理护理，则评估人员应制订心理护理计划并尽快付诸实施。

护理提示

需要注意的是，评估人员应在患者病情稳定的前提下对其进行评估。如果患者处于发病期、病情不稳定或存在被害妄想，评估人员应暂停评估，待患者好转后再重新进行评估。此外，临床心理评估的所有步骤不一定能够一次完成。在临床实践中，为了使评估结果更加可靠，评估通常需要反复进行。

四、临床心理评估的实施原则

（一）动态实时原则

患者的心理状态因疾病进程、环境、干预手段等因素的影响而不断发生变化，因此，临床心理评估必须因时而异，以便能够动态、实时地反映患者的心理状态。

（二）综合灵活原则

每一种评估方法都有自身的优势和劣势。评估人员应熟知各种评估方法的优势和劣势，并根据具体情况，灵活运用多种方法开展心理评估工作。只有这样，才能比较准确地评估患者的心理状态并识别患者的心理危机，从而做出较为准确的评估决策。

（三）循序渐进原则

临床心理评估是一个反复收集资料和评估的过程，评估人员对患者的了解在这个过程中逐渐加深。因此，评估人员在评估时应循序渐进、先简后繁，不能操之过急。

（四）尊重隐私原则

临床心理评估是一项科学、严谨的工作，评估的过程往往涉及很多个人隐私和敏感信息。评估人员在进行评估前，应向患者及其家属详细解释评估的目的、过程、可能的风险及保密措施，确保他们充分了解相关信息并自愿同意参与评估。同时，评估人员应充分尊重患者的权益，确保患者及其家属的隐私得到严格保护。

五、临床心理评估人员应具备的基本素质

要做好心理评估工作，评估人员需要具备以下 3 个方面的基本素质。

（一）专业素质

首先，评估人员应具备心理学及相关专业的知识，熟悉各种临床心理评估工具的功能、适用范围和优缺点，掌握临床心理评估工具的使用方法。

其次，评估人员应具有较好的观察力，能够在与患者交流的过程中，敏锐地捕捉患者面部表情、姿势等非言语行为的细微变化，准确地理解“弦外之音”，以获取更多具有潜在价值的信息。

再其次，评估人员应具备与各年龄阶层、各种职业、不同受教育程度和不同心理状态的人交往的经验，能熟练运用倾听、表达、解释等技巧与患者及其家属进行有效沟通。

最后，评估人员应具有较强的分析、解释和应用的能力，在评估过程中善于利用线索和经验准确识别、整理、分析关键信息，并准确地解释评估结果。

护理实例

患者老王已经住院两周了，身体正在渐渐恢复。但责任护士小刘发现，这两天老王都没有遵照医嘱按时服药。小刘询问原因时，老王回答说自己忘记了，于是小刘便叮嘱老王第二天一定不要忘记按时服药。可是到了第二天，老王仍然没有按时服药，被问及原因时，他依旧回答忘记了。在这种情况反复发生了几次后，小刘开始观察老王，并在忙完工作后主动找老王聊天，有目的地询问他一些问题，以了解他不按时服药的原因。

根据观察和交流，小刘发现老王不按时服药的原因是老王觉得“是药三分毒”，而且自己的身体已经有了一些好转，慢慢养着就可以好起来。意识到这一点后，小刘立即向老王解释了他需要继续吃药的原因，同时还向他强调了不按时服药的危害。听了小刘一番话后，老王认识到按时服药的重要性，再也没有“忘记”服药。

（二）心理素质

良好的心理素质是确保评估结果准确、可靠的关键因素，评估人员需要不断提升自己的心理素质，以保证评估结果的准确度与可信度。总的来说，评估人员应具备以下心理素质。

（1）具有同理心和共情能力。同理心和共情能力是评估人员不可或缺的心理素质。评估人员应设身处地理解患者的感受和需求，与患者建立良好的信任关系，以便更深入地了解患者的内心世界，提高评估结果的准确性。

（2）具有良好的自我调节能力。心理评估工作往往涉及各种复杂的情况，评估人员需要具备良好的自我调节能力，能够在工作中时刻保持冷静和客观，并在遇到困难时及时调整自己的心态、管理自己的情绪，从而保证评估过程和评估结果的客观、公正。

（3）具有正确的自我认知。正确的自我认知是评估人员必须具备的心理素质。评估人员应清晰地认识自己的优点和缺点，时刻保持谦逊和客观的态度，以避免主观偏见对评估结果造成影响，减少评估误差。

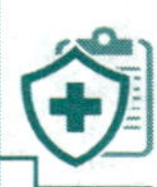

（三）职业道德

职业道德是在特定职业领域中，从事相关职业的人员应当遵循的道德规范和行为准则。在心理评估过程中，评估人员必须遵守职业道德，严格规范自己的行为，保障评估的公正性和患者的正当权益。

评估人员应认真、严肃、慎重地对待评估工作，确保评估结果的客观和准确。同时，临床心理评估工作与患者的切身利益紧密相关，其评估过程和评估结果都会涉及患者的隐私。因此，评估人员除了要做到为患者保密、不泄露其个人信息和评估结果之外，还应妥善管理好评估工具，以免数据泄露而影响患者的正常生活。

护理之窗

守护最美“夕阳红”——探访老年人能力评估师

随着我国的老龄化进程加快，老年人的养老需求也日趋多元化。如何精准地为老年人提供个性化护理服务，让老年人安享晚年？老年人能力评估师这一新职业应运而生。

老年人能力评估师，是为有需求的老年人提供生活活动能力、认知能力、精神状态等健康状况测量与评估的健康咨询服务人员。

“王婆婆，我们摆一下龙门阵，我问您几个问题行不？您听得到就给我点个头。”在重庆市綦江区古南街道，老年人能力评估师陈大明正入户为老年人开展评估工作。

由于有些老年人长期卧床、有言语障碍，并且伴有情绪不稳定等情况，老年人能力评估师需要耐心地尝试与老年人沟通，了解老年人的基本情况，并检查其肢体活动程度。例如，询问老年人是否有家人长期陪伴、是否可以顺畅地与人交流，检查老年人的四肢关节活动度如何、后背是否有褥疮，了解老年人平时如何吃饭、洗澡、如厕……每一项内容，老年人能力评估师都会逐一记录在评估表格中。

陈大明于 2020 年考取了老年人能力评估师证书，如今在重庆市綦江区从事评估工作。据他介绍，老年人能力评估师通过社区和养老机构收集评估需求，再前往老年人家中进行现场评估。评估时，老年人能力评估师会根据生理、心理、精神、社会 4 个一级指标和 22 个二级指标对老年人进行全面评价和打分，其中包括老年人的生活自理能力、走失风险、摔倒指数、压疮风险、精神状态等，形成评估报告并报往社区，为社区进行个体照护等级的判定提供参考。

“做好一名老年人能力评估师并不简单。老年人能力评估师不仅需要学习护理学、医学等基本知识，还需要有强烈的爱心和同理心。”陈大明说。在评估工作中，他看到一些老年人因长期生病而生活不能自理，还有一些老年人会因精神问题对他人不友好。面对不同的个案情形，陈大明都会一视同仁。他认为，每个人都会老去，每一位老年人都有权利享受有质量的晚年生活。

成为老年人能力评估师近 3 年的时间里，陈大明已经走访了 300 多位老年人，为他们晚年生活的改善提供了可能。他说，老年人能力评估师不仅是社会上的新职业，还是一份需要情感投入的事业。他愿意用自己的努力惠及更多的家庭，让自己的工作更有意义。

资料来源：杨仕彦，《守护最美“夕阳红”——探访老年人能力评估师》，人民网，2022 年 12 月 23 日

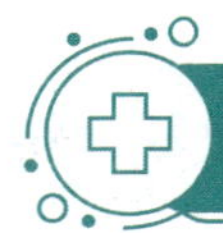

第二节 临床心理评估的常用方法

一、观察法

（一）观察法的优缺点

观察法是通过对研究对象的科学观察和分析，探讨其心理行为规律的一种研究方法。观察的内容包括研究对象的外显行为和内隐行为。其中，外显行为包括身体的姿势和动作、面部表情、言语活动等；内隐行为包括思想活动、情感、对人或对事的态度等。

观察法是临床心理评估的基本方法之一，其优点主要体现在以下几个方面：首先，借助观察法，评估人员可以直接获取一手信息；其次，借助观察法，评估人员可以在比较自然的情境中获取信息，在这种情境中患者的行为和反应都是自然发生的，方便评估人员收集较为真实的资料；最后，借助观察法，评估人员可以对残疾人、婴幼儿等难以采用其他方法进行评估的特殊人群进行细致入微的观察，了解这些特殊人群的实际状况和需求，为将来制订有效的护理措施和康复计划提供有力的依据。

观察法也有一定的局限性，主要体现在以下几个方面：① 观察的结果会受到评估人员主观意识的影响；② 难以观察到事物的本质和患者的心理活动；③ 某些现象可能只出现一次，无法进行重复观察。

观察法的使用场景

（二）观察的步骤

为确保观察结果的科学性、客观性和准确性，评估人员需要按照以下步骤进行观察。

1. 明确目标行为

目标行为主要包括患者的特定情绪反应、社交互动模式、对待疾病的态度等。评估人员可以围绕临床心理评估的目标，综合考虑患者的身体状况、言谈举止、人格特征，以及患者对疾病的认知、态度、应对方式等方面，确定要观察的目标行为。

护理提示

在实际的观察过程中，评估人员可能无法一次就观察到患者的所有行为活动。因此，评估人员可以进行多次观察，以确保评估的准确性和有效性。

在明确目标行为时，评估人员应注意以下几点。

（1）应考虑行为的可观察性，选择那些易于观察的外显行为。有些目标行为易于觉察和判断，有些目标行为则不易于觉察和判断。例如，患者高度紧张时会不由自主地重复搓手，这种行为容易觉察和判断；正在闭目养神的患者的内心活动则无法观察和判断。因此，在进行临床心理评估时，为了确保评估结果的客观性，评估人员应优先选择

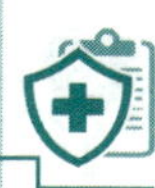

易觉察和判断的行为表现作为观察的目标行为。

（2）应考虑有关行为的关键属性，优先选择那些能反映患者心理状态、与评估目标紧密相关的行为特征进行观察。不同的行为具有不同的发生概率、持续时间和表现形式，这些行为特征为心理评估提供了多样而复杂的信息，评估人员应选择那些与评估目标紧密相关、能够准确反映患者心理状态的行为特征进行观察和分析。例如，对于某些行为来说，其发生频率是关键性所在，而对另一些行为来说，其潜伏期和持续时间则更为关键。

（3）应根据搜集资料的目的确定将要观察的目标行为。如果搜集的资料仅用于描述，则只观察患者的日常行为即可；如果搜集资料的目的是设计心理护理方案，就必须观察记录患者所有的行为表现，以便进行细致的分析。

2. 选择观察方式

观察方式有连续观察、轮换观察、直接观察和隐蔽观察等。评估人员应根据观察的需要，选择适宜的观察方式。

选择的观察方式应便于观察目标行为。例如，为了确定患者的行为是习惯性行为还是偶尔出现的行为，评估人员可以采用连续观察的方式；为了了解患者在面对某种情况时最真实的反应，评估人员可以创设相关情境并采用隐蔽观察的方式等。

3. 设置观察内容

评估人员应设置科学的观察内容对目标行为进行观察，观察内容通常涉及情绪与情感状态、思维与认知能力、社交能力与人际关系、生理功能与行为习惯、心理应激与应对能力等多个方面。评估人员综合观察和分析这些内容，可以更为全面、客观地评估患者的心理健康状况。

（1）情绪与情感状态。评估人员应观察患者的情绪反应和情感体验是否正常，包括是否经常出现沮丧、焦虑、恐惧或无助等消极情绪。

（2）思维与认知能力。评估人员应评估患者的注意力集中度、记忆力、决策能力等。如果个体经常出现注意力难以集中、记忆力下降、犹豫不决等表现，就可能存在心理健康问题。

（3）社交能力与人际关系。良好的社交能力和人际关系是心理健康的重要标志。评估人员应观察患者在社交互动中的表现和人际关系是否和谐。如果个体回避社交、孤立自闭或人际关系紧张，就可能存在心理健康问题。

（4）生理功能与行为习惯。评估人员应观察患者的生理功能，如消化功能、免疫功能等，是否有异常。同时，观察患者的行为习惯是否发生明显改变，如消极的自我评价、滥用药物或酒精、突然酗酒等。

（5）心理应激与应对能力。评估人员应设置相关情境，观察个体在应对挑战和困难时的反应，以便于评估患者在面对压力时的应对能力、心理承受能力和心理适应能力。

4. 设定观察要素

设置观察内容后，评估人员应合理设定观察时间、观察次数、间隔时间和总体持续时间，以便有效地收集和分析数据。

（1）观察时间可以是一个固定的时间段，如每天的 10～11 点；也可以是一个特定的

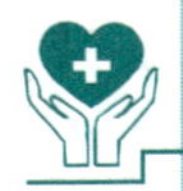

日期，如每周三。评估人员应根据患者目标行为的特点确定观察时间，确保在关键时段进行观察，以获取最具代表性的数据。

（2）观察次数是指评估人员在评估过程中进行观察的总次数。观察次数一般根据实际情况确定，如果一天内要进行多次观察，则观察次数应分布在不同的时段，以便较全面地观察患者在不同时段中的行为表现，从而找出规律。如果观察的持续时间较长（如持续观察一周），则每次观察的时间点应尽量保持一致（如每天上午 9 点）。评估人员应根据评估的复杂性和重要性来确定观察次数，确保有足够的数据量支持评估结论。

（3）间隔时间是指两次观察之间的时间差。适当的间隔时间有助于评估人员捕捉到患者在不同时间段的状态变化。评估人员应根据患者的特点和评估需求来设定合理的间隔时间，以确保数据的连续性和完整性。

（4）总体持续时间是指整个观察过程需要花费的时间。评估人员需要计算并明确观察所需要的总体持续时间，以确保评估的完整性和全面性。

5. 记录观察数据

在观察时，评估人员可以综合使用录音、录像、做笔记、制表等方法，依据观察内容和观察要素详细地记录观察数据。记录观察数据时，评估人员应记录一段时间内，患者目标行为的发生频率，或者在不同程度上干扰患者目标行为的特殊事件，并分析这些目标行为或特殊事件对患者产生的影响。记录的数据应尽量做到及时、准确、具体。

护理提示

为了使观察结果具有较高的客观性、准确性和科学性，在进行观察时，评估人员应注意以下事项。

（1）评估人员应选择合适的观察位置，以保证患者的活动清晰地呈现在自己的视野之内。

（2）观察应客观，不能掺杂任何个人情感或个人观点。

（3）观察应仔细、全面，注意患者目标行为的各项细节。

（4）观察要有侧重，不需要记录那些与目标行为联系较少的行为或事件。

（5）观察不能影响患者的正常活动。

二、访谈法

（一）访谈法的优缺点

访谈法的优点主要体现在以下几个方面：① 在访谈过程中，评估人员可以根据患者的回答，灵活决定是否追问或调整问题，以便获取更详细、更有深度的信息；② 对于不适用书面语言的患者来说，口头语言形式的访谈更恰当且更易被接受。

访谈法的缺点主要体现在以下几个方面：① 访谈结果的准确性、可靠性常受到评估人员素质的影响，因而访谈法对评估人员的要求较高；② 访谈问题较为复杂时，其结果不易被量化；③ 在一些无法录音、录像的特殊场合中，访谈的内容难以被完整地记录下来。

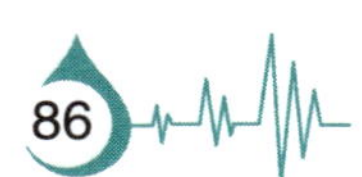

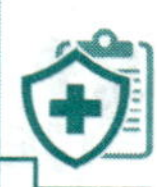

（二）访谈法的分类

根据访谈进程的标准化程度，访谈法可以分为结构型访谈、非结构型访谈和半结构型访谈 3 种。

1．结构型访谈

结构型访谈是指提前设计详细的访谈提纲，并根据提纲向患者提出问题的访谈方式。其优点是重点突出、方向明确、节省时间，获取的资料较为客观且便于统计；缺点是交谈缺乏灵活性，容易形成简单问答的局面，气氛较为死板。

2．非结构型访谈

非结构型访谈是指没有固定的访谈提纲，访谈双方以自由的方式进行交流的访谈方式。其优点是有利于发挥访谈双方的主动性和创造性，内容涉及的范围较广，易获得更为真实的资料等；缺点是花费时间较多，容易偏离主题，得到的资料不易量化和分析等。

3．半结构型访谈

半结构型访谈是一种介于结构型访谈和非结构型访谈之间的访谈方式。在半结构型访谈中，评估人员需要事先准备一个大致的访谈提纲，然后根据患者的反应和访谈的进展情况，灵活调整提纲中问题的提问顺序或决定是否提出某些新问题，以便更好地了解患者的想法。

（三）访谈的内容

临床心理评估的访谈内容主要包括以下几个方面：① 患者的个人基本情况，如姓名、年龄、职业、经济状况、文化程度、婚姻状况、家庭关系、家庭成员情况等；② 患者的个人生活习惯，如有无特殊嗜好等；③ 患者的健康情况，如有无遗传病史、外伤史等；④ 患者的近期日常活动情况，如饮食、睡眠、精神状况等；⑤ 患者的近期工作情况，如有无特殊事件发生等；⑥ 患者人际关系状况；⑦ 患者遇到的困难、想要改变的事情等。

（四）访谈的技巧

1．建立良好的关系

访谈的成功很大程度上取决于评估人员与患者之间的良好关系。评估人员应营造一个温馨且易于被患者接受的氛围，注重与患者的沟通和互动，展现出真诚、尊重和理解的态度，让患者感到放松和舒适，更愿意表达真实想法、分享感受和经历。

2．恰当提问

恰当提问是获取准确信息的关键。评估人员应根据患者的特点和实际情况，提出既有针对性又能引导患者深入思考的问题。在提问时，评估人员应做到言简意赅、用词准确、表述清晰，使用患者容易理解的语言，并避免使用模棱两可的词语、双关语和专业术语。

常用的提问方式

3．注意倾听

在运用访谈法进行临床心理评估实践时，评估人员要注意认真倾听患者的谈话内容，并通过患者的语调、表情、姿态和动作等非言语行为挖掘更多信息。患者的非言语行为及其意义解释如表 4-1 所示。

表 4-1　患者的非言语行为及其意义解释

非言语行为	可能代表的意义解释
直接的目光接触	有交谈的意愿或已经准备好与人交谈
目光固定在某个地方或某物上	全神贯注地想问题，刻板或焦虑
双唇紧闭	应激，正在下决心，愤怒，有敌意
左右摇头	不同意，不允许，没有信心
无精打采或想要离开	悲观，不愿意继续沟通
发抖，不安，双手反复搓动	焦虑，愤怒
脚敲打地面	无耐心，焦虑
说话声音变小	有难以启齿的原因或事件
沉默不语	抗拒正在谈论的话题
出汗，脸色苍白	害怕，心事被说中
脸红	感兴趣或窘迫

倾听时，评估人员应做到以下几点：① 耐心。评估人员要耐心地听患者把话说完，而不要急于下结论。② 专注。评估人员应通过一些非言语行为表现出对谈话的专注，如适时的微笑、身体稍微前倾、目光注视等。③ 回应。评估人员应及时地对患者的讲话内容和所表达的情感予以反馈，让患者感到被理解。④ 评估人员不应对患者所谈及的内容做是非评价。

在访谈完成后，评估人员应对收集到的资料进行耐心、细致的核实，检查收集到的资料是否符合要求、有无遗漏、是否能够说明问题等，然后对资料进行分析，最后得出结论。

三、心理测验法

在临床心理评估实践中，心理测验法能够将患者的认知、行为、情感等方面的表现量化，帮助评估人员对患者的态度、人格、情绪状态等进行系统评估，得出较为客观的结果。

（一）心理测验法的特点

1. 间接性

心理现象缺乏直观性，难以直接测量。评估人员可以运用心理测验法测量患者的外显行为，从而间接地推断出患者的心理特质。

2. 相对性

心理测验没有绝对的标准。只有将个人心理测验的结果与其所在团体、人群中大多数人的正常行为相比较，或者与某种人为确定的标准相比较，才能得出相对客观的结论。也就是说，一个人在某一心理测验中的得分，是高于平均分数还是低于平均分数，是评估其心理状况的基本依据。

3. 客观性

心理测验法的客观性主要通过编制和实施测验过程中的标准化程序来实现。评估人

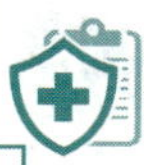

员必须经过系统的专业培训，能够正确使用心理测验量表，严格遵守测验实施的标准化程序。由此可见，心理测验法得出的结果不会受评估人员的主观意识的影响，具有一定的客观性。

4．科学性

心理测验法是一种较为科学的评估方法，其通过应用各种测评工具，系统地收集有关患者的心理特征、行为表现等方面的资料，为评估人员提供了客观、标准化的数据支持。这些数据可以帮助评估人员更深入地了解患者的心理状态，发现患者心理问题的症结所在，并据此制订出相应的解决方案。

（二）常用的心理测验

在临床心理评估中，常用的心理测验主要包括以下几种类型。

1．能力测验

能力测验主要分为一般能力测验和特殊能力测验两种。一般能力测验用于测量人从事一般活动的能力，如记忆力测验和想象力测验。特殊能力测验用于测量人从事某些活动所需要的特殊能力，如唱歌能力测验、绘画能力测验等。

2．人格测验

人格测验主要用于评估人的性格、气质、兴趣、态度等个性特征，有评定量表和投射测验两种测验方法。其中，评定量表主要有卡特尔 16 种人格因素问卷、艾森克个性问卷（EPQ）、明尼苏达多项人格问卷（MMPI）等，投射测验主要有罗夏墨迹测验、主题统觉测验等。

3．神经心理学测验

神经心理学测验是一种用于评估脑与行为关系的心理测验方法，如感知运动测验、记忆测验、联想思维测验等。它运用心理学的方法和技术，通过对患者的行为表现和行为特点进行分析，来探测患者大脑功能是否存在异常。例如，韦氏智力测验可以评估大脑的言语功能、操作功能；韦氏记忆测验可以评估大脑的短期记忆力、长期记忆力；注意力测验可以测量注意力；等等。

神经心理学测验涉及脑功能的各个方面，如感觉、知觉、运动、言语、注意、记忆和思维等，能够帮助评估人员系统地评估患者在这些方面的表现，并据此判断患者是否存在心理问题。

4．症状评定量表

症状评定量表是通过量表的形式进行评估的方法，如 90 项症状自评量表（SCL-90）、抑郁自评量表（SDS）、焦虑自评量表（SAS）等。症状评定量表最早用于对精神疾病患者的症状进行定量评估，后来逐步推广到其他各科室的临床实践中，用于评估患者的症状严重程度、治疗和护理的效果等。

护理之窗

常用的症状评定量表

在临床心理评估中，常用的症状评定量表有生活事件量表、症状自评量表、社会支持评定量表等。

生活事件量表（LES）

生活事件量表含有 48 个较常见的生活事件，主要涉及家庭生活方面（28 条）、工作学习方面（13 条）、社交及其他方面（7 条）等内容。该量表还另设有 2 条空白项目，供被测试者填写自己经历过而表中并未列出的某些事件。

生活事件量表适用于 16 岁以上的健康人、神经症患者、心身疾病患者、各种躯体疾病患者等。在测验结果中，总分越高提示个体承受的精神压力越大；负性事件的分值越高提示个体心身健康受的影响越大。

症状自评量表

症状自评量表主要包括以下几种。

（1）90 项症状自评量表（SCL-90）。90 项症状自评量表是当前使用最为广泛的，用于甄别精神障碍和心理疾病的检查量表。该量表适用于 16 岁以上的个体，共有 90 个自我评定项目，测验的 10 个因子分别为躯体化、强迫症状、人际关系敏感、抑郁、焦虑、敌对、恐惧、偏执、精神病性，以及反映睡眠和饮食状况的附加因子。

（2）抑郁自评量表（SDS）。抑郁自评量表有 20 个项目，分为 4 级评分制，主要适用于具有抑郁症状的成年人。其特点是使用简便，能直观地反映患者的抑郁水平。

（3）焦虑自评量表（SAS）。焦虑自评量表是一种分析患者主观症状的相当简便的临床工具。该量表与抑郁自评量表十分相似，适用于具有焦虑症状的成年人。

社会支持评定量表

社会支持是影响人们社会生活的重要因素。社会支持从性质上可以分为两类：一类为客观的支持，这类支持是可见的或实际的，包括物质上的直接援助、团体关系的存在等；另一类是主观的支持，这类支持是个体体验到的或感受到的情感方面的支持，包括个体在社会中受尊重的程度、被支持与理解的情感体验等，与个体的主观感受密切相关。

社会支持评定量表有 10 个条目，包括客观支持度（3 条）、主观支持度（4 条）和对社会支持的利用度（3 条）3 个维度。社会支持评定量表设计合理，具有较好的信度和效度，能较好地反映个体的社会支持水平。

（三）心理测验的基本要求

标准化是心理测验的基本要求，它可以减少测验误差，保证测验结果的可靠和有效。只有具有标准化程序，并具备主要的心理测验技术指标且达到国际公认水平的心理测验才是标准化的心理测验。

心理测验的标准化涉及以下 3 个方面：一是在测验的编制过程中需要按照一套标准的程序确定测验内容、制订评分标准、固定实施方法；二是所编制的测验需要具备心理测量学的相关技术指标，并且达到一定标准；三是在测验实施过程中，测试人员要严格按照测验的操作规程执行，被测试者也需要有一定的应试动机、正常的情绪状态和生理状态。

标准化心理测验的主要技术指标包括以下几种。

1．常模

常模是指心理测验在某一人群中测查结果的标准量数，即参照标准。常模是可比较的标准，也是解释测验结果的依据。个体的某项测验结果只有与这一标准进行比较，才

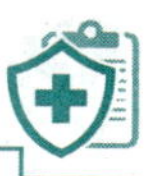

能确定其实际意义。通用的常模形式主要有平均数、标准分、百分位、比率（不同类别数据间的比值）等。

2．信度

信度是指某种测验工具在对同一对象的几次测量中所得结果的一致程度。它可以反映测验工具的可靠性和稳定性。如果在相同条件下，同一个人在几次测量中所得的结果基本相同，则说明该测验工具的性能稳定、信度高。

信度的高低用信度系数来表示，其数值在 0 到 1 之间。信度系数越高，表明测验工具的信度越高，测验结果越可靠；信度系数越低，表明测验工具的信度越低，测验结果越不可靠。一般来说，能力测验的信度要求在 0.8 以上，人格测验的信度要求在 0.7 以上。

3．效度

效度是指某种测验工具能够真正测量到它所要测量的特质的程度。效度是科学测验工具所必须具备的重要条件，它反映了测验工具的有效性与正确性。效度越高，则测验结果的真实度越高。

（四）心理测验的实施步骤

1．正确选择心理测验工具

心理测验的工具很多，在选择心理测验工具时，评估人员应参考以下几点。

（1）根据临床或科研工作的不同目的进行选择。

（2）选择常模样本符合患者情况的心理测验工具。例如，选择常模样本符合患者的年龄、受教育程度、心理特征、居住区域等情况的心理测验工具。

（3）优先选用标准化程度高的心理测验工具。

（4）选择信度和效度较高的心理测验工具。信度和效度是衡量一个心理测验工具好坏的两个重要指标。效度高而信度低或信度高而效度低的心理测验工具都会导致测验结果失真。

（5）选用从国外引进的心理测验工具时，应确保该心理测验工具已经经过我国修订并通过了再标准化的测验。

2．创建良好的测验环境

心理测验结果易受环境干扰。测验房间内的设施摆放、室温、噪声等，都可能会影响患者，继而导致测验结果出现偏差。因此，对患者进行心理测验时，评估人员应选择安静、无干扰、光线适宜、空气流通的场所。同时，评估人员应确保室内陈设不要过于复杂，以避免患者在复杂的环境中产生紧张情绪或好奇心，影响测验结果。如果测验对象是儿童，测验最好在其熟悉的环境中进行。此外，测验期间，应避免其他人在场，以免影响患者的测验心态和行为反应。

3．详细记录患者的反应

评估人员应及时、清楚和详细地记录患者在心理测验中的表现，必要时可录音或录像。对于测验时发生的突发事件，评估人员也应给予详细的记录，并在解释测验结果时结合这些记录进行分析。

4．正确对待测验结果

心理测验结果仅反映患者在某些测验情境下的心理状态，有一定的预测性，但是患者在自然环境中的行为特征可能与测验中的表现不完全相同。如果片面、孤立地看待测验结果，就容易出现随意给患者贴标签的现象。因此，评估人员既要肯定心理测验的积极作用，也要看到心理测验的局限性，绝不能仅凭一两次的测验结果就武断地得出定论，而应结合患者的生活经历、家庭状况对其心理状态进行全面且深入的分析，从而确保评估的准确性和可靠性。

共情护理

2022 年 6 月 20 日，国家卫生健康委发布《关于开展老年心理关爱行动的通知》（国卫办老龄函〔2022〕204 号），决定 2022—2025 年在全国范围内选取 1 000 个城市社区、1 000 个农村行政村开展关爱行动。到“十四五”期末，原则上全国每个县（市、区）至少一个社区或村设有老年心理关爱点。各地需按要求对老年心理关爱点内常住 65 岁及以上老年人开展心理健康评估，重点面向经济困难、空巢（独居）、留守、失能（失智）、计划生育特殊家庭老年人。

思考：假如你是某个老年心理关爱点的工作人员，你准备采用哪种评估方法开展这项心理评估工作？评估的重点应包括哪些方面？

学以致用

以测促学

一、单项选择题

1．下列选项中，关于观察法的说法，错误的是（　　）。

A．评估人员可以选择患者的任意一种行为进行观察

B．观察次数是指评估人员在评估过程中进行观察的总次数

C．评估人员应选择那些能反映患者心理状态，具有稳定性、典型性且与评估目标紧密相关的行为进行观察

D．观察方式有连续观察、轮换观察、直接观察和隐蔽观察等

2．根据访谈进程的标准化程度，访谈法可以分为（　　）。

A．直接访谈和间接访谈

B．结构型访谈、非结构型访谈和半结构型访谈

C．一次性访谈和多次性访谈

D．一般访谈和特殊访谈

3．记忆力测验、想象力测验都属于（　　）。

A．能力测验　　B．人格测验

C．神经心理学测验　　D．症状评定量表

4．（　　）是指心理测验在某一人群中测查结果的标准量数。

A．信度　　B．效度　　C．标准化　　D．常模

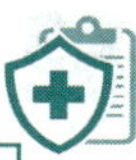

二、简答题

1．临床心理评估有哪些功能？
2．简述观察法的优缺点。
3．访谈有哪些技巧？
4．简述心理测验的实施步骤。

三、案例分析题

案例 1：

小华是一名 17 岁的高三学生，即将面临高考。近 3 个月来，他经常感到焦虑不安，夜间难以入睡，白天精神不振，学习效率大幅下降，成绩明显下滑。家长反映其变得沉默寡言，不愿与家人交流，偶尔还会因为小事发脾气。

案例 2：

张女士，30 岁，是一名小学教师，近半年来，总感觉自己被同事孤立，经常怀疑同事在背后议论自己。这导致她工作效率下降，情绪低落，有时还会出现头痛、胃痛等身体不适，但医学检查未发现明显异常。

请你仔细阅读案例 1 和案例 2，说一说：假如你是一名心理评估人员，会采用哪种心理评估方法对小华和张女士进行评估？在进行心理评估时，应该注意哪些方面？

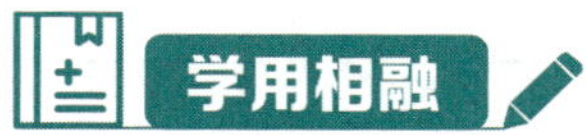

心理评估模拟工作坊

活动目标

（1）增强学生进行临床心理评估实践的能力。
（2）提升学生的问题解决能力。
（3）加强学生之间的合作与交流。

活动准备

（1）分组。全班学生随机分成若干小组，每组 4～5 人。

（2）建立案例库。教师建立一个班级共享文档，学生在课下搜集一些当代大学生常见心理问题的案例，如学习压力问题、人际关系困扰、自我认知问题等，并详细说明案例的背景信息和患者的明显症状，然后，将找到的案例放入班级共享文档中。

（3）准备资料。各组查阅资料，提前准备评估时可能会用到的工具，如心理评估访谈指南、常用量表等。

活动流程

（1）各组在班级案例库中随机抽取一个案例，然后进行内部讨论，根据案例信息选择合适的评估方法。

（2）各组根据本组选择的评估方法模拟评估过程，并记录评估结果。

（3）各组整理本组的案例信息、评估方法、评估过程和评估结果，将其制作成 PPT。

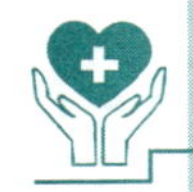

（4）各组派一个代表在全班展示本组的 PPT 作品，其他组成员在展示结束后需要说出 PPT 作品的亮点与不足，最后由教师进行总结性点评。

（5）各组的 PPT 作品展示都结束后，全班学生和教师共同选出 PPT 作品展示的前三名，并给予适当奖励。

（6）各组在组内讨论活动中的收获，总结活动经验，各组成员撰写一份书面实践报告。

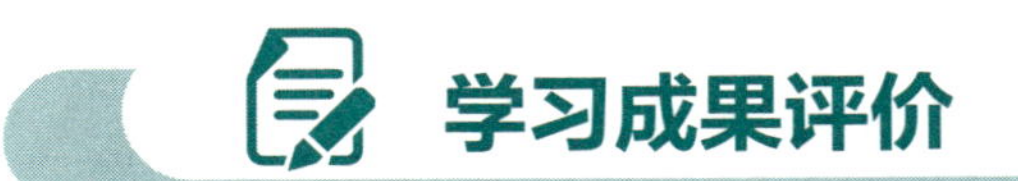

学习成果评价

请结合自身的学习情况，按照表 4-2 中的评价标准，对本章的学习成果进行自评，并请教师进行评价。

表 4-2　学习成果评价表

评价项目	评价标准	分值	评价得分	
			自评分	师评分
知识与技能（50%）	能够准确复述心理评估和临床心理评估的概念	10		
	能够简要阐述临床心理评估的主要功能、一般过程和实施原则，以及临床心理评估人员应具备的基本素质	10		
	能够举例说明观察法的优缺点和观察的步骤	10		
	能够举例说明访谈法的优缺点、分类，以及访谈的技巧	10		
	能够详细阐述心理测验法的特点，常用的心理测验，以及心理测验的基本要求、实施步骤	10		
学习过程与方法（30%）	课前认真预习本章的内容	5		
	课中认真听讲，理解、记忆相关知识，主动参与课堂讨论，积极完成实践活动	15		
	课后积极复习，结合临床心理评估的真实案例回顾、总结课上内容	10		
综合素养（20%）	具备分析与解决问题的能力、与人沟通的能力，能够快速与被评估者建立信任关系	10		
	能够树立正确的职业价值观，具备临床心理评估工作所要求的能力和素质	10		
合计		100		
总分（自评分×40%+师评分×60%）				
自我评价				
教师评价				

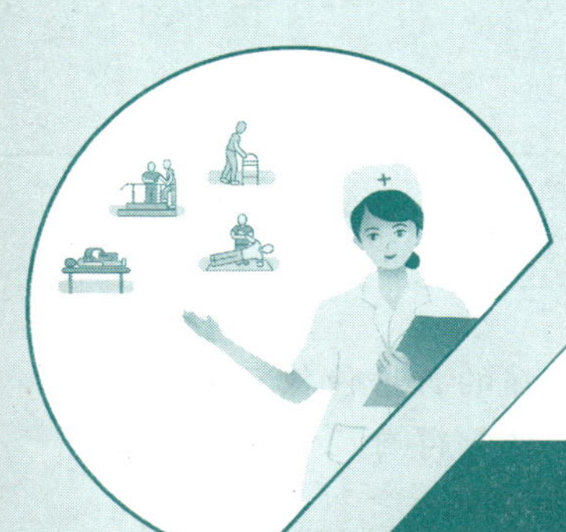

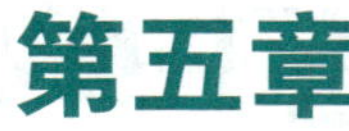

第五章 心理干预

章前导读

随着医学模式和护理模式的转变，心理干预已经成为现代医学理论和临床实践不可或缺的组成部分。因此，临床护理人员不仅应具备扎实的专业基础，还需深入学习心理学知识，并熟练掌握多种心理干预方法，以满足患者个性化的心理需要，进而提高护理效果。

学习目标

知识目标

- 熟练掌握心理干预的概念。
- 熟悉心理干预的类型。
- 掌握心理干预的原则和常用方法。

技能目标

- 能够熟练运用支持疗法为患者提供情感支持。
- 能够识别患者的错误认知，并运用认知行为疗法的相关知识帮助其转变认知。
- 能够灵活运用常见的行为疗法改善患者的行为问题。

素质目标

- 敬畏生命、关注心理，在征得有需要的人同意的前提下，向其提供心理干预服务。
- 理解患者内心的痛苦，关爱患者的心理健康，及时解决患者的心理问题。

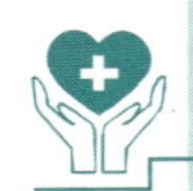

案例导入

在肿瘤科病房里，年近七旬的李大爷正与肺癌顽强抗争。病痛的折磨使他日渐消瘦、精神萎靡，常常独自发呆，对周围的一切都提不起兴趣。他觉得自己的生命仿佛进入倒计时，未来只剩下无尽的黑暗，因此对治疗表现得极为消极。

护士小陈细心察觉到李大爷的情绪变化后，主动给予其更多关心和陪伴。每天，她都会抽空陪李大爷聊天，耐心倾听他对疾病的恐惧；鼓励李大爷回忆自己曾战胜困难的经历，帮助他重新找回与疾病抗争的信心。此外，为了缓解李大爷的焦虑，小陈还教给他一些简单的放松技巧，鼓励他在情绪低落时练习放松自己。渐渐地，李大爷的眼神中闪现出一丝光亮，他开始主动配合治疗，脸上也时常浮现出笑容，重新燃起了对生活的希望。

请思考

护士小陈是如何帮助李大爷正视疾病，并积极配合治疗的？请结合小陈的做法，说说什么是心理干预，以及心理干预在临床实践中的作用和价值。

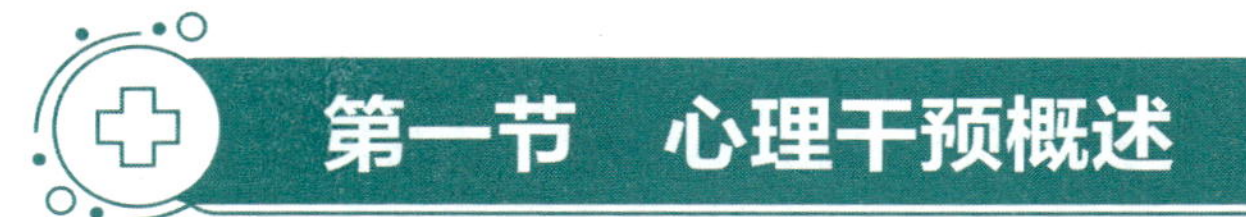

第一节　心理干预概述

一、心理干预的概念

心理干预是指在心理学理论的指导下，干预者运用各种方法和技术，对个体或群体的心理状态和行为施加有目的的影响的过程。

心理干预的目的包括预防心理问题的发生、对处于心理危机状态下的个体提供紧急援助、对已有心理问题进行治疗等。例如，高校针对学生开展的心理健康教育活动、救助团队在重大自然灾害发生后对受灾群众开展的心理安抚和心理重建工作，以及心理咨询师（心理医生）对来访者（患者）开展的心理咨询（心理治疗）工作等，都属于心理干预的范畴。

二、心理干预的分级

心理干预可分为以下 3 个等级。

（1）一级干预。一级干预面向普通人群，目的是促进干预对象的心理健康、提升干预对象的幸福感。

（2）二级干预。二级干预面向高危人群，目的是降低干预对象产生心理障碍的概率。

（3）三级干预。三级干预面向已经产生心理障碍的人群，目的是通过心理咨询、心理治疗减轻或消除干预对象的心理障碍。

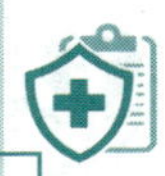

三、心理干预的类型

按照不同的分类标准，心理干预可以划分为多种类型。

（一）按干预的规模划分

按干预的规模划分，心理干预可以分为个体心理干预和团体心理干预两种类型。

1．个体心理干预

个体心理干预是指干预者以一对一方式，深入了解个体的心理问题及其成因，并采取有针对性的方法，帮助个体解决心理问题的一种心理干预方式。个体心理干预注重对个体的心理问题进行个性化且深度的分析，强调一对一的专业支持，适用于具有较为严重或复杂心理问题的个体。

2．团体心理干预

团体心理干预是指干预者将若干个具有相似心理问题的个体聚集在一起，并通过组织各种团体活动（如角色扮演、小组讨论等），来帮助团体成员改善心理状态、解决心理问题的一种心理干预方式。这种干预方式适用于一些具有普遍性的心理问题，如人际关系问题、情绪管理问题、成瘾行为等。

与个体心理干预相比，团体心理干预更注重团体成员之间的交流和互动。团体成员就大家共同关心的问题进行讨论时，可以交流经验并相互学习，从而提高自己在生活中应对各种困难或解决各种问题的能力。同时，随着时间的推移，团体成员之间能够形成一种相互理解、相互支持的关系。这种关系为团体成员提供了良好的情感支持，有利于其心理问题的改善和解决。

护理实例

李强怎么也没想到，自己的生活会被一场突如其来的鼻咽癌彻底打乱。当被确诊的那一刻，他感觉整个世界都变得灰暗无光。治疗初期的种种不适，加上对未来的恐惧，让他情绪极度低落、焦虑不安。他感觉自己仿佛陷入了一个深不见底的黑洞，康复的信心开始一点点消散。

幸运的是，医院为鼻咽癌患者组织了每周一次的团体心理干预活动。一开始，李强有些抵触，他觉得自己的痛苦无人能懂，和陌生人交流肯定毫无用处。在家人的劝说下，他抱着试试的心态去参加了医院组织的这类活动。

第一次活动时，李强默默地坐在角落里，听着其他患者讲述自己的故事，心中渐渐泛起了一丝波澜。随着活动的深入，他开始尝试打开心扉，和大家分享自己的恐惧与担忧。渐渐地，他发现，原来自己的经历并不特殊，其他患者也有着相似的痛苦和困惑。

在一次交流中，一位病友分享了自己缓解焦虑的方法，李强如获至宝，回去后，他便尝试着运用。慢慢地，他学会了管理自己的情绪：每当焦虑袭来，他就会边深呼吸，边回忆病友们的鼓励话语，慢慢地让自己冷静下来。同时，他也积极地把自己在治疗过程中的一些经验和小窍门分享给大家，看到病友们因为自己的分享而有所收获，李强心中涌起了一股从未有过的成就感，焦虑和抑郁的情绪也在不知不觉中减轻了许多。

而更让李强惊喜的是，随着团体心理干预活动的持续进行，他的身体状况也在悄然发生着变化。医生告诉他，他免疫系统的相关指标有了明显的改善，这意味着他的免疫力增强了。李强知道，这背后离不开团体心理干预的功劳。

免疫力的增强让李强后续的治疗更加顺利，他也不再像之前那样抗拒治疗，治疗依从性大大提高。而且，通过与病友们的交流和相互支持，他对癌症的恐惧渐渐消散。

通过参加团体心理干预活动，李强的整体状况得到了显著的改善，他重新找回了生活的信心和勇气，脸上也绽放出了久违的笑容。

（二）按干预的对象划分

心理干预的对象可以是任何需要心理帮助的人群，包括正常人群、高危人群和已经产生心理问题的人群。按干预的对象划分，心理干预可以分为预防性心理干预、心理危机干预、一般性心理干预和治疗性心理干预 4 种类型。

1. 预防性心理干预

预防性心理干预主要针对正常人群，属于一级干预，常见的干预措施包括知识讲座、科普宣传等。这种干预方式的目的是增强个体的心理韧性，帮助其更好地应对生活中的压力和挑战，从源头预防心理问题的发生。例如，针对青春期的学生群体，学校定期开展心理健康教育讲座或科普活动，可以有效降低他们出现心理问题的风险。

2. 心理危机干预

心理危机干预主要针对处于心理危机状态的个体，属于二级干预。其目的是帮助个体解除迫在眉睫的心理危机，使之尽快恢复心理平衡。心理危机是指当个体突然遭遇突发或重大生活事件（如亲人离世、发生车祸、遭遇重大自然灾害等）时，因难以用其现有的条件和经验应对当下的处境而产生的心理失衡状态。严重的心理危机可能会导致焦虑症、抑郁症、急性应激障碍、创伤后应激障碍等心理障碍。因此，当发现患者处于心理危机状态时，护理人员应即刻对其开展心理危机干预，以防止情况进一步恶化。

3. 一般性心理干预

一般性心理干预主要针对处于不健康心理状态的个体，属于二级干预。其目的是帮助个体消除情绪、人际关系、自我认知等方面的心理困扰，从而恢复心理健康。在临床实践中，护理人员为患者提供的心理护理服务大多属于此类心理干预。

4. 治疗性心理干预

治疗性心理干预，又称“心理治疗”或“障碍性心理干预”，主要针对存在心理异常的个体，属于三级干预。其目的是减轻或消除患者的心理障碍。常见的心理障碍包括焦虑症、抑郁症、强迫症等。

心理障碍是遗传因素、环境因素和社会因素等综合作用的结果，其成因非常复杂，大多数心理障碍的发病机制都不明确或存在争议。另外，心理障碍有严格的医学诊断标准，必须由具备相应资格的专业人员，通过全面、细致且严谨的专业评估流程，来判定个体是否患有心理障碍。

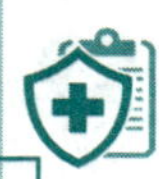

护理之窗

心理危机干预的步骤——“六步干预法”

（1）保证安全：在任何情况下，保证当事人的安全都是最重要的。如果有必要，干预者应立即采取行动来保护当事人的安全。

心理危机干预中“应该说与不应该说的话”

（2）明确问题：与当事人进行深入交流，明确当事人的核心问题。

（3）提供支持：提供情感上的支持，让当事人感到被理解和支持。

（4）给予希望：给予当事人希望，让其相信自己能够渡过难关。

（5）制订行动计划：帮助当事人制订切实可行的行动计划，并确保当事人能够理解并自愿执行。行动计划应符合当事人的现实情况，能帮助当事人解决问题。

（6）获得承诺：制订好行动计划后，干预者应确保当事人会按照行动计划采取行动，并愿意为此做出承诺。

除使用“六步干预法”之外，干预者还应帮助当事人启动社会支持系统，使其获得来自亲人、朋友、老师、同学、社区志愿者等的支持。这种支持不仅包括心理和情感上的支持，还包括一些实质的救助行动。

（三）按干预的方式划分

按干预的方式划分，心理干预可以分为体验式心理干预、参与性心理干预、影响性心理干预和非言语性心理干预 4 种类型。

1．体验式心理干预

体验式心理干预强调通过让患者参与一些心理体验活动来引发其心理产生积极转变。艺术疗法就是典型的体验式心理干预。在使用艺术疗法时，干预者通常需要引导患者将内心复杂的情感和想法以绘画、手工创作等艺术形式表达出来，从而实现情感的宣泄。

艺术疗法

2．参与性心理干预

参与性心理干预强调，干预者通过提问、鼓励等方式，引导患者积极参与心理干预的过程，从而帮助患者更好地识别并理解其心理问题。在这个过程中，患者并非被动接受治疗，而是主动地参与自身心理问题的解决。

3．影响性心理干预

影响性心理干预强调，干预者在心理干预的过程中，利用专业知识、权威地位及特定的沟通技巧，对患者的认知、情感和行为产生积极影响。干预者向患者详细解释治疗方案、指导患者进行康复训练、以专业的口吻劝解患者等，都属于影响性心理干预。

4．非言语性心理干预

非言语性心理干预强调，干预者在心理干预的过程中，利用表情、眼神、肢体动作等非言语信息向患者施加积极影响。真诚的微笑、温柔的眼神、轻拍肩膀的鼓励动作等非言语性心理干预手段都能给患者带来极大的心理安慰，从而促进其康复进程。

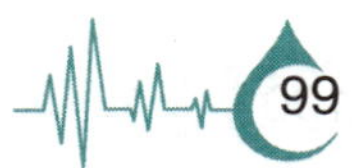

四、心理干预的原则

为确保心理干预过程的科学性和有效性，干预者应遵循以下原则。

（一）尊重接纳原则

尊重接纳原则是心理干预过程中最基本且极为重要的一个原则。“尊重”是指干预者要尊重患者的人格尊严、价值观、权利和意愿等；“接纳”则要求干预者能够以一种宽容、理解的态度对待患者，而不能对其进行评判或指责。

只有当患者感受到自己被尊重和接纳时，他们内心才会产生安全感，从而愿意放下防备，向干预者袒露那些可能深埋心底的真实想法、情绪及经历等。这样，干预者才能更准确地把握患者的心理状态，进而实施更具针对性、更有效的干预措施。

（二）发展性原则

发展性原则是指在心理干预过程中，干预者要以发展的眼光看待患者的心理和行为。一方面，干预者要定期评估患者的心理状态，并适当调整干预策略；另一方面，干预者不仅应关注患者当前的心理问题是否得以解决，还应注重患者的长期心理健康，预见其未来可能面临的挑战，并为其提供相应的支持和指导。

（三）个性化原则

每个接受心理干预的患者都是独一无二的，都具有不同的人格、价值观、生活经历、文化背景等，其心理问题的成因和表现形式也各不相同。这就要求干预者在开展心理干预时遵循个性化原则，根据每个患者的具体特点制订专门的心理干预方案，以确保干预的针对性和有效性。

（四）中立性原则

中立性原则要求干预者在心理干预的过程中保持客观、公正的立场，避免将个人的价值观、情感偏好等强加给患者，同时也不能对患者的观点、行为等做出主观评判。坚持这一原则，有助于干预者全面、客观地分析患者的情况，准确理解其心理问题，并为其提供合理的建议或意见。

（五）综合性原则

患者的心理问题通常是生理、心理和社会因素相互交织的结果，不同的心理干预方法往往也各有其优势和局限。因此，在心理干预的过程中，干预者应遵循综合性原则，从多个角度出发综合分析患者所面临的问题，并在不同的干预阶段灵活运用各种方法，以实现更好的干预效果。此外，对于患有严重心理疾病的患者，干预者还需要将药物治疗与心理治疗相结合，通过不同手段的协同作用，全方位促进患者心理健康的恢复。

（六）保密性原则

在心理干预的过程中，患者往往会透露个人隐私，这些隐私可能关乎其名誉、前途，或涉及他人的利益。一旦这些隐私被泄露，就可能造成严重的负面影响。而且，患者只有在确信自己的隐私能够得到充分保护的情况下，才会愿意向干预者敞开心扉。因此，干预者必须严格遵循保密性原则，对患者在心理干预过程中所透露的身份信息、家

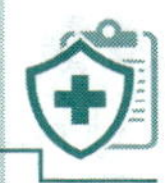

庭状况、心理问题细节、过往经历等予以严格保密，确保患者的隐私得到充分保护。

然而，在特定情况下，如患者可能实施极端行为或面临他人非法侵害时，干预者有责任及时将相关情况报告给相关部门或其监护人。

护理提示

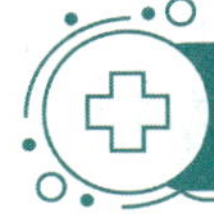

虽然心理干预应用广泛，但它并不是万能的。对于心因性疾病，心理干预起主导作用；而对于躯体疾病，心理干预只能起到辅助作用。在临床实践中，大多数疾病都需要进行综合治疗。

第二节　心理干预的常用方法

一、心理健康教育

心理健康教育是指干预者通过向患者提供与心理健康相关的知识，帮助患者识别和预防心理问题，并增强其心理调适能力和适应能力的一种心理干预方法。心理健康教育的形式多种多样，主要包括发放宣传材料、开展心理健康知识讲座、开展团体心理辅导活动、举办心理电影赏析活动等。

在采用心理健康教育的方式对患者进行心理干预时，干预者应注意以下要点。

（1）干预者应具体问题具体分析，灵活选用适合患者的心理健康教育形式，并根据实施效果考虑是否调整。

（2）干预者应以心理学、教育学、医学等多学科的科学理论为基础，确保向患者传递的心理健康知识是正确的、科学的。

（3）干预者应在良好的沟通氛围中，通过引导的方式对患者进行心理健康教育，如通过情境模拟的方式让患者直观地看到心理健康知识在生活中的作用，通过分析真实案例让患者掌握一些实用的压力管理技巧，等等。

二、支持疗法

支持疗法，又称“支持性心理治疗”，是一种基础的心理治疗方法。该疗法主要通过为患者提供心理支持来帮助其缓解心理压力、稳定心理状态，其主要目标是帮助患者正确认识当前所面临的问题，激发其内在潜力，让其有信心应对困难和压力。支持疗法常用的技术包括倾听与共情、安慰与鼓励、解释与指导等。

（一）倾听与共情

每个人都渴望被尊重、被理解，处于不良心理状态中的人更是如此。干预者只有全身心地倾听患者心声，并在倾听的过程中与患者共情，才能够让患者感受到被尊重和被理解，从而更愿意敞开心扉，倾诉自己的问题和困扰。这不仅有助于双方建立良好的关系，而且有利于干预者更好地了解患者的情况。

1. 积极倾听

（1）身心投入。

在倾听过程中，干预者可以通过以下途径让患者感受到自己的投入和专注：① 用温和且专注的眼神注视患者的眼睛，但要避免长时间紧盯患者；② 身体微微前倾，保持一种开放、接纳的姿态；③ 表情自然，并适时给予非言语反应，如点头、微笑等。

（2）适当回应。

在倾听过程中，在恰当的时机进行回应可以为患者营造更大的表达空间，让干预者更好地理解患者，同时让患者获得情感上的理解和支持。

首先，干预者可以通过简单的词语回应患者，如“嗯”“是的”“对”，以表示自己对其话语的认同和肯定。

其次，干预者可以从患者的话语中提炼核心内容，并用简洁明了的语言进行重新表述，以核实自己的理解是否准确。例如，当听到患者不停地抱怨治疗方案时，干预者可以回应：“您对当前的治疗方案有顾虑，担心效果不好，是吗？”

最后，干预者可以针对患者话语中有疑惑或感兴趣的点进行提问，以鼓励患者继续分享。提问的方式包括开放式提问和封闭式提问两种。开放式提问可以引导患者展开更深入的叙述，有助于干预者深入了解患者的内心世界和事情的全貌；封闭式提问可以有效地控制对话的方向和节奏，避免对话过于发散或冗长。在倾听过程中，干预者应根据具体的情境、目的等因素，灵活地运用这两种提问方式，以达到更好的沟通效果。

2. 适度共情

共情，又称“同理心”，是指个体能够设身处地地感受他人的情绪，理解他人的想法、处境和需求，并以恰当的方式表达自己对对方的理解与尊重的能力。具有共情能力的人，不仅能够感知他人的情绪状态，还能够深入体会他人内心的感受和需求，仿佛自己也经历着同样的情况。共情并不是简单的同情或怜悯，而是一种能够真正走进他人内心世界，与他人产生情感共鸣的能力。

如何提升共情能力

在倾听过程中，干预者应学会适度共情，通过仔细观察患者的语气、语调、表情和肢体语言等来判断其情绪，并尝试理解其情绪产生的原因，然后对其表达理解和接纳。

例如，当某位即将进行手术的患者表现得坐立不安，不停地询问手术会不会有危险时，干预者可以微笑着说：“我知道您现在心里很害怕，毕竟手术是一件大事，任何人面临手术都会紧张。不过您放心，负责您手术的医生是我们科室经验非常丰富的专家，麻醉师也很专业，而且手术前我们做了全面的检查和准备，手术时我们一定会尽最大努力确保手术顺利进行的。”

护理之窗

倾听的 5 个层次

通常，倾听可分为 5 个层次，沟通时达到第 5 个层次的倾听者，才算真正做到了有效倾听。

第 1 个层次——听而不闻

处于这个层次的倾听者往往表现得心不在焉，只沉浸于自己的世界，完全没听进

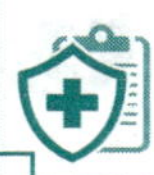

对方说的话。

第 2 个层次——消极被动地倾听

处于这个层次的倾听者往往只是表现出在倾听，实际上早已心猿意马，思绪缥缈。在沟通中，有部分信息隐藏在语音、语调，以及面部表情、肢体动作等非言语行为中。倾听者如果没有仔细观察，并用心体会对方的情绪变化，就无法捕捉到其话语中的言外之意。

第 3 个层次——选择性地倾听

处于这个层次的倾听者确实在倾听，也能够理解对方的话语，但其往往过分关注自己感兴趣的信息，而忽略了其他信息。

第 4 个层次——专注地倾听

处于这个层次的倾听者能够全心投入地倾听，但往往有意无意地从自己的角度出发去理解对方的话语，可能无法听出对方的本意或真意。

第 5 个层次——运用同理心倾听

处于这个层次的倾听者能够设身处地地倾听，即放下自己的成见或观点，站在对方的立场和角度倾听。一般人倾听的目的是针对对方的话语做出最贴切的反应，而不是了解对方。运用同理心倾听的出发点则是“了解”而非“反应”，因而处于这个层次的倾听者能够在交流中真正理解对方的观念、感受和需求。

（二）安慰与鼓励

安慰与鼓励是指干预者通过语言或非言语行为，让患者感受到理解、关心与支持，从而帮助其缓解心理压力的过程。通过运用安慰与鼓励方法，干预者能够帮助患者消除消极情绪，增强其克服困难的信心，从而促进其心理健康的恢复。

常用的安慰与鼓励方法包括以下两种。

1．亲近微笑法

微笑是一种温暖且友好的非言语信号，它能够迅速拉近人与人之间的心理距离。尤其在心理干预的初期，患者很可能会产生紧张、焦虑等情绪。此时，如果干预者能够通过亲切的微笑向患者传递关心与接纳，患者便会感受到温暖与支持，从而建立起对干预者的信任感和安全感。

同时，微笑还能够传递认可和尊重的信号。在心理干预的过程中，当干预者微笑着认可患者的想法、感受或行为时，患者更容易感受到来自干预者的认可和尊重，从而在心理上得到极大的安慰。

2．积极语言法

积极语言是一种富有正能量与建设性的表达形式。它通常聚焦于个体的优点及潜能，以及生活中的积极因素，能够有效地引发个体的积极情绪，使个体内心洋溢起喜悦、自信、乐观等正面感受。在心理干预的过程中，干预者多使用积极语言，不仅能有效地安慰患者，还能让患者放下心理防备，从而更愿意接受干预者的建议和帮助。

常见的积极语言包括以下几类。

（1）肯定赞美类。在使用这类积极语言时，干预者既可以直接肯定患者的品质或能

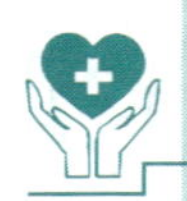

力，如“您的毅力令人钦佩”；也可以指出患者值得赞美的具体行为或细节，如“您在整个治疗过程中对医生和护士的工作都给予了极大的配合，不仅按时服药，还认真执行康复训练计划。您的积极配合是治疗顺利进行的重要保障，您做得太棒了”。

（2）鼓励支持类。这类积极语言能够给予患者勇气和信心，让他们克服内心的恐惧和忧虑，增强他们的安全感。例如，当发现患者总是忍不住担心疾病复发时，干预者可以说：“您现在已经掌握了很多康复知识和健康的生活方式，只要继续保持，定期复查，就能够大大降低复发的风险。我会和您一起制订预防复发的计划，您要对自己有信心。”

（3）正向引导类。这类积极语言能够帮助患者从消极的思维模式转换为积极的思维模式，进而促使患者采取积极的行动来改善现状。例如，当看到患者情绪悲观时，干预者可以说：“虽然现在的情况看起来不太乐观，但是我们可以换个角度看问题，这也许是一个获得充分休息的好机会呢。”

（三）解释与指导

解释与指导是指干预者根据一定的理论、知识或个人经验，对患者的疑虑做出说明并向其提供有针对性的建议，旨在帮助患者更好地理解自身的情感、行为和心理状态，进而采取有利于康复的行为。

干预者应敏锐地捕捉患者在不同阶段的需求，恰当地把握解释与指导的时机，为其提供更好的支持。同时，在进行解释与指导时，干预者应注意以下几点。

（1）内容科学准确。在解释或指导时，干预者应确保所阐述内容的科学性和准确性，避免过于简化或依赖个人经验，以防误导患者。

（2）要点突出凝练。在解释或指导时，干预者应突出所要传递信息的核心要点，并确保语言凝练，以便于患者更好地接收、理解信息。

（3）语言通俗易懂。在解释或指导时，干预者应根据患者的文化背景和认知水平，调整语言表达方式，使用对其而言通俗易懂的语言，以确保患者能够理解相关信息。必要时，干预者可以通过形象的比喻解释复杂的概念或抽象的名词。

护理实例

一位因“完全性小肠梗阻”住院的患者，接受了手术治疗。手术十分顺利，术后医生提醒其需要禁食一段时间。次日晨间护理时，患者礼貌询问护士：“请问我什么时候可以开始吃东西呀？”护士因工作繁忙，未做详细解释，直接回应：“等放屁之后。”患者听后愣住了，显然他并没有明白护士的话。为了确认具体进食时间，他再次提问：“护士，我就是想知道具体时间，能不能告诉我？”护士再次简单重复道：“等放屁。”

这一回答让患者感到被敷衍，他认为该护士缺乏耐心与专业性，内心非常不满。但之后还需要和该护士打交道，他并没有直接与其产生正面冲突，而是找其他护士进行了询问。出院后，他毫不犹豫地向医院相关部门投诉了该护士。

这一事件生动地说明了解释在护理工作中的重要性。在临床实践中，护理人员在实施各项护理操作前后，或患者有疑问时，都应向患者及其家属进行解释。适时的解释不仅能让患者及其家属了解治疗目的、解除思想顾虑，进而配合护理工作，还能有效避免护患纠纷。

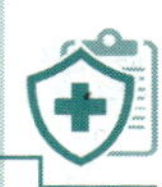

三、认知行为疗法

认知行为疗法是一种应用广泛的心理治疗方法。它强调，人的情绪和行为都与认知密切相关，通过改变不恰当的认知方式，可以改善情绪和行为问题。认知行为疗法主要包括理性情绪行为疗法和认知转变疗法两种方法。

（一）理性情绪行为疗法

理性情绪行为疗法是由心理学家埃利斯创立并不断完善的。它适用范围广、实用性强、见效快，是心理咨询领域最常用的方法。

理性情绪行为疗法的核心理论是情绪 ABC 理论（详见绪论）。该理论的核心观点是，合理的信念会引起个体适当的、适度的情绪反应，而不合理的信念则会引起个体不适当的情绪反应。这些不合理信念如果长时间存在，就可能会引发心理障碍。埃利斯认为，要想摆脱不良情绪或不良行为的影响，关键是找到自己所持有的不合理信念。

后来，埃利斯在情绪 ABC 理论的基础上，提出了更为完善的情绪 ABCDE 模型，如图 5-1 所示。该模型强调，改善情绪和行为问题的关键是通过辩论（D）对患者的不合理理念进行质疑、挑战和驳斥，使患者建立更加合理、积极的信念，从而促使患者的情绪或行为发生好的转变（即产生新的结果 E）。

埃利斯总结的11类不合理信念

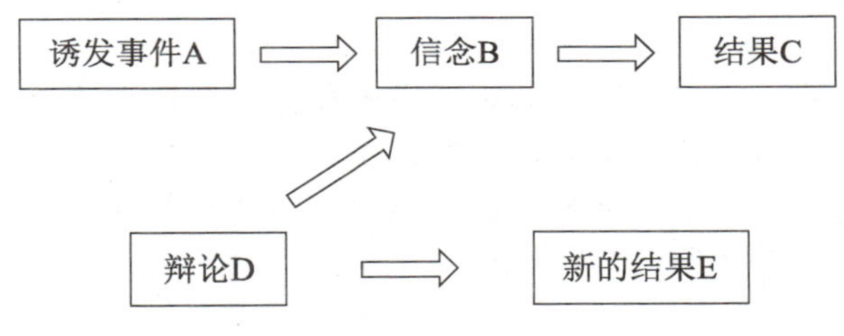

图 5-1　情绪 ABCDE 模型

在情绪 ABCDE 模型的框架下，理性情绪行为疗法的治疗过程通常分为以下 4 个阶段。

1. 心理诊断阶段

这一阶段的重点是对患者的问题进行初步分析和诊断，从而为后续的治疗提供基础。干预者的主要任务包括 3 个方面：第一，与患者建立良好的治疗关系；第二，帮助患者初步了解理性情绪行为疗法；第三，通过交谈、问卷等方式收集患者的相关信息，找出引起患者情绪困扰和行为不适的具体症状表现（C），以及诱发事件（A），并对导致患者出现症状的内在不合理信念（B）进行初步分析。

2. 领悟阶段

这一阶段的重点是帮助患者深入了解自己的情绪和行为问题，明确这些问题产生的原因，并帮助其知道解决的办法是什么。

首先，干预者可以通过提问了解患者对诱发事件的情绪体验是什么，为什么会产生这些情绪体验，并帮助患者找出这些情绪体验背后的信念系统；其次，干预者可以和患者一起分析其信念系统中存在哪些不合理信念，并让患者明白其负性情绪体验与不合理信

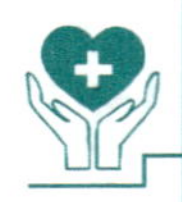

念之间存在直接关系；再其次，干预者应让患者明白，只有改变自己的认知，即放弃这些不合理信念，才能真正缓解或消除当前困扰他们的多种症状；最后，干预者还应引导患者领悟到，自己对自己的情绪和行为负有直接责任，只有自己愿意做出改变，这些问题才能得到解决。

3．修通阶段

修通阶段是该疗法中最关键、最主要的阶段，这一阶段的重点是引导患者放弃不合理的信念，并建立合理的信念。

干预者应采用辩论的方式让患者认识到自己所持信念的不合理性，并帮助其建立合理的信念。通常，患者并不会轻易放弃自己的信念，而是会找各种理由为它们进行辩解。这就需要干预者精准捕捉患者每一次回应中的非理性成分，并通过持续且反复的论辩交锋，让患者在为自身信念竭力辩护的过程中逐渐陷入理屈词穷的境地，进而使其原本笃定的信念产生动摇。随之，患者便会主动用合理的信念替代那些不合逻辑或不符合现实的信念。

护理提示

干预者在与患者进行辩论时，可采用以下问题进行提问：① 这个信念存在逻辑漏洞吗？② 你有证据支持这个信念吗？③ 如果你放下这个信念并通过行动去挑战它，最坏的结果会是什么？

4．再教育阶段

在治疗的最后阶段，干预者应帮助患者巩固和强化新建立的合理信念，使他们能够将这些信念更好地应用到日常生活中。同时，干预者还应鼓励患者在日常生活中记录自己的情绪和行为反应，以及当时的想法，并找出其中的不合理信念、写下反驳的观点，不断地反思和修正自己的信念。

共情护理

患者李女士因患心脏病住院，在经历了一次病情发作后，她产生了这样的信念："我这病肯定好不了了，我以后只能躺在床上，成为家人的累赘，我的生活再也没有希望了。"

请与周围的同学两两一组进行角色扮演。具体要求如下：① 一人扮演李女士，一人扮演护士；② 护士采用理性情绪行为疗法帮助李女士识别她的不合理信念，并引导她建立积极、合理的信念。

（二）认知转变疗法

认知转变疗法由贝克的情绪障碍认知理论（详见绪论）发展而来，在临床上主要用于抑郁症、焦虑症等心理障碍的治疗。

1．认知歪曲

贝克在研究抑郁症时发现，患者的思维过程中存在着一些系统的、习惯性的错误，这些错误的思维方式会引发消极情绪和不适应的行为。他将这些错误的思维方式称为认

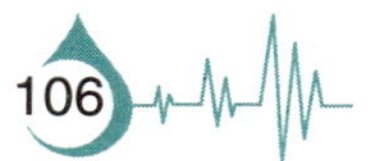

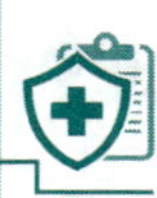

知歪曲。常见的认知歪曲包括任意推论、选择性概括、过度引申、夸大或缩小、贴标签和“全或无”思维，这些认知歪曲的定义及示例如表 5-1 所示。

表 5-1　常见的认知歪曲类型、定义及示例

认知歪曲类型	定义	示例
任意推论	指在证据不足时便草率地得出结论	某人在体检后，被告知肝部有肿块，便认定自己得了肝癌
选择性概括	指仅依据个别细节而不考虑其他情况便得出结论	某人被领导批评某项工作做得不好，就认为自己能力不足
过度引申	指仅基于一次事件的结果，对所有相关事件得出普遍性结论	某人在一次社交活动中感到尴尬，就认为自己不善于社交
夸大或缩小	指在评价自己、他人或事件时，没有理由地夸大消极面，缩小积极面	某人可能只是得了流感，就夸大自己的症状，认为自己得了很严重的病；某人擅长绘画，其作品得到了很多人的赞赏，但他却认为，自己的绘画能力不值一提，和其他画家比起来，自己的水平还差得远
贴标签	指用极端的标签来评价自己或他人，而忽视个体的复杂性和多样性	同事在一次团队任务中没有做好自己负责的部分，就认为同事是个不负责任的人
“全或无”思维	指以“全或无”的两分法看待事物，没有中间地带	某人坚信，任何事如果不成功，就意味着失败

2. T 字模型

贝克的认知转变疗法与埃利斯的理性情绪行为疗法的基本假设一致，即认知在情境与情绪或行为之间起着中介作用，个体产生何种情绪体验及行为反应主要取决于其有何种认知。

认知行为疗法的基本模型可以概括为情境→认知→情绪/行为。贝克认为，人的认知可以分为自动思维、中间信念和核心信念 3 个层次，并在此基础上提出了认知行为疗法的 T 字模型，如图 5-2 所示。在这个模型中，T 字形的“一竖”解释了表层认知（即自动思维）的来源，即对于相同的情境，为什么不同的人会产生不同的认知。

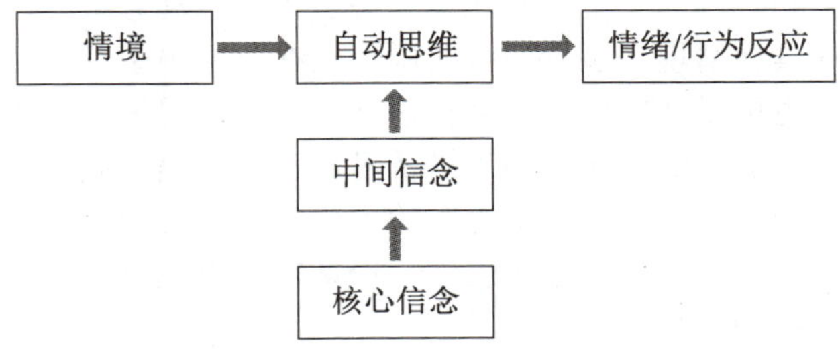

图 5-2　认知行为疗法 T 字模型

在 T 字模型中，自动思维指个体面对具体情境时头脑中自动产生的想法，是最表层的认知，直接影响个体的情绪体验和行为反应；中间信念介于自动思维和核心信念之间，通常以规则、态度、假设的形式存在，是个体应对生活事件的准则；认知的最深层是核心信念，指个体在童年时期经历一系列事情的过程中所形成的关于自我、他人和世

界的一般性、概括性的认知观念。

贝克认为，核心信念是个体最深层的信念系统，它影响着中间信念和自动思维的内容和方向；中间信念从核心信念衍生而来，同时又影响自动思维的产生；自动思维由具体情境触发，是核心信念和中间信念在特定情境中的具体体现。当个体在生活中遇到某个具体情境时，核心信念和中间信念会通过自动思维来影响个体对该情境的看法。自动思维更具体、更容易理解且更容易改变，而中间信念和核心信念则更概括、更难理解且很难改变。自动思维、中间信念和核心信念在不同情境中的示例见表 5-2。

表 5-2　自动思维、中间信念和核心信念在不同情境中的示例

情境	自动思维	中间信念	核心信念
朋友没有及时回复消息	“他没有回复我的消息，一定是我做错了什么”	“我必须时刻让别人满意，否则别人就会远离我”	“我不值得别人喜欢或接受”
考试成绩不理想	“我这次考试太失败了，别人肯定会看不起我”	“如果我不完美，别人就会看不起我，所以我必须每次都表现好”	“我是没有价值的，我不值得被爱”
术后外貌受到影响	“手术后我这么难看，别人肯定会用异样的眼光看我，我以后怎么见人啊”	“如果我的外貌有瑕疵，别人就会排斥我，我的生活会变得一团糟”	“我是没有吸引力的，我的价值在很大程度上取决于我的外貌”
突然患病	“我生病会给家人带来巨大的负担，他们肯定会觉得我是个累赘”	“我不能接受自己成为家人的负担，因为这会让我觉得自己很无能”	“我是没有价值的，尤其是在患病不能自理的时候”

3．治疗要点

认知转变疗法认为，要想解决患者的心理问题，干预者需要帮助患者识别其错误的思维模式，即其固有的歪曲认知，依次分析导致患者心理问题的表层原因（自动思维）和深层次原因（中间信念和核心信念），并帮患者发展出良好适应的思维和行为模式。

在这个过程中，干预者常用的方法包括以下几个。

（1）识别自动思维和认知歪曲。干预者应让患者知道什么是自动思维，以及认知歪曲是如何影响其情绪和行为的。干预者在帮助患者识别自动思维时，可以让患者详细描述引发其情绪波动的具体情境，引导患者明确自己在该情境中体验到的情绪，并看到情绪背后的自动思维；也可以帮助患者学会在情绪出现时放慢思维过程，给自己一点时间去捕捉脑海中一闪而过的想法，让自动思维从潜意识层面提升到意识层面。在帮助患者认识认知歪曲时，干预者可以通过层层深入的提问，帮助患者梳理其思维过程，进而识别其思维中的认知歪曲；也可以给患者提供一份认知歪曲检查表，让患者对照检查表来识别自己思维中可能存在的认知歪曲。

（2）验证真实性。干预者可以鼓励患者通过在日常生活中收集证据来检验自动思维、中间信念和核心信念的真实性，帮助患者认识到他们的不合理认知是没有事实依据的，从而改变这些认知，减轻情绪困扰并改善不良行为。

（3）去中心化。以自我为中心的思维方式常常会导致患者产生焦虑、自我意识过强等问题。干预者可以帮助患者认识到自己不是他人关注的中心，改变那种过度关注自己在他人眼中的形象，以及认为他人时刻在关注自己的思维方式，从而改善由这一思维模

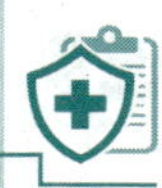

式而引起的情绪和行为问题。

（4）监测忧郁或焦虑的水平。监测忧郁或焦虑水平能够帮助患者更加敏锐地觉察自己的情绪状态，长期的监测可以帮助患者识别自己情绪变化的模式。干预者可以引导患者采用情绪日记、情绪量表评估等途径，监测自己的忧郁或焦虑水平，更直观地感受认知转变疗法的效果，进而增强自身的情绪调节能力，提升应对抑郁或焦虑情绪的能力。

共情护理

王女士，35 岁，被诊断出患有甲状腺结节，需要进行手术治疗。王女士得知后极度焦虑，她认为手术一定会留下难看的疤痕，从而影响自己的形象，而且担心手术过程中会出现意外，导致自己瘫痪甚至死亡。她整天坐立不安，无法正常入睡，对手术充满了恐惧和抗拒，拒绝配合术前的一切准备工作。

请与周围的同学两两一组进行角色扮演。具体要求如下：① 一人扮演王女士，一人扮演护士；② 护士采用认知转变疗法帮助王女士改变错误的认知模式，缓解焦虑情绪，提高对手术的接受度。

四、行为疗法

行为疗法，又称“行为训练”，是在行为主义理论基础上发展起来的一个心理治疗派别。它认为，人的行为问题是由错误的学习导致的，主张将心理干预的着眼点放在患者当前的行为问题上，让患者通过学习来解决特定的行为问题。常见的行为疗法包括松弛疗法、系统脱敏疗法、冲击疗法、厌恶疗法、正强化技术、生物反馈疗法、示范法。

（一）松弛疗法

松弛疗法，又称“放松疗法”或“放松训练”，是行为疗法中使用最广泛的技术之一，主要用于帮助患者缓解紧张和焦虑情绪，提升其压力管理能力。该疗法不仅可以单独使用，还可以与其他治疗技术结合使用。

常用的松弛疗法主要有以下几种。

1. 渐进性肌肉放松法

渐进性肌肉放松法是一种通过系统地紧绷和放松不同肌肉群来减轻紧张和焦虑情绪的放松方法。在训练前，干预者应选择一个安静、舒适的环境，以帮助患者更好地集中注意力；在训练时，干预者可以指导患者选择一个舒适的姿势，并引导患者按照从下到上的顺序，依次对脚部肌肉、小腿肌肉、大腿肌肉、腹部肌肉、手部肌肉、手臂肌肉、肩部肌肉、颈部肌肉和面部肌肉进行放松训练。

针对每个肌肉群进行放松时，干预者应指导患者先紧绷该肌肉群，并保持这种紧张状态 5～10 秒；然后让患者突然放松该肌肉群，持续 20～30 秒，并充分感受放松带来的轻松感和舒适感。每个肌肉群的紧绷和放松动作可重复 2～3 次。完成各个肌肉群的紧绷—放松循环后，干预者应提示患者将注意力集中在整个身体上，以感受全身肌肉的放松状态。

进行渐进性肌肉放松训练不仅可以帮助处于焦虑状态的患者快速放松身心，还可以帮助因精神紧张而难以入睡的患者改善睡眠状况，是一种很好的辅助治疗手段。长期训练，此疗法还可以减轻患者的焦虑和抑郁症状，并增强其情绪控制能力和压力应对能力。

2. 呼吸松弛法

呼吸松弛法是一种通过调节呼吸的节奏和深度来放松身心的方法。它包括深呼吸、腹式呼吸等多种方法。此处重点介绍腹式呼吸的方法。

干预者可指导患者按以下步骤练习腹式呼吸：将一只手放在胸部，另一只手放在腹部；然后，用鼻子慢慢吸气，让空气深入腹部（此时，放在腹部的手应随着腹部的隆起而移动，放在胸部的手则应保持不动），吸气时间为4～6秒；接着，用嘴巴慢慢呼气，感觉腹部逐渐收缩，手也随之移动，呼气时间为5～7秒；持续进行腹式呼吸，每次练习可以持续3～5分钟。腹式呼吸能够充分利用膈肌的运动为身体提供更多的氧气，从而让练习者更有效地放松身心。

在使用呼吸松弛法进行放松时，干预者应提醒患者把注意力集中在呼吸上，排除杂念，保持呼吸平稳，以使身体达到深度放松状态。

3. 想象松弛法

想象松弛法是一种通过想象放松情境来缓解紧张、焦虑或恐惧情绪的放松方法。干预者应选择一个安静、舒适的环境，指导患者选择一个舒适的姿势坐好或躺好，并闭上眼睛；然后，用轻柔、缓慢的语气引导患者放松，并让其在脑海中尽可能逼真地构建出放松的场景；之后，让患者保持注意力集中，在想象中停留10～15分钟，从而让身心得到充分的舒缓；放松时间结束后，引导患者慢慢从想象的场景中回到现实中来。

干预者既可以引导患者想象自己身处海滩，躺在柔软的沙滩上，听着海浪拍岸的声音，感受着海风的吹拂；也可以想象自己在森林中漫步，呼吸着新鲜的空气，欣赏着大自然的美景；还可以想象自己在温泉中泡澡，全身被温暖的泉水包围，身心都得到了放松。

干预者要帮助患者尽可能地调动自己的感官，去感受想象场景中的声音、气味、触觉等，以增强放松的效果。例如，干预者可以用以下话语引导患者想象：“现在，请你慢慢地闭上眼睛，放松身体，让自己的思绪平静下来。想象你正走在一条美丽的小路上，阳光透过树叶的缝隙洒在地上，形成一片片光斑，周围是郁郁葱葱的树木和五颜六色的花朵，空气中弥漫着清新的花香……”

共情护理

请从松弛疗法中选择一种，帮助周围的同学进行放松训练，并相互交流训练的经验和体会。

（二）系统脱敏疗法

系统脱敏疗法，又称“交互抑制法”，主要通过让患者在放松状态下逐步想象或面对引发焦虑或恐惧的事件，不断降低患者对这些事件的敏感性，从而达到减轻或消除焦虑、恐惧情绪的目的。该疗法基于“交互抑制”的原理，即人的放松状态与紧张情绪是相互对抗的，一种状态的出现必然会抑制另一种状态。

作为首个具有系统性程序的行为疗法，系统脱敏疗法为后世的许多行为疗法奠定了基础，并在焦虑症、恐惧症等心理障碍的临床治疗中发挥了重要作用。该疗法的操作步

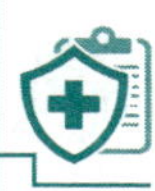

骤具体如下。

1．建立焦虑或恐惧程度等级表

在开始治疗前，干预者应引导患者根据以往经历列出令自己感到焦虑或恐惧的事件，并分析每个事件所引发的焦虑或恐惧程度，按照由轻到重、由小到大的顺序排列出来，建立一个焦虑或恐惧等级表。这个等级表就像一个阶梯，为后续的脱敏治疗提供了一个逐步递进的框架。表 5-3 为某手术恐惧患者的恐惧程度等级表。

表 5-3　某手术恐惧患者的恐惧程度等级表

等级排序	事件	得分
1	得知自己可能需要手术时	20
2	确定自己需要手术时	30
3	手术前几天想到手术时	40
4	与医生谈论手术注意事项时	50
5	看到同病房病友将要进行手术时	60
6	看到同病房病友手术后的疼痛情形时	70
7	看到自己的手术知情同意书时	80
8	做术前相关准备时	90
9	躺在推车上被推去手术室时	100

2．放松训练

在正式开展系统脱敏治疗之前，干预者应指导患者进行放松训练，帮助其掌握有效的放松技巧。目前，渐进性肌肉放松法是系统脱敏疗法中广泛应用的一种放松方法。

通过放松训练，患者应熟练掌握放松的技巧，且能够快速进入完全放松的状态。该类训练通常需要进行 6～10 次（具体次数可根据患者进入放松状态的效果而定）；每天应练习两次，每次应至少坚持半个小时。

3．脱敏训练

在完成前两项准备工作后，患者就可以进入脱敏训练阶段。在这一阶段，干预者应根据之前确定的焦虑或恐惧等级表，让患者从最低等级的事件开始，进行逐级脱敏。具体而言，干预者应先让患者想象或面对最低等级的事件，同时进行放松训练。当患者在想象或面对最低等级的事件时能够稳定地保持放松后，就可以为其呈现下一个等级的事件。需要注意的是，如果患者在此过程中出现焦虑或恐惧反应，干预者应立即提醒患者进行放松训练，直至焦虑或恐惧反应消失。

在整个脱敏治疗的过程中，干预者应详细记录患者在面对各等级事件时的反应，包括情绪状态、身体反应（如是否出汗、心跳是否加快等），以及放松训练的效果。根据这些记录，干预者可以更好地评估患者的治疗进度，并确定患者能否进入下一阶段的脱敏，或者是否需要进一步巩固当前阶段的脱敏效果。

每次脱敏训练一般持续一个小时左右，每次训练不应超过 4 个等级。另外，当患者成功地适应了整个焦虑（恐惧）程度等级表中的所有事件时，干预者应适当安排巩固训练，让患者在不同时间和环境下再次面对这些曾经引起焦虑的事件，以强化脱敏效果。

（三）冲击疗法

冲击疗法，又称“暴露疗法”或“满灌疗法”，主要通过让患者面对其最恐惧或焦虑的情境来达到治疗目的。该疗法认为逃避恐惧情境会强化焦虑反应，形成“越逃避越焦虑”的恶性循环。通过直接面对恐惧刺激，患者能够打破这一恶性循环，认识到恐惧情境的实际后果，从而减轻恐惧和焦虑。该疗法适用于恐惧症、焦虑症、强迫症和创伤后应激障碍等心理障碍。

冲击疗法要求患者直接接触或想象其最恐惧、焦虑的情境，在此过程中一些人可能会出现强烈的情绪反应，甚至出现晕厥、心脏骤停等严重情况。因此，实施冲击疗法时需要特别谨慎，患有心血管疾病的患者应避免使用此方法进行治疗。在治疗前，干预者必须与患者进行充分的沟通，确保其对该疗法有充分的认识，并签署知情同意书。另外，为保障患者的心理和生理安全，冲击疗法应在专业人员的指导下进行，治疗环境应安全、可控。

（四）厌恶疗法

厌恶疗法通过将患者希望戒除的不良行为与某种负面体验相联系，从而使患者对该行为产生不愉快的情绪，进而减少或戒除该行为。该疗法适用于各种成瘾行为（如烟瘾、酒瘾等），以及强迫症、精神分裂症等心理障碍。

厌恶疗法的实施步骤具体如下。

1．确定目标行为

在实施厌恶疗法时，干预者需要先明确目标行为，即确定需要干预的不良行为。每次治疗应集中于一个目标行为，而不能同时干预多个行为，以防混淆治疗重点，影响疗效。

2．选择厌恶刺激

接着，干预者需要选择合适的厌恶刺激。因为目标行为带来的某种满足或快感往往会促使该行为不断发生，所以所选择的厌恶刺激必须足够强烈，这样才能有效替代目标行为。常见的厌恶刺激包括电刺激、药物刺激（如催吐药物等）和想象刺激等。需要注意的是，干预者必须确保所选用的刺激对患者安全无害。

3．建立条件反射

在厌恶疗法中，最重要的一步就是通过反复将目标行为与厌恶刺激相联系，使患者形成条件反射，即其一实施目标行为就产生厌恶情绪。建立条件反射的要点包括以下两个：首先，当患者表现出目标行为时，立即施加厌恶刺激，并多次重复，让患者逐渐将该行为与厌恶体验联系在一起；其次，不断巩固和强化这种联系，直到即使去除厌恶刺激，患者在重复目标行为时，仍然会感到厌恶。

需要注意的是，治疗的关键在于目标行为与厌恶刺激的同步出现。例如，在使用厌恶疗法矫正酗酒行为时，当酗酒者拿起酒杯准备饮酒（目标行为）时，就应同步给予催吐药物（厌恶刺激），从而让酗酒者将随即引发的恶心、呕吐等负面体验与饮酒联系起来。如果厌恶刺激出现太晚或太早，酗酒者可能无法将两者联系起来，治疗效果就会大打折扣。因此，干预者应注意在恰当的时机施加厌恶刺激，确保目标行为与厌恶刺激的同时出现，只有这样，才能帮助患者建立条件反射。

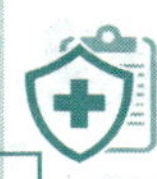

护理提示

厌恶疗法通常需要附加一种令人不快的刺激，如疼痛、恶心或呕吐等。这些刺激的使用必须被严格控制，因为它涉及两个主要的争议问题，即技术问题和伦理问题。

首先，技术问题主要集中在如何安全、有效地控制厌恶刺激的强度和时机，以确保能够准确引发目标行为与厌恶刺激之间的联结。

其次，伦理问题则涉及对患者潜在伤害的考虑及治疗过程中的人道性。例如，使用疼痛或恶心等不适感作为厌恶刺激，可能会对患者的身心健康造成伤害，甚至引发心理创伤。因此，在实施此类疗法时，必须确保其必要性和适当性，并始终优先考虑患者的安全和尊严。

由此可见，厌恶疗法应在专业人员的监督下进行，确保其在有效性与伦理性之间得到恰当平衡。

（五）正强化法

正强化法，又称“阳性强化法”，主要通过提供奖励或积极刺激来增加患者适应性行为出现的频率，从而减少或消除某些不适应行为。正强化法主要适用于慢性精神分裂症、儿童孤独症、癔症及神经性厌食症等心理障碍。

正强化法的实施步骤具体如下。

1．确定目标行为

干预者首先需要确定目标行为，即那些对治疗有积极影响、应通过正强化法加以强化的行为。此外，干预者还需要明确目标行为的出现条件、频率等细节，以便为后续的治疗效果评估提供清晰的标准。

2．选择合适的强化物

强化物可以是物质的，如金钱、零食、礼物等，也可以是非物质的，如赞扬、表扬、认可等。在选择强化物时，干预者应根据患者的需求和偏好，选择对患者具有足够吸引力的强化物。

3．实施正强化

实施正强化的关键在于，当患者表现出目标行为时，干预者立即提供强化物。随着正强化的持续应用，目标行为将逐渐巩固，最终稳定下来，直至达到治疗目标。

（六）生物反馈疗法

生物反馈疗法是一种借助现代仪器，将人体内部生理活动所产生的电信号“放大”，以视觉或听觉信号的形式反馈给患者，使患者能够清晰而直观地“看到”或“听到”自己身体内部发生的生理变化（如血压的升高、心率的加快、肌肉的紧绷等），并通过训练学会有意识地控制和调节这些生理反应的治疗方法。患者在接受生物反馈疗法的治疗情景如图 5-3 所示。

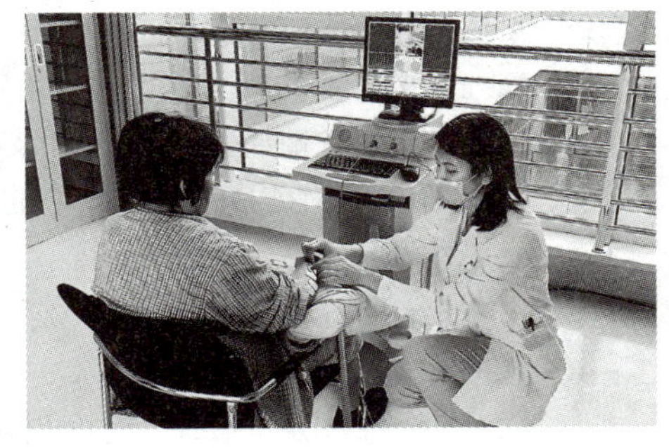

图 5-3　患者在接受生物反馈疗法的治疗

例如，当一个人处于紧张状态时，其心率会加快、皮肤电导率会升高。生物反馈仪器可以检测到这些生理变化，并将这些信息以图表或声音的形式反馈给患者。患者看到或听到这些反馈信号后，尝试运用放松技巧（如深呼吸、想象放松场景等）来降低心率和皮肤电导率，经过多次训练后，患者将能更好地控制自己的生理反应，从而达到减轻紧张情绪或缓解某些身体症状的目的。

该疗法广泛应用于多种健康问题，包括某些心身疾病（如原发性高血压、消化性溃疡、支气管哮喘等）、睡眠障碍、伴有焦虑和恐惧症状的神经症等。生物反馈疗法是一项主动的系统训练，患者的参与度越高，其训练的效果越好。

（七）示范法

示范法，又称“模仿法”，主要通过让患者观察和学习示范者的适当行为来帮助其改善不良行为或掌握新的行为模式。示范法主要适用于焦虑症、恐惧症，以及各种行为障碍（如成瘾行为、攻击性行为等）和适应障碍等。

示范法中所用的示范者称为示范模型。示范模型是否能起到示范作用，除了与模型类型有关外，还与模型与患者在年龄、性别、文化背景、身份及疾病特点等方面的相似性密切相关。二者之间的相似性越大，模仿学习的效果越好。示范模型既可以是现实生活中的具体人物，也可以是影视剧中的虚拟人物。

示范法的效果在很大程度上依赖于患者的观察能力和模仿能力。患者如果存在认知障碍或注意力难以集中等问题，则不适合采用此方法进行治疗。

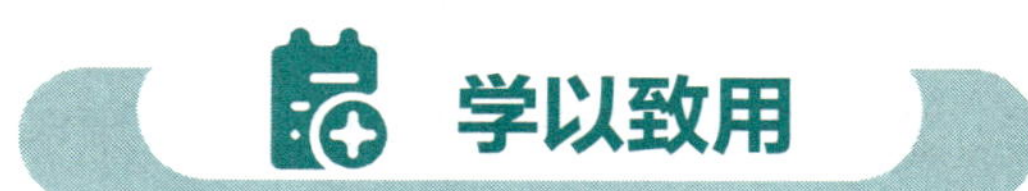

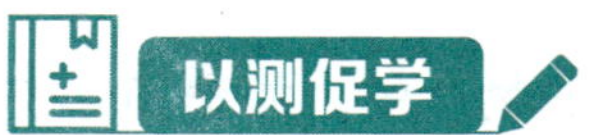

一、单项选择题

1．以心理学理论为指导，运用各种方法和技术，对个体或群体的心理状态和行为施加有目的的影响的过程指的是（　　）。

A．心理评估　　B．心理干预　　C．心理护理　　D．心理测验

2．支持疗法的核心是（　　）。

A．改变患者的行为　　B．挖掘患者潜意识中的冲突

C．给予患者情感上的理解和支持　　D．纠正患者的错误认知

3．埃利斯的“ABCDE 模型”中的字母 D 是指（　　）。

A．诱发事件　　B．认知和信念体系

C．情绪和行为反应　　D．与不合理信念的辩论

4．以下不属于认知歪曲的是（　　）。

A．选择性注意　　B．过度引申　　C．贴标签　　D．夸大或缩小

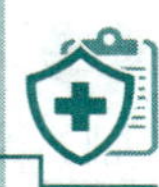

5. 通过让患者直接面对其最恐惧或焦虑的情境来达到治疗目的的疗法是（　　）。

A. 厌恶疗法　　B. 示范法

C. 冲击疗法　　D. 系统脱敏疗法

二、简答题

1. 按干预的对象划分，心理干预可分为哪几类？
2. 心理干预的常用方法有哪些？
3. 简述厌恶疗法的实施步骤。

三、案例分析题

张女士，45 岁，被诊断患有乳腺癌。在得知患病消息后，她陷入了极度的焦虑和恐惧之中。她经常失眠，食欲不振，对即将到来的手术和后续的治疗充满担忧，认为自己无法承受治疗过程带来的痛苦，并且担心手术会导致身体残缺，影响自己的形象。她总是反复询问医护人员治疗的成功率和可能出现的并发症，对医护人员的回答又持怀疑态度。在病房中，她很少与其他病友交流，总是独自发呆，默默流泪。

假如你是一名心理干预人员，请简要分析张女士所面临的心理问题，并运用所学知识为她制订一个详细的心理干预方案。

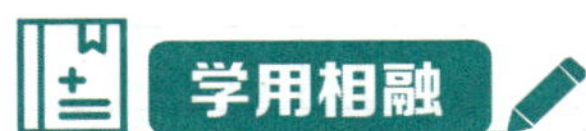

“心灵捕手”志愿服务活动

活动目标

（1）帮助学生在实践中进一步掌握心理干预的方法。

（2）提升学生分析问题、解决问题的能力。

活动准备

（1）分组。全班学生随机分成若干小组，每组 6～8 人。

（2）准备物料。各组分工协作，准备此次志愿服务活动所需要的物料，如宣传海报、活动手册、活动记录表格等。

活动流程

（1）各组协商确定开展志愿服务活动的地点。活动的地点既可以选择校园人流密集处，如食堂门口、图书馆大厅等，也可以选择学校附近的社区或医院。

（2）设立“心灵捕手”志愿服务站，各小组轮流值班，运用所学知识帮助有需要的人解决心理困扰。轮值期间，各小组成员应详细记录所服务人员的基本情况、问题解决过程，并邀请接受志愿服务的人写下自己的感受、建议或意见。

（3）轮值结束后，各小组以 PPT 或短视频的形式展示活动成果，并讲述印象最深刻的心理干预案例及心得体会。

（4）全班一起投票，评选出“最佳心灵护航小组”和“最具创意干预奖”，并给予获奖者表彰和奖励。

（5）教师对各组的表现进行点评，并请全班同学针对“如何将心理干预的方法应用于未来的临床实践”这一问题展开讨论和交流。

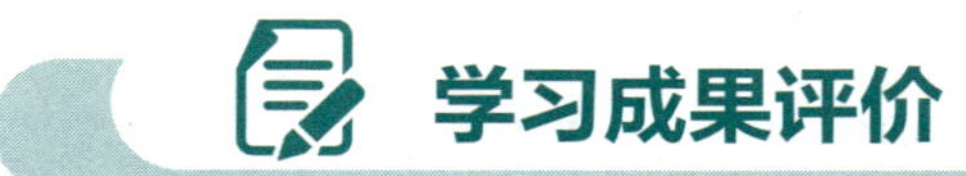

学习成果评价

请结合自身的学习情况，按照表 5-4 中的评价标准，对本章的学习成果进行自评，并请教师进行评价。

表 5-4　学习成果评价表

评价项目	评价标准	分值	评价得分	
			自评分	师评分
知识与技能（50%）	能够准确复述心理干预的概念	5		
	能够简要阐述心理干预的类型	5		
	能够阐明心理干预的原则	5		
	能够掌握支持疗法的常用技术	10		
	能够掌握主要的认知行为疗法	10		
	能够掌握常见的行为疗法	15		
学习过程与方法（30%）	课前认真预习本章的内容	5		
	课中认真听讲，主动参与问题讨论和实践活动	15		
	课后积极复习，回顾、总结所学知识	10		
综合素养（20%）	具有同理心，能够在日常生活中主动运用所学心理干预方法帮助有需要的人解决心理困扰	10		
	树立以患者为中心的服务理念，愿意不断提升自我，从而为患者提供更好的心理干预服务	10		
合计		100		
总分（自评分×40%+师评分×60%）				
自我评价				
教师评价				

心理护理篇

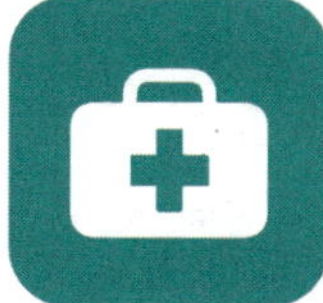

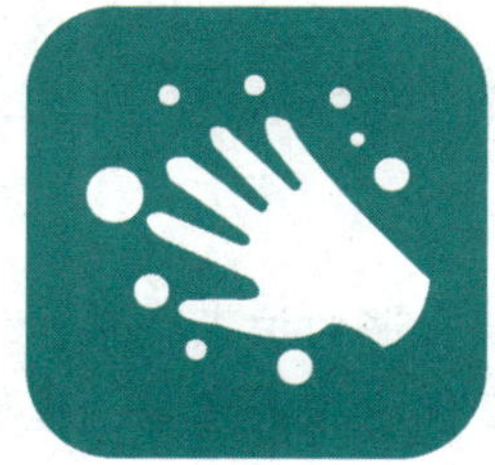

第六章

患者心理与护患关系

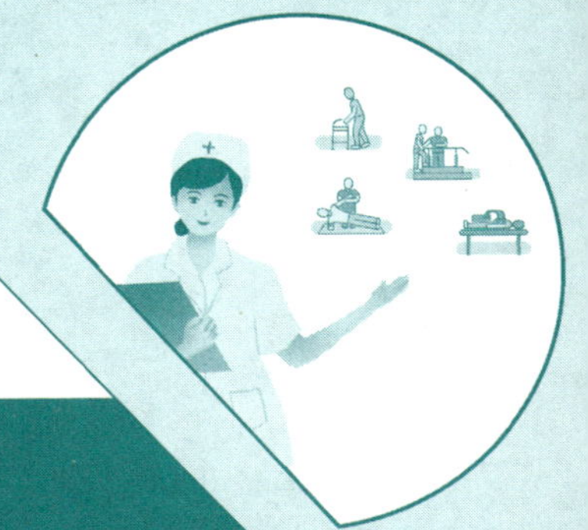

章前导读

虽然每个人都知道“生老病死”是一种自然规律，但当得知自己患病时，个体往往会产生复杂的心理反应。一名合格的护理人员不仅应为患者提供必要的护理服务，还应深入了解患者的心理，密切关注患者的心理变化，并与患者建立良好的护患关系，从而在护理工作中真正做到“以患者为中心”。

学习目标

知识目标

- ✧ 了解患者与患者角色的概念，以及护患关系的特征与行为模式。
- ✧ 熟记患者的权利与义务，以及患者角色适应不良的主要类型。
- ✧ 熟悉患者的求医与遵医行为，以及患者心理需要和心理反应的主要内容。
- ✧ 掌握建立良好护患关系的要点。

技能目标

- ✧ 能够综合分析患者的心理状态，为临床护理提供较为全面和准确的基础信息。
- ✧ 能够与患者进行良好的沟通，建立良好的护患关系，并有效应对护患冲突。

素质目标

- ✧ 培养主动服务的意识，积极构建和谐的护患关系。
- ✧ 树立人文关怀的理念，能够在工作中尊重患者、理解患者、关爱患者。

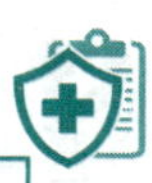

案例导入

40岁的李先生是一名成功的企业家，他平时工作强度大，作息特别不规律，经常熬夜工作。一天，李先生突发急性心肌梗死，紧急入院治疗。手术后，李先生的生命体征虽然逐渐稳定，但是他表现出了极度的焦虑和不安。他无法接受自己的患者角色，住院期间经常忙于工作。每当医护人员前来检查或治疗时，他都会显得异常烦躁。李先生的这种行为严重影响了他的康复进程。

请思考

（1）你认为李先生不积极配合治疗的原因是什么？

（2）什么是患者角色？

（3）患者在适应患者角色时可能会遇到哪些问题？

（4）如何通过护患沟通来帮助患者更好地适应患者角色？

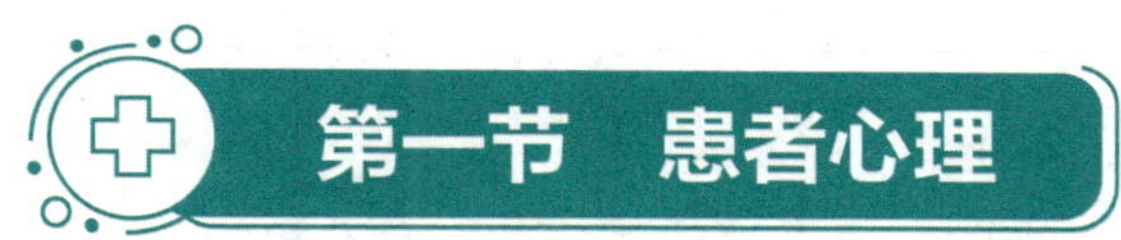

第一节　患者心理

患者是护理人员的服务对象。一名合格的护理人员应深刻理解患者和患者角色的概念，充分尊重患者的权利和义务，熟悉患者求医行为和遵医行为的特点，懂得患者的心理需要，理解患者的心理反应。

一、患者与患者角色

（一）患者与患者角色的概念

1．患者的概念

患者是指患有疾病、有求医行为且正在接受诊治或护理的人群。个体患病且具有求医行为是成为患者的必备条件。有些人虽然患有疾病，但他们没有求医行为，因此不属于“患者”范畴。

此外，随着社会的发展，健康和疾病的概念也发生了变化。当代的“生物—心理—社会”医学模式认为，一个健康的人不但应该没有躯体疾病，而且应该在身体上和心理上都达到一个完善、和谐的健康状态。因此，有些人虽然没有躯体疾病，但若其心理存在某种问题，并产生了求医行为，便也属于“患者”范畴。

2．患者角色的概念

患者角色，又称“患者身份”，是指社会对患病者应具有的心理状态和行为模式的期望。具体来说，当个体被医生诊断患有某种疾病时，其心理状态和行为模式，以及社会对他的期望都会随之发生变化。对于患者而言，这些变化体现在对自身健康状况的重新认识、对疾病的担忧、对治疗的期望和配合，以及日常生活中与自身状态相适应的行为模式等方面。这时，社会期望患者的行为符合社会对“患者”这个角色的要求。

护理之窗

患者角色的特征

社会学家帕森斯提出，患者角色应具有以下 4 种特征。

（1）免除或部分免除社会职责。患者可以适当减轻平时所承担的社会职责。社会职责免除的程度需要根据患者疾病的严重程度来定。例如，急危重症患者可在较大程度上免除“父亲”“公司职员”“丈夫”等角色职责。

（2）不必对疾病负责。人无法控制自己是否患病，患病后也无法依靠主观意愿治愈，而只能处于一种需要得到帮助的状态。因此，患者不必对疾病负责。

（3）需要寻求帮助。患者需要主动寻求医护人员的帮助。

（4）恢复健康的义务。患病不符合社会对个体的期望。因此，患者应该为恢复健康而努力，主动配合医护人员的工作，并通过调整饮食、适当运动等方式加快康复进程。

（二）患者的权利与义务

作为一种社会角色，患者除了享有法律规定的各种公民权利之外，还享有一些特殊的权利。例如，患者有权选择医疗机构、医护人员和治疗方式，并享受相应的医疗护理服务；患者在接受医疗护理服务的过程中，有权了解自己的病情、治疗方案、治疗时存在的风险及疾病预后等相关信息，并要求医护人员对自己的信息保密；患者有权监督医护人员对自己所实施的医疗护理工作，并在自己的正当要求没有得到满足，或者由于医护人员的过失遭受身心损伤时，可向医院提出质问或依法提出赔偿要求；患者有权拒绝参与与诊断、治疗无关的活动；等等。此外，有些患有特殊疾病的患者，如精神病患者，还可享受一定的责任免除权。例如，根据《中华人民共和国刑法》第十八条规定：精神病人在不能辨认或者不能控制自己行为的时候造成危害结果，经法定程序鉴定确认的，不负刑事责任。

患者的权利是患者在接受医疗服务的过程中应当享有的尊重和保障，也是患者自主权、隐私权等基本权利在医疗领域的具体体现。

患者在享有权利的同时，也应该承担一定的义务，如及时就医、如实陈述病情、积极配合治疗、遵守医院的各项规章制度、支付医药费用、病愈后及时出院等。

（三）患者的求医与遵医行为

1. 患者的求医行为

求医行为是指个体感到某种躯体不适或心理不适时寻求医疗帮助的行为。求医行为可分为以下 3 种类型。

（1）主动求医行为。主动求医行为是指患者在感到不适时，在自我意识的支配下产生求医动机，主动寻求医疗帮助的行为。大多数患者的求医行为都属于主动求医行为。

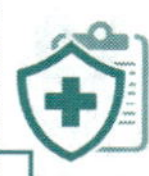

（2）被动求医行为。被动求医行为是指自我意识尚未发展成熟、自我意识丧失或自身能力缺乏的患者，因自身无力寻求医疗帮助而由第三者代为求医的行为。例如，昏迷的患者、婴幼儿患者在其亲友的帮助下求医的行为，就属于被动求医行为。

（3）强制求医行为。强制求医行为是指社会机构或患者的监护人，为了维护社会的安全或患者的健康而强制患者前往医院进行治疗的行为。其实施对象通常是严重危害公众安全的传染病患者、严重的精神病患者等。

2. 患者的遵医行为

遵医行为是指求医行为发生后，患者认同并执行医嘱的行为，如按时服药、根据医嘱调节饮食、定期复诊等。患者是否遵医及其遵医程度，是影响治疗效果的重要因素。有些患者不按医嘱治疗，就会影响康复进程。

不遵医行为的形式较多，如患者随意改变服药剂量、减少服药天数或次数、自行停止服药，不按要求进行饮食调节，不遵医嘱复诊，不听劝阻坚持不良的行为习惯，等等。一般来说，症状轻微的患者、神经症患者、慢性病患者的不遵医行为较多，而急危重症患者、突发事件创伤患者的不遵医行为较少。

（四）患者的角色适应

角色适应是指个体从原有角色转换到新角色的适应过程。患病后，个体需要客观面对自己患病的事实，积极寻求医疗帮助、遵守医嘱等，从而进入患者角色。个体若能顺利地完成这一角色转换，并且在心态和行为模式上都符合患者角色的要求，就达到了角色适应的状态；若不能顺利地完成这一角色的转换，就可能产生角色适应不良的情况，从而导致一系列心理问题的出现。因此，对于患者来说，角色适应不仅是一个生理上的转变过程，更是一个心理上的挑战和适应过程。

一般来说，患者的角色适应不良主要包括以下几种情况。

1. 角色行为冲突

角色行为冲突是指个体在适应患者角色的过程中，新角色与其患病前的各种角色发生冲突而导致的行为异常。患者行为冲突一般发生在患病初期，主要表现为个体的行为不符合社会期望，如不遵医嘱服药或休息、治疗时配合度低等。个体如果一直不能适应患者角色，就很容易出现焦虑、抑郁等心理问题。

2. 角色行为强化

角色行为强化是指个体“安于”已经适应的患者角色，不愿意重新承担患病之前的社会角色的行为异常。角色行为强化一般发生在康复阶段，主要表现为患者对自我能力的过度怀疑，对原来承担的社会角色和社会责任的恐惧，对恢复正常生活没有信心或害怕出院，强烈依赖他人，等等。

3. 角色行为减退

角色行为消退是指个体适应患者角色后，由于某些原因突然转向常态下的健康角色的行为异常。例如，住院治疗的患者听说女儿突然高烧不退后，不顾他人劝阻跑回家中照顾女儿，导致自己病情加重。在这个例子中，该患者对“母亲”角色的责任感导致了其患者角色行为的减退。

4. 角色行为缺如

角色行为缺如是指个体不承认自己患病的事实，从而无法进入患者角色，或者对患者角色感到厌倦、排斥的行为异常。角色行为缺如是一种常见的心理防御机制，主要表现为个体意识不到自身患病或否认病情的严重性，常见于初诊为不治之症的患者。

> **共情护理**
>
> 小方是一名即将参加高考的学生，他对自己的学习有着极高的要求，并为此付出了巨大的努力。然而，在高考前一个月，小方突发高烧，他觉得自己的不适是由高强度的学习和考前精神紧张而引发的，便在吃退烧药好转后又继续埋头苦读。没想到过了几天，小方又开始发烧且吃药也没有好转，家人赶紧将其送医。医生检查后发现小方患有重症肺炎，并安排其住院治疗。然而，虽然医生已经明确告知病情的严重性和治疗的必要性，但是小方在住院的第二天仍以自己身体已经好转为由强烈要求出院。
>
> **思考：**你觉得小方的行为是否属于角色行为缺如？为什么？

5. 角色行为异常

角色行为异常是指患者因对病情缺乏正确认识和态度而产生不良情绪，并由此而导致的行为异常。角色行为异常多见于身患不治之症的患者或某些迁延不愈的慢性病患者，这些患者通常因无法承受患病带来的痛苦和压力而感到悲观、绝望，从而出现四处求医、滥用药物、攻击他人等异常行为，严重者甚至会通过自杀来寻求解脱。

二、患者的心理需要

在患病期间，个体的心理需要会发生显著变化。具体而言，患者的心理需要主要体现在以下几个方面。

（一）康复的需要

患病后，患者的饮食、排泄、呼吸、睡眠等基本的生理需要受到妨碍或威胁，病痛带来的折磨和生活上的不便，使得尽快康复成为患者的第一需要。如果患者看不到康复的希望，就容易出现寝食难安、情绪不稳定、心理压力增大、焦虑、抑郁等反应。

（二）安全的需要

安全的需要是指在治疗过程中，患者希望自身生命安全得到保障的心理需要。一般来说，患者的自我保护能力较弱，很容易担心自身的安全，如担心疾病的发展和预后、怀疑医护人员的职业道德和技术水平、害怕治疗和护理过程中的潜在危险等，从而产生各种心理问题。病情越严重，患者的自我保护能力越低，其对安全的需要就越强烈。

在患者对安全的需要中，治疗安全和环境安全是至关重要的两个方面。治疗安全是指患者在接受医护服务时，不会因医护人员的操作不当、技术不达标、治疗态度不佳，或者药物的选择和使用有误等因素受到不必要的伤害。环境安全是指患者在医疗机构内所处的物理环境安全、舒适，不会对患者的身心健康造成负面影响。其主要包括医疗机

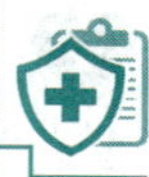

构的卫生状况良好、设施设备完好、紧急疏散通道畅通等方面。

（三）归属的需要

归属的需要是指患者渴望得到周围人的关怀、理解和接纳的一种心理需要。满足患者归属的需要，是缓解患者焦虑、抑郁、紧张心理的重要条件之一。

患病后，患者的心理承受能力下降，往往会产生强烈的归属动机，需要他人的情感支持。一方面，患者希望获得家人、朋友、医护人员的重视和关爱，从而得到更多的照顾和更好的治疗；另一方面，患者希望融入所处的新环境，与医护人员、病友建立良好的关系，以便寻求更多的精神支持，消除孤独感。

（四）尊重的需要

尊重的需要是指患者对被认识、被重视、被尊重的心理需要。进入患者角色后，患者原有的社会角色随之丧失或减弱，原来能够满足其尊重需要的途径会暂时缺乏。在这种状态下，患者的自我价值感往往偏低，自尊心比平时更容易受到伤害。此时，患者得到他人尊重的需要会变得更加强烈。如果尊重的需要得不到满足，患者就可能会产生自卑、无助、不满、愤怒或抑郁等消极情绪，从而影响康复进程。

（五）获得信息的需要

获得信息的需要是指患者对获取与自身疾病相关信息的需要。对患者来说，不管是在门诊就诊还是住院治疗，其都需要面对陌生的环境和医护人员。此时，患者迫切希望了解医院的各项规章制度、诊断结果、治疗方案、疾病预后、医护人员的技术水平等信息。如果无法获得足够的信息，患者就容易产生焦虑、不安、愤怒等情绪，出现角色适应不良。

护理实例

李先生是一位刚做完骨髓移植手术的患者，术后身体极度虚弱。为了防止术后感染，他被安排在隔离病房中休养，家属也只能通过病房的隔离玻璃进行探视。

在责任护士的精心照料下，李先生的身体状况逐渐好转。然而，令人不解的是，他突然开始频繁咳嗽，并出现了食欲不振、睡眠质量下降的症状。医生对他进行了全面的检查，但并未发现他有任何感染或器质性病变的迹象。经多次深入沟通，家人和医护人员终于发现问题的根源在于李先生对自己病情的担忧。原来，尽管手术很成功，但李先生对于自己的病情、后续的治疗方案及康复过程中的注意事项都知之甚少，这让他感到十分不安，从而陷入了怀疑和焦虑中，进而产生了各种身体不适症状。

为了缓解李先生的焦虑情绪，医护人员向他提供了详细的病情信息，包括手术的具体效果、后续的治疗方案、康复期间的注意事项等。医护人员还根据李先生的康复情况，将他转入普通病房，让其与其他患者交流经验并分享康复过程中的心得体会。通过这些措施，李先生对康复充满信心，他的焦虑情绪得到了有效缓解，康复进程也明显加快。

三、患者的心理反应

患者的心理反应是指个体在患病期间，其认知、情绪、意志、人格特征等方面出现的不同程度的改变。护理人员应了解患者的心理反应，以便在护理工作中为患者提供有针对性的护理服务，从而帮助患者尽快康复。

（一）认知反应

1．感知觉异常

个体处于疾病状态时，注意力会由外部世界转向自身，其感知觉的选择性、理解性和范围都会发生变化。此时，个体的感知觉可能出现以下几种异常。

（1）感受性提高。其主要表现为患者对外界刺激十分敏感，外界环境中的声音、温度、光线等细微变化都可能引起患者的强烈反应，从而导致患者产生焦虑、烦躁等消极情绪。

（2）感受性降低。其主要表现为患者对某些事物的感受性在患病后降低，如患者吃东西时感到食之无味等。

（3）时空知觉异常。其主要表现为患者出现时间或空间上的感知错乱，如患者分不清是上午还是下午、度日如年、感到天旋地转等。

（4）产生幻觉。个别患者在高热、手术、服用特殊药物后可能会产生幻觉，如截肢后的患者感觉已经被截除的肢体仍然在身体上。

2．记忆异常

受到疾病的影响，许多患者会出现不同程度的记忆力损伤现象。老年患者常出现这种情况。例如，患者不能准确地回忆病史或记住医嘱，遗忘刚做过的事或刚说过的话，将自己虚构或想象出来的事当作真实发生的事件，混淆不同事件的时间、地点和人物，甚至把他人的经历当作自己的经历，等等。

3．思维异常

患病后，患者的思维能力也会受到不同程度的影响。最常见的思维异常是逻辑思维受损，其主要表现为分析判断能力下降、决策时犹豫不决等。敏感多疑也是患者思维异常的常见表现形式，其主要表现为经常胡思乱想、惶恐不安、疑虑重重、不信任他人、误解他人的好意等。

（二）情绪反应

情绪变化是患者最常见、最重要的心理变化。在临床实践中，常见的情绪反应有焦虑、恐惧、愤怒、抑郁等。

1．焦虑

根据产生原因及表现的不同，焦虑可分为期待性焦虑、分离性焦虑和阉割性焦虑3种类型。

（1）期待性焦虑是指个体面临即将发生但又尚未确认的重大事件时产生的焦虑，常见于处于疾病初期或不了解疾病性质及预后的患者。

（2）分离性焦虑是指个体与熟悉的人或物分离后产生的情绪反应，常见于依赖性强

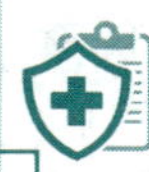

的儿童患者和老年人患者。

（3）阉割性焦虑是指个体的自我完整性受到威胁或破坏时产生的情绪反应，常见于外伤患者、手术切除肢体或脏器的患者。

适当焦虑有利于患者适应环境的变化并引起患者对自身健康的关注，对疾病的治疗及康复有一定的积极意义。护理人员不应试图消除患者的一切焦虑，而应区分患者的焦虑程度，对不同程度焦虑的患者采取有针对性的护理措施，以减轻焦虑的不良影响。

2．恐惧

恐惧产生时，通常会伴随着自主神经的兴奋，可能导致患者出现心率加快、心慌、心悸、血压升高、呼吸急促、尿频尿急、肢体颤抖等躯体反应，以及烦躁、易激动、惧怕、不安等心理反应，甚至导致患者出现逃避行为。

引起患者恐惧的主要因素，是疾病造成的一系列不利影响，如疼痛导致的生活或工作能力受限等。同时，患者的社会经历、年龄、性别不同，恐惧的原因也不同。例如，儿童患者的恐惧大多与疼痛、陌生的环境、分离焦虑有关，成年患者的恐惧则大多与手术、有一定危险性的特殊检查或疾病的不良预后有关。

3．愤怒

患病期间，患者承受病痛带来的身体不适和心理压力，更容易感受到挫折。在受挫时，患者的情绪容易变得烦躁，自制力也会相应下降。一旦再遭受其他挫折，如治疗效果不佳、生活受到严重影响等，患者就容易产生愤怒情绪。

4．抑郁

在抑郁状态下，患者可能处于忧愁、压抑、悲观、失望、绝望等不良心境中，并产生消极的自我意识，如自我评价下降、自信心丧失、自卑感增强等。同时，患者还会出现言语减少、兴趣丧失等行为，以及食欲减退、睡眠障碍、内脏功能下降等身体上的症状。严重抑郁时，患者还会出现轻生倾向。

如何帮助患者摆脱抑郁情绪

抑郁会增加治疗的难度，同时会降低患者的免疫力，导致患者病情加重或出现并发症。

（三）意志反应

许多疾病与不良的生活习惯有关，改变这些不良的生活习惯是对患者意志的考验。因此，治疗在一定程度上，是患者以康复为目的而进行的意志活动。

在治疗过程中，疾病本身及治疗过程中的痛苦、折磨，可能会导致患者产生意志活动的改变。例如，有的患者变得盲从、被动、缺乏主见，甚至为了早日康复而相信一些迷信的说法；有的患者不够坚毅，一旦病情稍有反复就失去治疗的信心；等等。

（四）人格特征的变化

一般来说，人格特征具有一定的稳定性，不会随时间和环境的变化而改变；但有些慢性的、致命的或影响躯体功能的疾病，可能会对患者的生活造成巨大影响，从而导致患者世界观、人生观和价值观的改变，进而对患者的人格特征产生暂时或长久的影响。例如，截肢手术后，患者对自己能否独立生活缺乏信心，经常自我否定；患者在患传染

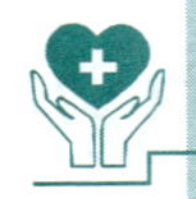

病前活泼开朗，患传染病后因害怕周围同学知道自己的病情嘲笑自己，而变得郁郁寡欢、不愿意与人交往；等等。

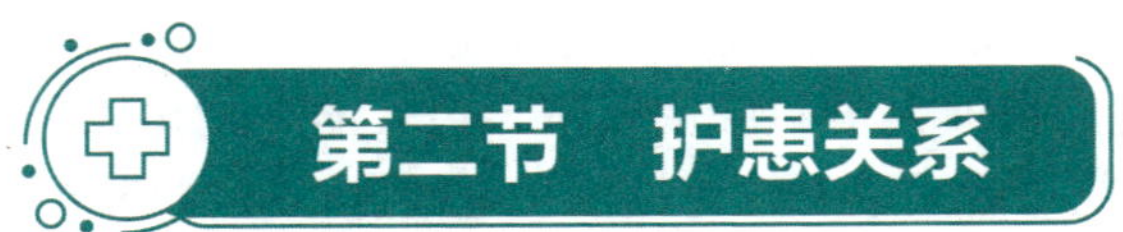

第二节　护患关系

护患关系是指在医疗服务过程中，护理人员与患者之间形成的一种特殊的人际关系。这种关系涵盖了沟通交流、情感支持、信息共享、信任建立等多个维度。良好的护患关系是开展护理工作的重要前提，它能有效地帮助患者减轻或消除外界环境、治疗过程、疾病本身等带来的压力，有助于护理人员及时了解和满足患者的需要，从而减少医疗纠纷，促进患者康复。

一、护患关系的特征

（一）护患关系是专业性的互动关系

护患关系是一种专业性的互动关系，它以解决患者在患病期间所遇到的生理、心理、社会等方面的问题，满足患者需要为主要目的。换句话说，在护患关系中，所有活动都是以专业的护理活动为中心，以保证患者身心健康为目的。

（二）护患关系是帮助性的工作关系

护理人员和患者之间的人际交往是一种职业行为，是开展护理工作的需要。在护理过程中，护理人员需要运用多种沟通方式，与患者进行有效的沟通，帮助患者正确认识和对待自身的疾病，从而促进患者康复。

（三）护患关系是一种以患者为中心的关系

在护患关系中，患者是主体。护理人员需要坚持以患者为中心的服务理念，时刻关注患者的生理、心理和社会需要，通过提供专业的护理服务，帮助患者解决患病期间所遇到的问题，从而减轻患者的病痛。

（四）护患关系是多元化、多方位的人际关系

护患关系是一个复杂而多元的网络，它不仅包含护理人员与患者之间的直接联系，还涉及与医生、患者亲友、同事等人的多重关系。在这个网络中，护理人员与患者之间的关系是核心，医生的专业指导、患者亲友的情感支持、同事间的协作配合等，都直接或间接地对护患关系产生着影响。这些关系从不同的维度和角度出发，以多元化、多方位的方式深刻影响着护患关系的构建与发展。

（五）护患关系是短暂性的人际关系

护患关系具有明确的时效性特征，它只有在患者寻求医疗帮助时才会产生。一旦患者康复或治疗过程结束，这种人际关系就会自然终止。

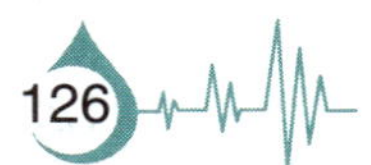

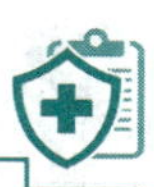

二、护患关系的行为模式

根据护理人员和患者在交往中各自发挥作用的不同，护患关系的行为模式可以分为主动—被动型模式、指导—合作型模式和共同参与型模式 3 种。每种行为模式都有其特定的适用范围，护理人员应根据患者的具体情况和实际需要，提供合适的护理服务。

（一）主动—被动型模式

主动—被动型模式是一种传统的、单向性的护患关系模式。在这种模式下，护理人员处于主动、主导地位，主要负责制订护理计划并为患者提供个性化的护理服务；患者则处于被动接受地位，主要负责接受护理人员的指导和照顾。

主动—被动型模式主要适用于无法主动表达个人意愿或做出恰当的自我决策，或不能与护理人员沟通交流的患者，如处于昏迷状态的患者、接受全麻手术的患者、病情严重的精神疾病患者、年龄较小的儿童患者、患有阿尔茨海默病的老年患者等。

护理提示

虽然患者在主动—被动型模式中处于较为被动的地位，但是护理人员仍应该多关注患者的感受和需要，以确保其在护理过程中的舒适性和安全性。

（二）指导—合作型模式

指导—合作型模式是一种较为平衡的护患关系模式。在这种模式下，护理人员在制订和实施护理计划时，需要充分考虑患者的意见和需要，并指导患者进行一些可以缓解自身症状、促进康复的活动；患者则需要向护理人员提供与自己疾病有关的信息，对护理计划提出建议与意见，并在护理人员的指导下，积极配合护理人员完成各项护理工作。此模式可以通过护患双方的密切合作，在确保护理计划有效实施的基础上，提升患者的自我护理能力。

指导—合作型模式主要适用于意识清醒的急性病患者、处于术后恢复期的患者等。

护理提示

需要注意的是，在指导—合作型模式中，护理人员仍然占据主导地位。患者虽然有一定的主动性，但是需要以配合护理人员的工作为前提。

（三）共同参与型模式

共同参与型模式是一种新型的、双向性的、强调护患双方平等合作的护患关系模式。这种模式以平等合作为基础。在这种模式下，护理人员和患者需要相互学习、相互协商，共同参与护理计划的制订。同时，患者还需要在护理的过程中积极反馈治疗和护理效果。通过参与护理过程，患者可以更好地了解自己的病情和护理需求，从而增强自我护理的意识和能力。

共同参与型模式主要适用于患有各类慢性病，或者需要进行长期护理的患者，如糖尿病患者、高血压患者等。此类患者通常具有一定的生活自理能力，自主意识较强。他们在护理人员的正确引导和积极影响下，可以较好地发挥主观能动性，逐步养成有利于控制病情或促进康复的行为方式。

护理提示

随着医疗技术的不断发展和患者需要的日益多样化，护患关系的行为模式将更加注重患者的主体地位和个性化需要，强调护患双方的平等合作和共同参与。同时，护患关系行为模式的发展也面临着诸多挑战。例如，如何平衡护理人员的专业指导性与患者的自主权，如何在注重患者意见的基础上确保护理工作的安全性和有效性，等等。为了更好地服务患者，护理人员应加强对护患关系行为模式的研究和探索，提升自己的专业水平和沟通能力，以更好地满足患者的需要、提高护理服务的质量。

三、良好护患关系的建立

（一）尊重患者

尊重患者是建立良好护患关系的基础，也是提高护理服务质量的重要保障。护理人员应通过实际行动，将尊重患者的理念贯穿于护理工作的始终。

尊重患者主要体现在尊重患者的人格和尊严、保护患者的隐私、尊重患者的选择和决定等多个方面。首先，护理人员应尊重患者的人格和尊严。无论患者的民族、职业、经济状况、性格和外貌如何，护理人员都应一视同仁，不能区别对待。其次，护理人员应保护患者的隐私，不将患者的信息随意泄露给无关人员。最后，护理人员应尊重患者的选择和决定。在护理过程中，护理人员应认真倾听患者的意见和想法，尊重患者的意愿，给予其适当的自主权。这有助于增强患者的信任感和满意度，促进护患关系的和谐发展。

（二）建立信任关系

护理人员应通过多种方式与患者建立信任关系。

首先，提升专业水平。护理人员需要具备扎实的医学知识和熟练的护理操作技能，以便在面对患者的询问和需要时，给出准确、清晰、专业的回答和建议，并为患者提供专业的护理服务。此外，护理人员还应持续学习，及时更新知识，以适应医学和护理技术的不断发展，并满足不断变化的护理需求。这是护理人员与患者建立信任关系的基础。

其次，展现专业素养。护理人员应为患者提供准确的信息，详细地告知患者及其家属关于护理的各种注意事项，如禁食或禁水的时间、需要进行的检查、可能出现的用药不良反应等。同时，护理人员需要严格遵守护理操作规程，展示专业的护理服务态度和操作技能，确保患者的安全，从而给患者留下专业、可靠的印象。例如，在进行静脉穿刺时，若护理人员能够准确地找到血管、一次穿刺成功，患者便会对其专业能力产生信任感，并增强治疗的信心。

最后，提供持续的关怀和支持。护理人员应时刻关注患者的治疗进展和生活质量，及时解答患者的问题和疑虑。持续的关怀和支持，可以让患者感受到重视和关心，增强其对护理人员的信任感。

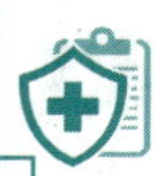

（三）加强护患沟通

护患沟通是指护理人员与患者之间围绕医疗信息、情感交流、健康指导等方面的互动过程。护患沟通贯穿于患者从就医到治疗结束的全过程。良好的护患沟通不仅有助于双方建立相互信任、相互理解、相互关怀的护患关系，为实施护理工作创造良好的氛围，还可以帮助护理人员及时了解患者需要并收集相关信息，从而提高护理服务质量。

在护患沟通中，护理人员可以运用以下沟通技巧。

1．使用礼貌用语

护理人员在与患者沟通时，应使用礼貌用语。例如，护士为患者做检查时，可以说："请您配合一下检查，谢谢。"此外，护理人员还应避免使用贬低、侮辱性语言，以免损害护患关系、影响沟通效果。

2．避免使用过多的专业术语

大多数患者不具备专业的医学知识，如果护理人员沟通时总是使用专业术语，就可能会造成护患沟通障碍，甚至导致患者的误解和焦虑。为了避免这种情况的发生，护理人员在与患者沟通时，应尽量使用通俗易懂的语言，确保患者能够全面、准确地了解相关信息。在必须使用专业术语时，护理人员应给予详细的解释，确保患者能够理解。

3．耐心倾听

在护患沟通中，护理人员应注重倾听技巧的运用，多倾听患者对疾病和护理方式的想法、对治疗结果的期望、对护理方式的接受程度和存在的疑虑，及时调整与改进护理计划，从而更好地服务患者，进而与患者建立更加和谐的护患关系。

倾听的技巧

同时，患者在面对疾病时，往往会产生焦虑、恐惧、沮丧等消极情绪。这些情绪如果得不到及时的宣泄和疏导，就可能对患者的心理健康造成负面影响。护理人员的耐心倾听，可以为患者提供一个安全的倾诉空间，让他们能够自由地表达自己的感受。这种情感上的支持，不仅有助于缓解患者的消极情绪，还能增强他们对护理人员的信任和依赖，从而促进护患之间的进一步沟通，为患者的康复创造更加有利的条件。

此外，在倾听过程中，护理人员可以通过微笑、点头、提问等方式及时给患者反馈，让患者感受到来自护理人员的关注和理解。

护理之窗

护理工作中常见的错误沟通方式

不当的沟通会导致信息传递受阻，甚至产生信息被扭曲、沟通无效等现象。在护患沟通中，护理人员应尽量避免以下错误的沟通方式。

1．说教

说教往往带有强烈的批评色彩，会向患者传递一种信息，即患者的想法或做法是不合适的甚至是完全错误的。这种方式可能会让患者产生抵触情绪，使患者不愿意分享自己的真实想法或感受，从而导致护患沟通无法继续和深入。因此，护理人员应尽量避免使用"你不应该……""你怎么能这样？"等说教型语言。

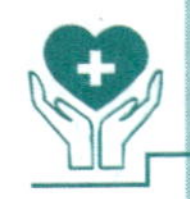

2．过度提问

过度提问，特别是涉及个人隐私的问题，可能会让患者感到不被尊重而产生抵触情绪。护理人员不能在违背患者意愿的情况下对患者进行过度提问，而应尊重患者的意愿和需要，有目的、有针对性地进行提问。

3．快速下结论

在护患沟通中，患者通常不会在谈话之初就说出全部信息。如果护理人员草率地下结论，就容易造成误解或遗漏重要信息。同时，快速下结论还会让患者感到不被重视或尊重，从而影响沟通的效果。

4．给患者没有事实依据的保证

护理人员在没有明确事实依据的情况下向患者做出保证，可能会在某些特定情况下起到宽慰患者的作用，但在大多数情况下，这种虚假的保证是不妥的。它可能会破坏患者对护理人员的信任或误导患者，甚至带来负面影响。

4．合理运用非言语沟通方式

在护患沟通中，护理人员可以合理运用以下非言语沟通方式与患者沟通。

（1）保持适当的距离。保持适当的距离，避免了距离过近或过远给患者带来的不适、压力，能够让患者感到舒适和安全。

（2）合理控制面部表情。面部表情是非言语沟通中的要素之一。护理人员应时刻保持自然、亲切的微笑，向患者传递自己的关心和理解。同时，护理人员应细心观察患者的面部表情，以便及时捕捉他们的情绪变化，并从中挖掘潜在的信息。

（3）运用肢体语言。护理人员可以通过挥手、点头、身体前倾等身体语言，强调重点、表达赞同或否定，传递用语言无法表达的信息。例如，当患者表达自己的想法时，护理人员可以站在患者旁边，身体微微前倾，让患者感受到护理人员在用心听自己说话。

（4）通过眼神进行交流。护理人员应保持与患者的眼神交流，表达出对患者的重视和关注。同时，通过眼神交流，护理人员还可以判断患者是否正确理解了自己所传达的信息，以及他们当时的心理状态，从而更好地了解患者并及时调整沟通策略。

（5）适度的身体接触。握手、轻轻拍肩等身体上的接触，可起到良好的情感沟通作用，让患者感受到护理人员的支持、关心和爱护，从而增强他们的信任感和安全感。

护理提示

需要注意的是，护理人员使用非言语沟通方式与患者交流时，应根据患者的文化背景、个人习惯和病情谨慎使用。

（四）有效应对护患冲突

护患冲突是指护患双方在护理过程中，因自身利益，或者对某些护理行为、方法、态度及后果等因素的认知不同，而发生的争执或对抗行为。引发护患冲突的原因很多，通常包括患者对治疗的期望值过高、对疾病的认知存在偏差，以及护理人员服务不到位、没有与患者进行有效沟通等。护患冲突是临床实践中不可避免的一种现象。护理人

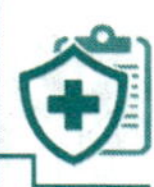

员若具备快速处理护患冲突的能力，能够在冲突发生时进行妥善处理，就可以最大程度地减少其对护患关系的影响。

在冲突发生时，护理人员可参考以下方法化解冲突。

1．保持冷静

冲突发生时，患者或其家属往往被怒气、不满等情绪笼罩，很容易出口指责，甚至谩骂护理人员。面对这种情绪失控的患者或家属，护理人员一定要控制好自己的情绪，告诉自己患者或其家属有发怒的“权利”，以保持冷静，并通过换位思考来更好地理解患者或其家属的诉求，切忌“以暴制暴”。

2．积极协商

冲突发生后，护理人员应快速反应，尽快锁定问题的关键，劝说患者或其家属采取协商或调解的方式解决问题，以防冲突进一步升级。

协商时，护理人员应详细了解患者或其家属的具体诉求，并耐心地解释和说明情况。如果协商无法解决问题，护理人员可以寻求第三方调解，如请求医院相关部门或主管卫生行政部门介入调解。

3．不究对错

在处理冲突时，护理人员若一直争辩谁对谁错，就容易让患者或其家属更加愤怒，从而加剧冲突。这对于护理工作的顺利开展和患者的康复都是极为不利的。因此，当冲突发生时，护理人员应时刻牢记“患者第一”的工作原则，不要过多地追究患者或其家属可能存在的问题，而应在面对患者或其家属的情绪失控、不理智行为时，想方设法地让患者或其家属冷静下来，并针对患者或其家属的核心诉求提供解决方案。

护理实例

病房里，护士小张正在为刚做完手术的患者李阿姨进行日常护理。由于手术后的疼痛和不适，李阿姨情绪非常不稳定。在更换药物时，小张动作慢了一点，李阿姨突然发脾气，大声指责小张不够专业。

小张并没有立即为自己辩解，她深吸了一口气，继续按照操作要求给李阿姨换药，并温柔地对李阿姨说：“对不起，李阿姨，换药的时候有点疼，您再忍耐一下。我尽量快点给您换药。”为了分散李阿姨的注意力，减轻其疼痛感，小张还时不时地询问李阿姨的感受，并轻声安抚李阿姨的情绪。在小张的安抚下，李阿姨不再责骂小张，只是满脸不高兴地看着小张换药。

换完药后，李阿姨还是没有消气，并提出想打止疼针的要求。小张没有马上拒绝，而是想了想，说：“我知道您伤口特别疼。如果您实在难以忍受，我可以向医生申请给您打止疼针。但是这个止疼针不能天天打，它不利于伤口的恢复。要不这样，我教您一些缓解疼痛的方法，您先试试看？”

小张的话让李阿姨感受到了小张负责的态度和对自己的关心，于是便同意了小张的建议。在之后的护理中，李阿姨对小张的态度明显好转。出院时，李阿姨还主动向小张表示了感谢。

学以致用

以测促学

一、单项选择题

1. 下列选项中，不属于患者义务的是（　　）。

A. 及时就医　　B. 遵守医院的各项规章制度

C. 努力学习关于疾病的知识　　D. 如实陈述病情

2. 患病后，患者的饮食、排泄、呼吸、睡眠等基本的生理需要受到妨碍或威胁，病痛带来的折磨和生活上的不便使得（　　）成为患者的第一需要。

A. 康复的需要　　B. 安全的需要

C. 尊重的需要　　D. 归属的需要

3. 患者入院后一直昏迷不醒，其护患关系的行为模式应采用（　　）。

A. 权威型　　B. 主动—被动型

C. 指导—合作型　　D. 共同参与型

4. 下列选项中，关于护患关系的说法，错误的是（　　）。

A. 护患关系是一种专业性的互助关系

B. 良好的护患关系可以促进患者康复

C. 护患关系是一种多元的、帮助性的人际关系

D. 护患关系是一种以护理人员为主导的关系

二、简答题

1. 患者的角色适应不良主要包括哪些情况？
2. 患者常见的情绪反应有哪些？
3. 如何建立良好的护患关系？

三、案例分析题

小刘是某医院内科住院部的实习护士。一天，住院部新来了一名糖尿病患者。这名患者 68 岁，因糖尿病足部并发症入院治疗。住院期间，这名患者不遵照医嘱调整饮食，总是偷偷吃高糖、高盐食物。小刘发现后，严肃地向这名患者解释科学饮食的重要性，以及不遵守医嘱可能带来的严重后果。然而，这名患者不仅不听小刘的劝解，还用发脾气的方式表达自己的不满。面对患者的抵触情绪，小刘感到既委屈又生气，她觉得自己是为患者着想，却没想到会遭到这样的对待。在又一次发现这名患者不遵医嘱饮食后，小刘生气地责备了这名患者，患者也非常生气，便与小刘吵了起来，甚至威胁要投诉小刘。

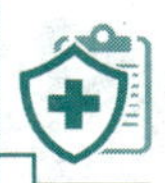

请你仔细阅读案例，从患者权利与义务的角度说一说这名患者的做法有哪些不妥之处。作为一名护理人员，小刘在处理护患冲突时有哪些不对的地方？护理人员应如何正确处理护患冲突？

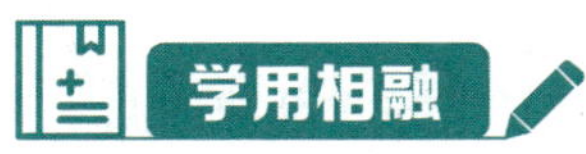

制作护患沟通宣传册

活动目标

（1）加深学生对护患沟通重要性的理解。

（2）提升学生建立良好护患关系的意识。

（3）增强学生的团队协作能力和问题解决能力。

活动准备

（1）分组。全班学生随机分成若干小组，每组 4～5 人。

（2）准备设计素材和工具。各组根据实际需求，准备制作宣传册所需要的设计素材和工具。

（3）查阅资料。各组查阅相关资料，进一步了解患者的心理需要，以及护患沟通的相关知识、案例等，为宣传册的内容策划做好准备。

活动流程

（1）各组基于前期收集的相关资料，深入讨论护患沟通宣传册的主要内容。主要内容需要涵盖护患沟通要点、沟通小故事或案例、沟通实用话术等。

（2）各组根据讨论结果、每个成员的兴趣和特长进行任务分工。例如，擅长绘画的小组成员负责绘图；文字功底好的小组成员负责撰写文字内容；对排版有研究的小组成员负责排版；具备摄影技能的小组成员负责拍摄照片或选取合适的图片素材；等等。分工结束后，各组将表 6-1 填写完整。

表 6-1　小组成员及任务分工情况

小组成员姓名	任务分工

（3）各组分工合作，共同完成宣传册的初稿。（要求：宣传册应内容准确、形式美观、易于理解。）

（4）各组在全班展示宣传册成品，并派一名代表对其进行简短介绍。每组展示结束后，其他组成员和教师可以提问，并提出修改意见。

（5）各组根据反馈进行修订，完成宣传册的终稿，并将宣传册制作成电子版，上传至学校网站或相关网络媒体，扩大传播范围，以便宣传护患沟通常识。

注意事项

（1）在任务分工时，要确保每个成员都有明确的职责和任务，避免工作重叠或遗漏。

（2）鼓励小组与小组之间保持沟通，及时分享进展和遇到的问题，共同解决问题。

（3）在评论各组作品时，要客观公正地提出意见和建议，促进宣传册质量的提升。

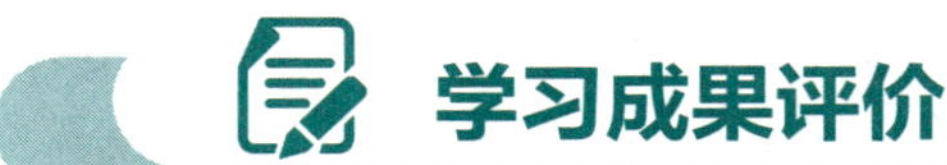

学习成果评价

请结合自身的学习情况，按照表 6-2 中的评价标准，对本章的学习成果进行自评，并请教师进行评价。

表 6-2　学习成果评价表

评价项目	评价标准	分值	评价得分	
			自评分	师评分
知识与技能（50%）	能够准确复述患者和患者角色的概念	10		
	能够简要阐述患者的权利与义务、患者角色适应的主要体现、患者心理需要和心理反应的主要内容	15		
	能够复述护患关系的特征和行为模式	10		
	能够结合实例说明如何建立良好的护患关系	15		
学习过程与方法（30%）	课前认真预习本章的内容	10		
	课中认真听讲，主动参与问题讨论和实践活动	10		
	课后积极复习，回顾、总结所学知识	10		
综合素养（20%）	具备灵活应变能力，能够妥善应对护患冲突	10		
	具备真情服务理念和人文关怀意识，能够积极主动地为患者服务	10		
合计		100		
总分（自评分×40%+师评分×60%）				
自我评价				
教师评价				

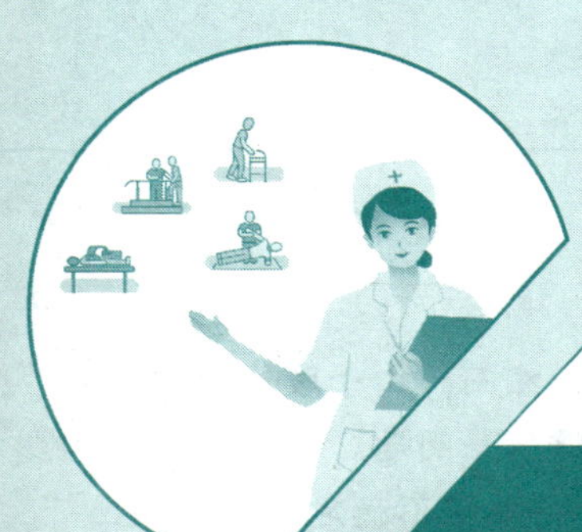

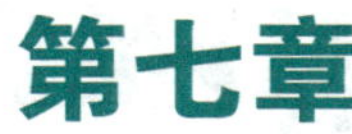

第七章 心理护理

章前导读

心理护理是临床实践中不可或缺的重要环节，它在促进患者心理健康、缓解患者情绪困扰、提高患者治疗依从性等方面发挥着至关重要的作用。在临床实践中，护理人员应积极关注患者的心理健康，及时识别患者因疾病和治疗而产生的心理问题，主动回应患者的情感需要，并通过有针对性的心理护理措施，帮助患者更好地康复。

学习目标

知识目标

- ✧ 了解心理护理的概念，以及心理护理与整体护理的关系。
- ✧ 熟悉心理护理的目标、原则和实施形式。
- ✧ 掌握心理护理的基本程序。

技能目标

- ✧ 能够准确评估患者的心理状态，并制订有针对性的心理护理措施。
- ✧ 能够在临床实践中灵活运用心理护理的基本程序帮助患者解决心理困扰。

素质目标

- ✧ 培养敏锐的观察力和细致的工作习惯，及时发现患者心理需要的变化。
- ✧ 提升共情能力和情绪管理能力，培养积极的心态和高尚的职业情操。

案例导入

70 岁的张爷爷因脑卒中住院，经过急救治疗后生命体征稳定。然而，由于肢体功能受限，自理能力明显下降，张爷爷产生了生活兴趣减退、情绪低落等问题。同时，张爷爷对康复治疗产生恐惧心理，常常拒绝参加康复训练，情绪变得非常不稳定。

护士小李发现这一情况后，立刻对张爷爷的心理状况进行了评估。通过与张爷爷的交流和日常观察，她了解到张爷爷热爱运动、兴趣广泛，但他生病后产生了较大的心理落差，导致情绪出现问题。心理测评结果显示，张爷爷存在显著的焦虑情绪。经过分析，她判断张爷爷存在焦虑、自我认同紊乱及治疗依从性差等问题。针对这些问题，小李为张爷爷制订了有针对性的心理护理计划，短期目标为一周内帮助张爷爷缓解焦虑，并提高治疗依从性，长期目标为帮助张爷爷在出院前重建自我认同，并掌握居家康复方法。

经过一周的心理护理，张爷爷的焦虑情绪显著改善，且能够积极参与每日的康复训练，短期目标顺利实现。出院前，他不仅接受了当前的身体状况，能够以积极乐观的心态面对生活，还掌握了多种居家康复方法，长期目标也成功达成，为类似患者的护理提供了宝贵的参考。

请思考

请结合上述案例谈谈你对心理护理的认识及其在患者康复过程中的作用，并思考心理护理包括哪些程序。

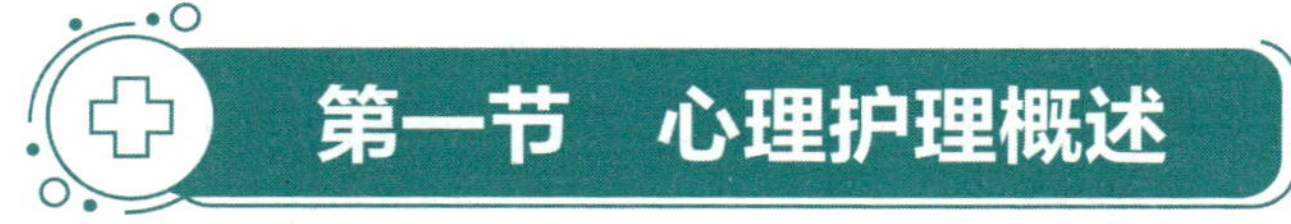

第一节　心理护理概述

一、心理护理的概念

心理护理是指在护理过程中，护理人员以心理学理论和技术为指导，以良好的人际关系为基础，按照一定的程序，积极调整护理对象的不良心理状态和行为，帮助其实现最佳身心状态的手段和方法。

在临床实践中，心理护理的形式并不局限于特定的技术或方法，任何能够对患者产生积极心理影响的言行举止，都可以视为心理护理的一部分，如图 7-1 所示。

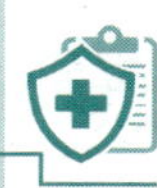

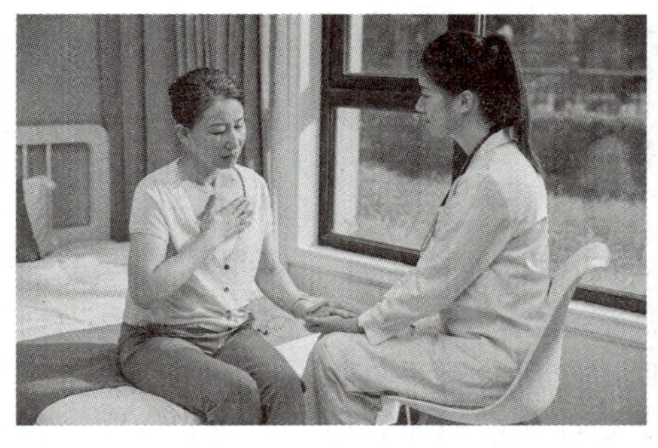
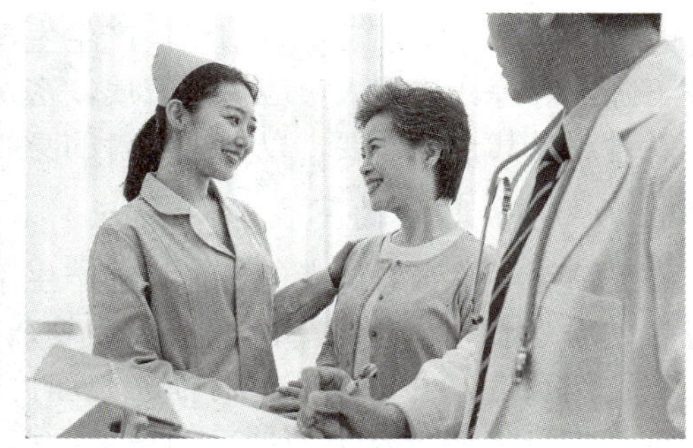

图 7-1　心理护理

二、心理护理与整体护理的关系

整体护理是一种以患者为中心，以现代护理观为指导，以护理程序为框架，并且把护理程序系统地运用于临床护理和护理管理的思想和方法。它强调从生理、心理、社会等多个维度对患者进行全面的护理。心理护理作为其中的一个重要组成部分，主要关注患者的心理状态和心理需要。

具体而言，心理护理与整体护理的关系可以概括为以下两点。

首先，心理护理是整体护理的核心环节。心理护理重点关注患者的心理需要，有助于缓解患者的不良情绪，增强患者的治疗信心，从而提升其整体健康水平。在整体护理过程中，心理护理贯穿始终，是实现整体护理目标的关键。

其次，心理护理与整体护理相互依存、相互促进。一方面，整体护理不仅为心理护理提供了患者的生理状况、社会背景等多维度的信息，还通过规范化的流程提升了心理护理的专业性和科学性。这些支持为心理护理的顺利开展提供了保障，进而提高了心理护理的效果。另一方面，心理护理的有效实施又会推动整体护理目标的实现，使患者在生理、心理、社会等多个方面的状况都得到改善。

三、心理护理的目标

心理护理的最终目标是通过综合性的护理措施，促进患者的心理恢复和自我发展。具体而言，心理护理的目标包括提供良好的心理环境、满足患者的合理需要、消除患者的不良情绪反应，以及提高患者的适应能力。

（一）提供良好的心理环境

良好的心理环境是做好各项护理工作的前提，对患者的情绪和康复过程具有重要的积极意义。它涉及为患者提供舒适的医疗环境、与患者建立良好的护患关系等多个方面。在临床实践中，护理人员应致力于为患者提供温馨、支持性的心理环境，以有效缓解患者的焦虑和恐惧情绪，增强其安全感，提升其治疗配合度，从而更好地促进其康复。

（二）满足患者的合理需要

患者的心理需要是多方面的，包括疾病认知需要、安全需要、情感支持需要、尊重与认同需要等。如果患者的合理需要无法被满足，患者就可能会产生各种不良状况，如陷入恐惧、焦虑、抑郁等不良情绪，产生生理应激反应，治疗依从性下降，等等。护理人员应协同家属，密切关注患者的心理变化，及时满足其合理需要，以促进患者的身心康复。

患者常见的心理需要

（三）消除患者的不良情绪反应

不良情绪不仅会对患者的身体机能产生不良影响，而且会加重患者的心理负担，使患者的病情更为复杂甚至恶化。因此，护理人员应及时识别患者的不良情绪反应，并采取有针对性的心理护理措施帮助患者消除不良情绪反应，以避免情况进一步恶化而引发更为严重的后果，这是心理护理的关键环节。研究表明，心理护理开展得越早，效果越显著。

（四）提高患者的适应能力

良好的适应能力是患者面对疾病和治疗过程中最为关键的心理素质，它不仅能帮助患者接受疾病事实、缓解焦虑情绪，还能让他们积极地调整生活方式，适应新的状态、角色和环境。在临床实践中，护理人员应关注患者在适应过程中的心理和行为变化，给予患者必要的支持，帮助患者逐步恢复生活节奏并建立信心，提高其适应能力。

四、心理护理的原则

心理护理是一项专业性和科学性很强的工作，必须在一定原则的指导下进行。在临床实践中，护理人员对患者进行心理护理时，应严格遵循以下原则。

（一）交往原则

心理护理是在护理人员与患者的互动中实现的，因而与患者建立良好的护患关系至关重要。在临床实践中，护理人员应遵循交往原则，在与患者的互动中真诚待人，多从患者的角度出发考虑问题，积极与患者建立信任关系，并保持持续的沟通与协作，以更好地促进患者的康复。

（二）服务原则

心理护理同其他护理工作一样具有服务性。护理人员应以患者及其家属的满意为工作目标，以饱满的精神状态积极投入到工作中，及时发现患者的不适，为满足患者的各项合理需要提供热情、周到的服务。

（三）启迪原则

启迪原则是指护理人员通过启发、引导的方式，帮助患者认识自身的心理问题，领悟解决问题的方法，从而促进患者的心理调适和康复。在心理护理的过程中，护理人员应不断应用医学、心理学及其他相关学科的知识对患者进行宣传教育，启迪患者，消除患者对疾病的错误观念、错误认知，使患者对待疾病、治疗的态度由被动转为主动。

需要注意的是，启迪的目的是帮助患者自己做出正确的选择，而不是强迫患者接受自己的观点。护理人员要充分尊重患者的意愿，即使患者最终没有采纳自己的建议，也不能强行干涉，而是要继续鼓励患者思考和探索。

（四）尊重原则

所有患者在人格上享有平等的权利。护理人员在与患者交往时，应始终秉持平等的

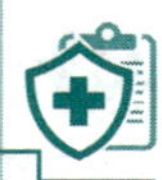

态度，语气温和、诚恳且礼貌，给予患者充分的尊重，切勿采用轻视、嘲讽或讥笑的语气与态度，以免伤害患者的自尊心，影响其心理状态和治疗效果。

（五）针对性原则

针对性原则是指护理人员应根据患者的个体差异，如年龄、性别、文化程度、疾病类型、心理状态等因素，为其制订有针对性的心理护理计划。在临床实践中，护理人员应全面收集患者信息，并综合评估其心理状况，以选择合适的心理护理措施，进而提升心理护理的效果。

（六）自我护理原则

自我护理原则是指护理人员应引导和鼓励患者充分发挥自身的主观能动性，积极参与自身的健康管理和心理调适。该原则强调患者是自己健康的第一责任人和重要维护者。护理人员应通过知识讲解、技能培训、分享其他患者自我护理的成功案例等方式，不断提升患者的自我护理意识和能力，帮助其学会识别和应对常见的心理问题。

此外，当患者在学习自我护理技能的过程中取得进步时，护理人员应及时给予肯定和鼓励，让患者看到希望，增强自信心。对于患者在自我护理过程中出现的挫折和失败，护理人员要给予理解和支持，帮助患者分析原因，鼓励他们再次尝试。

（七）保密原则

在开展心理护理工作的过程中，护理人员应严格保护患者的隐私和个人资料，未经患者同意不得泄露其病史、心理状况等信息。此外，对于患者不愿透露的信息，护理人员应避免强行追问。

共情护理

情境1：某护士在与患者交流时，总是直接告诉患者该做什么，而没有引导患者自己思考解决问题的办法。

情境2：某护士在为患者提供心理护理时，采取的都是一样的护理方法。

情境3：某护士在护理过程中不顾患者的反对，坚持让患者接受自己的治疗建议。

思考：请结合所学知识分析上述情境中护士的做法违反了心理护理的哪些原则，并提出改进措施。

五、心理护理的实施形式

（一）个性化与共性化心理护理

根据护理策略的不同，心理护理可以分为个性化心理护理和共性化心理护理两种类型。

1．个性化心理护理

个性化心理护理是指根据患者的特殊心理需要，为其提供量身定制的护理方案的护理模式。它强调在护理过程中充分考虑个体差异，深入了解患者的心理状态、生活背景及个人需要，从而为其制订专属的护理计划。通过个性化心理护理，护理人员可以帮助患者有效地缓解心理压力，增强心理韧性，从而加快康复进程。

2. 共性化心理护理

共性化心理护理是指针对患者群体中普遍存在的心理问题，采用统一、标准化的心理护理措施对其进行干预和调整的护理模式。这种护理模式的目的在于识别并有效应对患者群体中常见的心理困扰，帮助患者减轻心理压力，防止病情恶化或出现严重心理问题。例如，癌症患者在化疗期间常因恶心、呕吐等身体不适而出现情绪低落。针对这一普遍问题，护理人员可以通过在病房播放舒缓音乐、为患者发放放松训练指导手册、组织建立患者互助小组等标准化措施，帮助患者缓解情绪困扰。在面对大量患者时，共性化心理护理可以快速有效地解决患者普遍存在的心理问题。

患者心理问题的共性化和个性化具有相对性。在心理护理的过程中，护理人员既要把握患者心理的普遍规律，也要根据个体差异，为有需要的个体提供有针对性的心理护理方案。这样，护理人员才能更好地满足患者的多样化需要，帮助他们更有效地应对心理困扰，改善心理状况。

（二）有意识与无意识心理护理

根据护理人员实施心理护理时是否主动，心理护理可以分为有意识心理护理与无意识心理护理两种类型。

1. 有意识心理护理

有意识心理护理是一种有计划、有目的、有针对性的心理护理方式，需要护理人员主动地运用专业的心理干预方法来帮助患者改善心理状态。这种护理方式要求护理人员具备一定的心理护理意识、接受过专业化的培训，并且需要特定的时间和场合来实施。

2. 无意识心理护理

无意识心理护理是指护理人员在日常护理工作中，无意间通过言语或行为对患者的心理状态产生积极影响的一种心理护理方式。例如，护理人员不经意间说出的温暖的话语、表露出的关怀的眼神等都属于无意识心理护理。这种护理方式没有预先制订专门的心理护理计划，但却在不经意间发挥着心理护理的作用。

无意识心理护理是临床心理护理的基础，是实现有意识心理护理的保障，也是获得良好心理护理效果的关键。

护理之星

心灵修复者——护士的心理护理“魔法”

在肾病风湿科的病房里，王先生的病情让所有医护人员都感到十分担忧。年约30的他，面容憔悴，对周围的一切毫无兴趣，医生建议他立刻开始腹膜透析治疗，但他对此漠不关心，甚至对治疗方案置之不理。每天沉浸在自己的世界里，唯一关心的只有游戏。当医护人员尝试靠近他时，他总是拉上床帘，拒绝与任何人接触。

聆听心声，打开心扉

王先生的父亲几乎每天都在床前守候，劝说儿子积极治疗，但每次两人都争吵不休，最终不欢而散。一次，王先生突然吵着要出院。得知此消息后，在家休息的吴护士长立刻返回科室，对王先生展开了一场长达两小时的心理疏导。

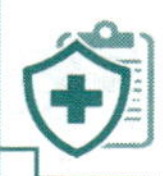

她深知，单纯的劝说对王先生来说是无效的。此时，王先生需要的肯定不是建议，而是耐心和关爱。于是，吴护士长没有急于给出建议，而是给了王先生一个可以倾诉的空间，让他可以无拘无束地表达内心的痛苦和挣扎。

她轻轻坐在王先生身旁，用温柔而坚定的声音，引导王先生打开心扉，倾诉内心的痛苦与挣扎。在两个小时的时间里，吴护士长没有一丝的不耐烦，她投入地倾听着王先生说出的每一句话，感受着他的每一丝情绪波动。她以专业的知识，为王先生剖析病情，讲述治愈的希望与可能；她以亲身的经历，分享战胜困难的勇气和力量；她以无尽的关爱，给予王先生重新拥抱生活的勇气。

信心重燃，重拾希望

随着时间的推移，王先生逐渐改变了态度。他不再拒绝治疗，答应积极配合透析治疗。护理团队了解了王先生家庭的经济困境后，主动为他提供生活上的帮助，包括送牛奶、做营养餐和捐款等，确保他能够顺利进行透析治疗。

最终，王先生顺利康复，出院时对吴护士长表达了深深的感激之情，感激她让自己重新找回信心，不仅恢复了健康，还看到了生活的另一种可能。正是吴护士长的真诚关怀与专业疏导，让王先生在绝望中找到了希望。她用实际行动证明了，心理护理不仅能缓解患者的身心痛苦，更能为患者打开心灵的窗户，带来全新的开始。

资料来源：《心灵修复者：护士的心理护理魔法》，
浙江省中山医院护理部微信公众号，2024 年 7 月 17 日

第二节　心理护理的基本程序

心理护理程序是一种有计划、有步骤地改善患者心理状态的系统方法，旨在为患者提供全面、有效的心理护理服务。它是一个综合性的、连续的、动态的过程，具有决策和反馈功能。

心理护理程序以护理程序为指导，通常包括心理护理评估、心理护理诊断、心理护理计划、心理护理实施和心理护理评价 5 个基本步骤。在临床实践中，护理人员应遵循心理护理程序开展心理护理工作，以更好地实现心理护理的目标。

一、心理护理评估

心理护理评估是心理护理程序的第 1 步。这一步的主要任务是通过观察法、访谈法、心理测验法等方法，评估患者的心理状态和需要，为确定心理护理诊断和制订护理计划提供依据。在开展心理护理评估工作时，护理人员应先收集患者的相关资料，然后对资料进行整理和分析，最后得出评估结论。

（一）收集资料

收集资料是护理人员系统性地获取患者健康状况相关信息的过程，是心理护理评估

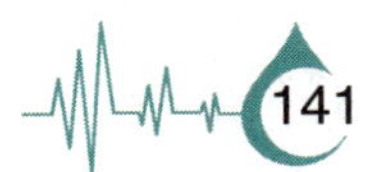

的核心任务之一。资料收集的内容、途径和方法具体如下。

1. 资料收集的内容

心理护理评估所需的资料主要包括以下几个方面。

（1）基本信息：包括患者的姓名、性别、年龄、职业、文化程度、婚姻状况等。

（2）生活状况：包括患者的食欲、睡眠、排泄等方面的情况。

（3）既往病史：包括家族史、过敏史、用药史、手术史、住院史等。

（4）心理状况：包括患者的认知功能、情绪状态、人格特征、自我意识等。

（5）行为表现：主要了解患者在面对压力和疾病时的行为表现，如是否积极了解治疗信息、主动配合治疗，是否存在攻击行为、退缩行为（通常表现为不合群、孤独、回避社交互动等）、无助行为，是否存在影响疾病康复的不良行为习惯，等等。

（6）社会信息：包括患者的社会支持系统、社会角色、经济状况，以及近一年内对患者影响较大的生活事件。

护理提示

社会支持系统方面的信息主要涉及家庭成员对患者的关心程度、陪伴时间和实际支持行为，以及患者的朋友数量、朋友关系的密切程度、朋友在患者患病期间的支持情况等。

2. 资料收集的途径和方法

资料收集的途径主要包括患者本人，患者的家属、朋友、同学、同事，以及患者的医疗记录等。患者本人是资料的主要来源，护理人员可以灵活、综合地运用第四章讲述的访谈法、观察法和心理测验法等方法收集、获取相关信息。

家属、朋友、同学、同事等提供的反馈，以及患者的医疗记录，可以作为补充信息。护理人员可以通过座谈的方式向患者的亲友了解患者的个性、社会适应情况等，通过查阅医嘱、化验单和检查单等资料了解患者的健康状况和治疗依从性等重要信息。

需要注意的事项如下：在记录主观资料时，护理人员应尽量引用患者或其亲友的原话；在记录客观资料时，则应使用专业术语。

（二）整理和分析资料

待收集完患者的相关资料后，护理人员应对其进行整理和分析，以判断患者是否存在心理问题，心理问题的性质、严重程度及可能的影响因素。这一过程不仅有助于识别患者心理问题的根源，还为明确心理护理诊断和制订心理护理计划提供了重要依据。

二、心理护理诊断

心理护理诊断是心理护理程序的第 2 步，它是指在心理护理评估的基础上，对患者现存的或潜在的心理问题做出临床判断并进行描述的过程，是制订心理护理计划的重要依据。需要注意的是，通过心理护理诊断所确定的问题不能超出护理工作的范围。

（一）心理护理诊断的确定

目前，临床常用的心理护理诊断包括无效性否认、语言沟通障碍、调节障碍、精神

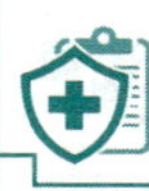

困扰、预感性悲哀、自我形象紊乱、焦虑和恐惧，这些心理护理诊断的具体表现及其可能产生的影响如表 7-1 所示。在临床实践中。护理人员应根据患者的具体表现，诊断患者存在以下哪些心理问题。

表 7-1　临床常用心理护理诊断的具体表现及其可能产生的影响

诊断名称	具体表现	可能产生的影响
无效性否认	患者否认自身病情，拒绝接受疾病的存在或病情的严重性	可能影响其治疗依从性和康复进程
语言沟通障碍	患者因病情或心理状态影响，出现与他人交流困难的情况	可能影响治疗过程，也可能导致其产生孤独感和无助感
调节障碍	患者在应对疾病、治疗过程中的心理适应能力受限，表现为情绪不稳定、应对策略不当等	可能会加重身心负担，进而加剧健康问题
精神困扰	患者由于疾病或治疗过程中的不确定性、痛苦等，产生各种情绪困扰	可能影响其日常生活和治疗依从性
预感性悲哀	患者对未来可能出现的失落或死亡产生的悲伤和焦虑情绪，常见于终末期患者或面临重大疾病的患者	可能导致其生活质量下降
自我形象紊乱	患者由于疾病或治疗的影响，产生对自己外貌、功能等的负面评价	可能影响其自尊心和心理健康
焦虑	患者对疾病、治疗或未知的未来产生的过度担忧和紧张情绪	可能导致其病情加剧
恐惧	患者对手术、注射、住院或其他医疗程序产生的一种强烈不安的情绪体验	可能影响其治疗依从性

（二）心理护理诊断的陈述

心理护理诊断是护理诊断内容的一部分，其陈述方式与护理诊断的一致。具体而言，完整的心理护理诊断陈述包括 3 个部分：① 健康问题（P），即心理护理诊断的名称；② 病因（E），即引发心理问题的相关因素；③ 症状或体征（S）。这种结构通常被称为 PES 公式。

心理护理诊断的陈述方式主要有以下两种。

（1）三部分陈述，即 PES 公式，如“恐惧（P）：与身体健康受到威胁有关（E），表现为哭泣、逃避（S）”。

（2）两部分陈述，即 PE 公式，如“焦虑（P）：与即将失去工作能力有关（E）”。

需要注意的是，无论是三部分陈述还是两部分陈述，病因（E）的陈述均不可缺少，只有明确原因才能为制订心理护理计划指明方向。

三、心理护理计划

心理护理计划是根据心理护理诊断所确定的患者的心理问题所制订的有针对性的心理护理方案。总的来说，心理护理计划的制订主要包括以下几个要点。

（一）确定心理护理诊断的优先顺序

由于心理护理诊断通常涉及多个问题，在制订护理计划时，护理人员应先按照这些问题的重要性和紧迫性对其进行排序。心理护理诊断所涉及的问题通常可分为 3 类，具体如表 7-2 所示。

表 7-2　心理护理诊断所涉及的问题类别及处理要求

问题类别	定义	示例	处理要求
首优问题	对生命构成直接威胁的心理问题	患者情绪极度低落，存在自杀风险	需要立即采取保护措施和心理干预
中优问题	虽不直接威胁生命，但会对患者的康复过程产生显著干扰的心理问题	焦虑、恐惧等引发的反常情绪和行为	需要给予充分重视，并及时采取心理护理措施
次优问题	对患者当前健康状况和治疗过程影响较小，需要逐步解决的心理问题	调节障碍、精神困扰等	需要密切关注，并适时进行心理干预

需要注意的是，这些问题的优先级是动态变化的。护理人员应密切关注患者心理健康状况的变化，当发现某些中优或次优问题转变为首优问题时，应立即采取相应措施。

（二）设定心理护理的预期目标

心理护理的预期目标，是指护理人员期望患者在接受心理护理后能够达到的健康状态或产生的行为改变，即最理想的心理护理效果。

1. 预期目标的分类

根据实现目标所需的时间，预期目标可以分为短期目标和长期目标两种类型。

（1）短期目标：指在较短时间内（通常少于 7 天）可以实现的目标，如“患者在 5 天内通过放松训练缓解焦虑情绪”。

（2）长期目标：指在相对较长的时间内（数周甚至数月）才能实现的目标，如“患者在两个月内通过接受心理疏导重建自我认同，并能够独立管理自身健康”。

2. 预期目标的陈述

在临床实践中，心理护理预期目标的陈述应结构合理、表述清晰，以便为心理护理措施的制订提供清晰的方向。

预期目标的陈述应包含以下几点。

（1）主语：指患者或其机体的一部分。

（2）谓语：指患者完成某目标所采取的措施。

（3）目标标准：指患者完成某目标所要达到的程度。

（4）条件状语：指患者完成某目标时所处的条件状况。

（5）时间状语：指患者完成某目标的时间限定。

例：	两周内	患者	能在焦虑情绪出现时	使用放松技巧	缓解焦虑。
	时间状语	主语	条件状语	谓语	目标标准

3. 注意事项

（1）心理护理的预期目标应围绕患者的需要设定，重点关注患者的行为、情绪、认知等方面的改善与变化。

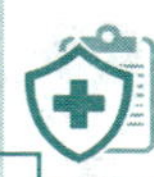

（2）心理护理的预期目标应具有明确性、可衡量性、可实现性、时限性等特点。可实现性是指心理护理的预期目标应符合实际情况，即在现实的护理条件下，通过护理人员和患者的共同努力，心理护理的预期目标有较大的可能可以实现。

（3）心理护理的预期目标应具有针对性，即一个预期目标针对一个心理护理诊断（但一个心理护理诊断可有多个预期目标）。

（4）心理护理的预期目标应与医疗工作相协调。

（三）制订心理护理措施

制订心理护理措施是实现预期目标的关键。护理人员应结合患者的具体心理状态和需要，灵活运用第五章所讲的支持疗法、认知行为疗法和行为训练等心理干预方法，为患者制订有针对性的心理护理措施，以有效减轻患者的心理压力，并促进其身心的全面康复。

在制订心理护理措施时，护理人员应注意以下要点：① 要充分考虑患者的个体差异，选择那些适合患者且能够达成预期目标的心理护理措施；② 要充分考虑现有的医疗资源和条件，确保心理护理措施切实可行；③ 要详细、具体地阐述心理护理措施，确保其能够有效指导心理护理的实施。

此外，护理人员应鼓励患者参与护理措施的制订过程，这不仅能帮助患者更好地理解心理护理措施的意义和价值，还能提高其配合度，确保心理护理计划的顺利实施。

（四）书写心理护理计划

最后，护理人员需要将心理护理诊断、心理护理的预期目标、心理护理措施等按一定的格式书写成文，从而形成心理护理计划。

心理护理计划通常以心理护理计划单的形式呈现。心理护理计划等是从传统的护理计划单发展演变而来的，是护理人员为患者提供系统化、个性化心理护理服务的重要依据。不同医院护理计划单的书写格式有所不同，但通常都包括开始日期、护理诊断、预期目标、护理措施、效果评价、停止日期等内容。

在书写心理护理计划时，护理人员可以借鉴护理计划单的结构。表 7-3 为某医院的心理护理计划单示例。

表 7-3　心理护理计划单示例

姓名__张××__　性别__女__　年龄__24__　科室__××__　床号__××__　住院号__××__

开始日期	心理护理诊断	预期目标	心理护理措施	效果评价	停止日期	签名
2024.12.30	焦虑：与身体健康受到威胁有关，表现为哭泣、逃避，且有睡眠障碍	患者能够减轻焦虑，稳定情绪，改善睡眠质量	每两天为患者做一次心理疏导；每周指导患者做4次放松训练；利用认知行为疗法帮助患者改变错误的思维模式	经过两周的心理护理，患者的焦虑情绪明显减轻，睡眠质量得到改善，情绪较为稳定	2025.1.15	李××

四、心理护理实施

心理护理和心理治疗的区别

心理护理实施是将心理护理计划付诸实践的过程，是实现心理护理目标的关键环节。总的来说，心理护理的实施主要包括以下两个要点。

（1）严格执行心理护理计划。在临床实践中，护理人员应严格按照拟定的心理护理计划开展心理护理工作，确保每一项措施都落到实处。

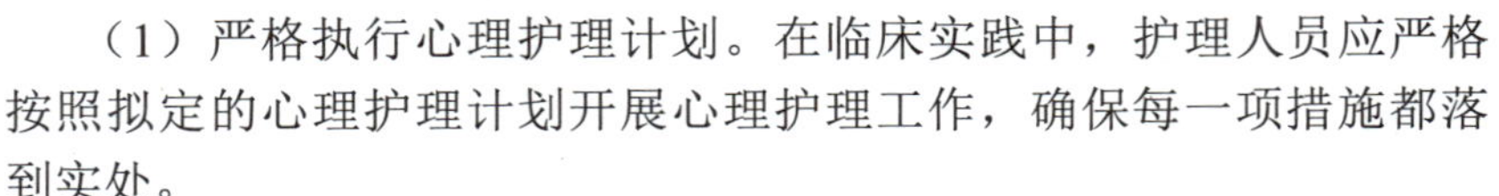

（2）做好记录，定期评估。在实施心理护理计划时，护理人员应详细记录患者对心理护理措施的反应（如表情、语言反馈等），定期评估心理护理措施的效果，以便为后续工作提供依据。

需要注意的是，如果在实施心理护理计划的过程中发现心理护理措施的效果不如预期或患者出现其他异常情况，护理人员应及时考虑是否对心理护理计划做出调整。

五、心理护理评价

心理护理评价贯穿于整个心理护理的全过程，是对心理护理措施效果的动态判断与分析。通过将患者的实际情况与心理护理的预期目标进行对比，护理人员能够评估心理护理措施在改善患者心理状态和行为反应方面的实际效果，并在必要时及时调整心理护理计划。

一般来说，心理护理评价的步骤包括以下几个主要环节。

（1）收集相关资料。在对心理护理措施的效果进行评价时，护理人员应再次收集关于患者健康状况的资料，评估其当前的心理状况和行为表现，从而为下一步的判断提供依据。

（2）判断结果。基于收集到的资料，护理人员便可以将患者目前的状况与预期目标进行比较，从而判断预期目标的实现程度。预期目标的实现程度一般可分为目标完全实现、目标部分实现和目标未实现 3 种。

（3）分析原因。如果目标仅部分实现或未实现，护理人员可以通过以下几个问题分析可能的原因：① 所收集的资料是否真实、准确、全面？② 心理护理诊断是否正确？③ 心理护理的预期目标是否合理？④ 心理护理措施是否适合患者？执行是否有效？⑤ 患者的情况是否产生新变化或是否有新问题产生？⑥ 患者及其家属是否配合护理工作？

（4）修订计划。护理人员应根据实际情况考虑是否修订心理护理计划。具体而言，当已识别的问题解决或预期目标实现时，护理人员应停止原有的心理护理计划；若原认为可能存在的问题，经进一步收集资料并分析后发现不存在，护理人员应取消对应的心理护理计划；若问题仍然存在，且预期目标与护理措施得当，护理人员应继续执行原定心理护理计划；若在实施过程中发现心理护理诊断、预期目标或护理措施不合理，护理人员应及时对心理护理计划进行调整与修订。

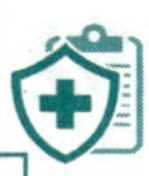

护理实例

林某，男，60 岁，某大学教授，因突然出现头晕、心悸、胸闷、气短、四肢无力等不适而入院。入院后检查示血压 180/105 mmHg，对症处理后好转，但仍存在头晕、精神萎靡等症状。患者主诉有濒死感，夜间常出现阵发性心慌、胸闷、气短；平日不愿多语，顾虑重重。反复全面检查均未发现明显异常。经抗高血压药物治疗，配合心理护理，患者好转并出院。护理人员利用心理护理基本程序开展心理护理工作的要点如下。

1．进行心理护理评估

（1）患者的身体状态：患者入院后血压 180/105 mmHg，存在头晕、心悸、胸闷、精神萎靡、夜间有濒死感等症状。

（2）患者的心理状态：患者对即将到来的退休生活深感焦虑，认为自己的社会价值会下降，不愿与人交往，对任何事情都提不起兴趣。

（3）患者的主要人格特征：个性强、固执、好冲动，存在强烈的抱负心。

2．确定心理护理诊断

调节障碍：与缺乏充分的心理准备有关，表现为焦虑、烦躁、恐惧等。

3．制订心理护理计划

（1）心理护理目标：短期目标为使患者在一周内形成正确和积极的态度，树立战胜疾病的信心；长期目标为使患者在出院前达到心身最佳状态。

（2）心理护理措施：① 与患者建立良好的护患关系；② 耐心疏导，改变患者的认知；③ 为患者提供心理支持；④ 强化患者的社会支持系统。

4．实施心理护理措施

（1）与患者建立良好的护患关系：主动为其介绍医院环境及主治医师等情况；在护理工作中，尊重患者的各种生活习惯，通过交流取得患者的信任。

（2）耐心疏导，改变患者的认知：首先，通过入院检查使患者了解目前自身的身体状况，现有症状多属于反应性抑郁造成的身体不适，通过药物治疗、心理调适等途径可以康复；其次，通过沟通，改善患者对造成心理不适的生活事件的看法，即退休并不意味着自己没有价值，自身价值的体现可以是多方面的。

（3）为患者提供心理支持：鼓励患者积极配合各种治疗，为患者讲解心理健康知识，帮助其学会放松的方法，从而改善当前的焦虑状态。

（4）强化患者的社会支持系统：保持热情耐心的服务态度，鼓励患者与病友交流，鼓励家属和亲友经常来探望患者。

5．评价心理护理效果

（1）情绪变化的评估：定期使用焦虑自评量表（SAS）进行评估，监测患者的情绪变化，观察其焦虑水平是否得到有效控制。

（2）生理指标的评估：定期监测患者的血压、心率等生理指标，评估其高血压和心脏症状是否得到有效管理。

（3）生活质量的评估：通过访谈和观察，了解患者是否对退休生活有了新的认知和适应，是否能在退休后找到生活的意义和满足感。

6．出院指导

出院后，除一般治疗和护理指导外，护理人员从心理健康的保持、运动锻炼等方面给出了建议性指导。

学以致用

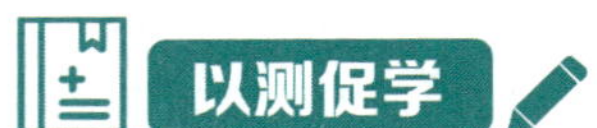

一、单项选择题

1．下列选项中，关于心理护理目标的说法，错误的是（　　）。

A．提供良好的心理环境是前提条件

B．满足患者的合理需要是基本要求

C．消除患者的不良情绪反应是关键

D．约束患者的不良行为是最终目标

2．（　　）是指护理人员应引导和鼓励患者充分发挥自身的主观能动性，积极参与自身的健康管理和心理调适。

A．自我护理原则　　B．启迪原则

C．保密原则　　D．针对性原则

3．以下哪一项是护理人员在评估阶段最可能进行的工作内容？（　　）

A．与患者建立信任关系并鼓励其参与护理决策

B．收集患者健康状况的相关信息

C．制订心理护理目标

D．通过认知行为疗法来改变患者的错误思维模式

4．虽不直接威胁生命，但会对患者的康复过程产生显著干扰的心理问题属于（　　）。

A．首优问题　　B．中优问题

C．次优问题　　D．以上均不正确

5．以下哪种情况出现时护理人员需要调整心理护理计划？（　　）

A．患者的心理状况出现好转

B．患者出现新的心理问题或原有问题加重

C．患者对护理人员非常信任

D．患者积极配合治疗且情绪稳定

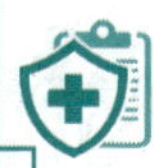

二、简答题

1．什么是无意识心理护理？

2．心理护理的基本程序是什么？

3．心理护理计划的制订主要包括哪些要点？

三、案例分析题

李某，男，55岁，某公司中层管理人员。因突发心肌梗死入院治疗，经抢救脱离危险后，转入普通病房。虽已脱离危险，但患者一直担心疾病复发，害怕自己突然离世，同时也担心在公司中的地位受到影响，还认为自己患病给家人带来了很大的经济负担。他变得沉默寡言，夜间睡眠质量极差，经常惊醒；对医护人员的治疗建议过度敏感，稍有不适就极度紧张。

请根据该患者的情况制订一份有针对性的心理护理计划（要求包括心理护理目标、心理护理措施等）。

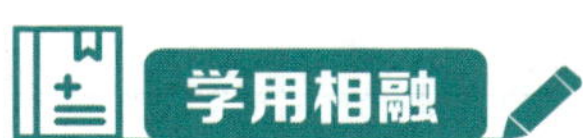

"生命的守护者，心灵的疗愈师"故事分享会

活动目标

（1）引导学生通过真实故事深入理解心理护理的意义和价值，并提升心理护理的能力。

（2）通过讲述、聆听关于心理护理的真实故事，增强学生的职业认同感与使命感。

活动准备

（1）分组。全班学生随机分成若干小组，每组3～5人。

（2）搜集故事。各小组成员通过网络搜索等途径，每人搜集2～3个能突出本活动主题的心理护理故事。

活动流程

（1）各小组成员在组内展示自己搜集的故事，并说出推荐理由，大家投票决定小组所要分享的故事。（要求：讲述时间不超过10分钟，故事数量各小组自己把控。）

（2）各小组商讨决定故事的讲述者。

（3）各小组成员相互合作，对选定的故事进行细节优化，并制作配套的PPT。制作PPT时可适当增加相关的图片、视频，以增强内容的感染力。（要求：故事在凸显人物风采的同时，要尽量贴合本章重点知识。）

（4）各小组派出选定的故事讲述者，由其结合PPT在班内分享本小组选定的心理护理故事。

（5）所有小组分享完毕后，大家投票选出最佳故事讲述者和PPT制作最精美的小组。（要求：每个奖项每人可投两票，但不可全部投给自己所在的小组。）

（6）教师对各组的表现进行点评，并请全班同学从所有故事中选出一个最打动自己的榜样人物，结合该人物写一篇心得体会。

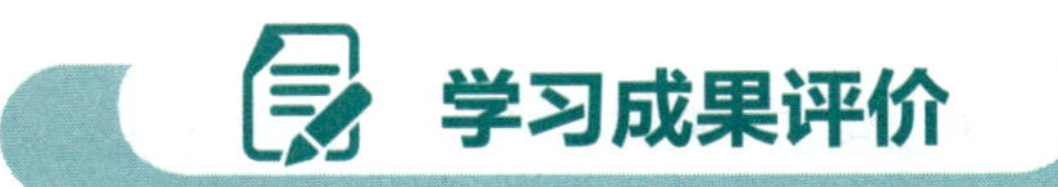

学习成果评价

请结合自身的学习情况，按照表 7-4 中的评价标准，对本章的学习成果进行自评，并请教师进行评价。

表 7-4　学习成果评价表

评价项目	评价标准	分值	评价得分	
			自评分	师评分
知识与技能（50%）	能够清晰描述心理护理的概念，并理解其与整体护理的关系	5		
	能够准确说出心理护理的目标	5		
	能够简要阐述心理护理的原则	5		
	能够阐明心理护理的实施形式	5		
	能够熟练掌握心理护理的基本程序	10		
	能够识别常见的心理问题	10		
	能够运用所学知识制订心理护理计划	10		
学习过程与方法（30%）	课前认真预习本章内容，标记自己不理解的内容	5		
	课中认真听讲，主动参与课堂讨论和实践活动	15		
	课后积极复习，并结合自身经历回顾、总结所学知识	10		
综合素养（20%）	具备团队协作能力，能够与团队成员有效合作，共同解决问题，达成目标	10		
	具备自主学习和反思的能力，持续拓宽自己的心理护理知识面	10		
合计		100		
总分（自评分×40%+师评分×60%）				
自我评价				
教师评价				

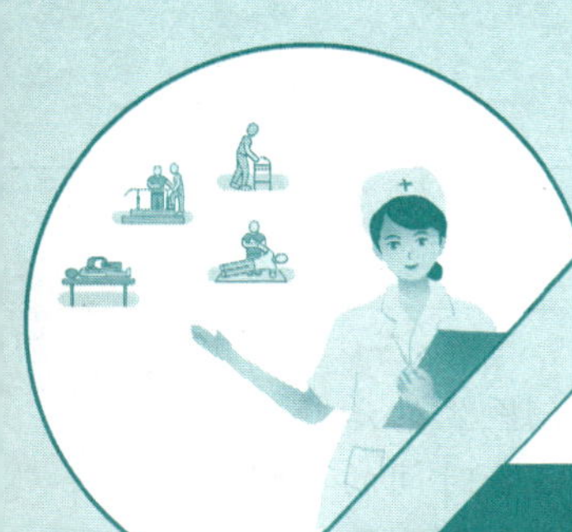

第八章

不同病症患者的心理护理

章前导读

在临床实践中，慢性病患者、急危重症患者、传染病患者和肿瘤患者是常见的患者类型。他们所患的疾病要么没有特效疗法，病情易反复，迁延不愈；要么需要接受长期的康复治疗；要么很急很重，甚至危及生命。这几类患者的心理问题也较为典型，各有不同的表现形式。对这几类患者进行心理护理时，护理人员应根据患者的具体病情和心理状态，运用护理心理学的相关知识和技能，采取具有针对性的护理措施，进行及时、有效的心理护理，从而促进患者早日康复。

学习目标

知识目标

- ✧ 熟悉慢性病患者、急危重症患者、传染病患者、肿瘤患者的心理特征。
- ✧ 熟知慢性病患者、急危重症患者、传染病患者、肿瘤患者的心理影响因素。
- ✧ 掌握慢性病患者、急危重症患者、传染病患者、肿瘤患者的心理护理方法。

技能目标

- ✧ 能够运用所学知识为患者提供个性化的心理护理服务。
- ✧ 能够在实际护理工作中，针对不同病症患者的心理问题采取及时且有效的护理措施。

素质目标

- ✧ 建立以患者为中心的护理理念，培养职业道德。
- ✧ 树立终身学习的理念，不断提高自己的专业素养和实践能力。

案例导入

李先生是一位糖尿病患者。刚确诊糖尿病时，李先生非常配合医生的治疗，每天都会按照医生的要求科学饮食、监测血糖并进行适量运动。可随着时间的推移，李先生觉得自己的病情控制得很好，渐渐地开始放纵自己，经常吃含糖量高的食物。在最近的一次体检中，护士小刘发现李先生经常不按时吃药，血糖值也超过了正常范围。小刘劝说李先生按照医嘱吃药和控制饮食，李先生却认为糖尿病是一种慢性病，自己吃点甜食也没有大碍，如果血糖超过了正常范围，他再吃药就可以了。

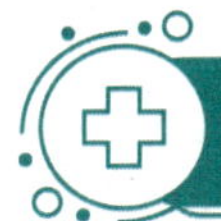

请思考

（1）李先生对待疾病的态度正确吗？

（2）假如你是护士小刘，你应该如何劝说李先生按照医嘱吃药和控制饮食，并改变李先生不正确的想法？

第一节　慢性病患者的心理护理

慢性病即慢性非传染性疾病，是指没有传染性且经过长期积累而形成的一类疾病。它具有起病缓、病程长、病因复杂、反复发作、治疗效果不显著等特点，往往会给患者的心理带来极大影响。常见的慢性病有冠心病、部分脑血管疾病、高血压、糖尿病、慢性呼吸系统疾病等。

了解慢性病患者的心理特征，并为其提供有效的心理护理，是保证其处于最佳身心状态，从而增强体质的必要条件之一。

一、慢性病患者的心理特征及其影响因素

（一）慢性病患者的心理特征

慢性病作为一种长期的劣性刺激，容易影响患者的情绪，导致其心境不佳。病情越重、病程越长，患者的异常情绪反应就可能会越严重。临床观察发现，慢性病患者在疾病的不同阶段可能会有不同的心理特征。其在疾病初期、反复发作期和适应期的心理特征比较典型，具体如下。

1．疾病初期的心理特征

在这一阶段，慢性病患者的心理特征主要表现为以下几点。

（1）震惊。慢性病患者在疾病初期，特别是在没有任何预警情况下得知患病信息时，会出现震惊的情绪反应，主要表现为突然感到眩晕、不知所措、行为不受控制等。这些表现可能会持续几秒钟，也可能会持续数周。

（2）否认。慢性病患者的否认表现多种多样，包括回避或轻视病情、拒绝接受诊

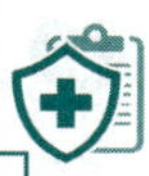

断、忽视治疗建议等。例如，在得知自己患病之后，有的患者会否认疾病的存在，以逃避疾病给自己带来的威胁和不确定性；有的患者不顾身体不适，坚持工作，逃避就医，想以此证明自己身体健康、状态良好；有的患者仅凭疾病早期症状较轻或无症状，就认为慢性病“不严重、不紧急、不致命”，对病情抱有无所谓的态度，配合度较差；等等。这些表现是患者对疾病诊断的初步反应，通常具有短暂性特征。

（3）敌意。有的患者在不得不面对自己患病的事实时，可能会怨天尤人，认为自己患病是由于某人、某事或某些不公正的待遇造成的；有的患者患病后，觉得个人实现人生理想的道路被阻断，或者原有的生活节奏被打乱，从而产生了巨大的心理落差，而这种心理落差进一步激发了患者内心的不满，导致他们将周围人的劝诫、关心与疾病一起视为需要抗争、克服的“敌人”，表现出对现状的强烈抱怨、愤怒甚至怨恨等消极情绪。

（4）恐惧。有的患者病情严重，极易出现恐惧反应，主要表现为紧张不安、夜不能寐、茶饭不思等。

2．反复发作期的心理特征

在这一阶段，随着对疾病认识的逐渐加深，很多患者开始表现出焦虑、抑郁、敏感多疑等心理特征。

（1）焦虑。由于病情反复急性发作，迁延不愈，又无特效药物治疗，慢性病患者往往会陷入焦虑的状态，忍不住担心疾病进展太快、治疗效果不佳、生活质量下降等情况出现，还会伴有睡眠障碍、易疲劳、眩晕等问题。

（2）抑郁。随着病程的进展，有的患者出现了多种并发症，其工作能力、家庭生活、事业发展及经济收入等均受到不同程度的影响。久而久之，这些患者就容易抑郁，表现为自信心下降、消极悲观、情绪低落、自我评价降低、兴趣索然、自我封闭等。

（3）敏感多疑。有的患者对周围人的眼神、语气特别敏感，可能会因别人无意中的一句话或一个表情而陷入对自己病情的担忧中；有的患者对于各种化验检查结果特别在意，病情一旦反复就会情绪低落，开始怀疑治疗效果；等等。

3．适应期的心理特征

随着治疗过程的展开，患者的心态也会有所改变。在这一阶段，慢性病患者的心理特征主要表现为以下几点。

（1）欣慰与兴奋。随着病情逐渐好转，身体逐步康复，有的患者开始为即将回归正常生活而欣慰，并产生兴奋情绪。

（2）接受与适应。有的患者逐渐学会了与疾病共处，愿意积极配合治疗，与周围人的关系也较为和谐、融洽；有的患者在适应患病的生活之后，病情稍有好转便开始忽视疾病对人体的持续伤害，出现不及时吃药、放松对生活习惯的要求等行为。

（3）依赖与退缩。随着病程的延长，有的患者会逐渐表现出一种特殊的心理状态，即角色强化。这些患者过度认同自己的患者角色，即使病情已经有所好转，仍认为自己是一个需要他人照顾的病人，从而在各方面都过于依赖他人。这种依赖主要表现为强烈需要他人的关注、心理非常脆弱、多疑敏感、自卑自责、总是刻意回避复杂的现实问题等。这种角色强化现象不仅影响了患者的心理健康，还可能会阻碍他们的康复进程。

（4）无助与孤独。有的患者因治疗效果不理想逐渐对治疗失去信心，开始怀疑治疗方案的正确性或医护人员的治疗水平，出现无助、孤独等情绪，甚至抗拒治疗，自暴自弃。

（二）慢性病患者的心理影响因素

慢性病患者的心理受到多种因素的影响，主要包括以下几点。

1. 疾病相关因素

慢性病的长期性、反复性和难以控制性，发病过程中可能伴有的剧烈疼痛，以及各种潜在的并发症，都会影响患者的心理状态。

同时，很多慢性病患者都需要长期服用药物或进行频繁的检查。有些药物或检查可能会产生副作用，干扰患者的正常生活，甚至完全改变患者的生活方式和习惯。这些都给患者带来了一定的身心负担，也是导致患者心理异常的重要因素。

2. 个人因素

因年龄、性格特征的不同，不同慢性病患者的心理反应也不同。

（1）年龄。不同年龄阶段的慢性病患者对疾病本身及治疗方案的了解程度不同，其心理状态也不同。例如，青少年慢性病患者对疾病有一定认知，但他们更关注的是自己能否被周围的人接受，如果周围的人对青少年慢性病患者抱以宽容、关心的态度，则他们一般能配合治疗，心理状态较好；如果周围的人对青少年慢性病患者抱以冷漠、斥责的态度，则他们可能会出现逃避治疗、自卑敏感等心理问题。又如，年龄较小的儿童慢性病患者因认知能力有限，其心理状态在很大程度上与活动是否受限及能否得到亲人的关心有关；老年慢性病患者大多对疾病有着清晰的认知，容易因担心治疗效果不佳而产生焦虑、愤怒、抑郁、恐惧等负性心理。

（2）性格特征。性格坚强、乐观的慢性病患者通常具有与疾病进行长期抗争的勇气和毅力，他们在面临病痛的折磨时，能够积极寻找希望，追求生活质量和人生目标，因而较少表现出无助、绝望等消极情绪；而性格懦弱、悲观的慢性病患者在面临病痛的折磨时，则容易出现抑郁、焦虑等负性心理。

3. 社会支持系统

慢性病患者拥有的社会支持系统会对其心理状态产生重要影响。具体来说，良好的社会支持系统有助于缓解患者的消极情绪和精神压力，可以帮助患者战胜挫折、走出困境；不良的社会支持系统可能会使患者感到孤立无援，甚至给患者带来负面影响。

二、慢性病患者的心理护理

护理人员应引导慢性病患者正确认识所患疾病，积极参与治疗过程。同时，护理人员应在建立良好护患关系的基础上对慢性病患者进行情绪疏导，并帮助其提高有效控制消极情绪的能力，维持最佳的心理状态。具体来说，护理人员对慢性病患者进行心理护理时，可以参考以下几点。

（一）心理健康教育

常用的心理健康教育方式有集体心理健康教育、个别辅导、随机教育等。护理人员对患者进行心理健康教育，应做到以下几点。

（1）帮助患者正确认识疾病，理解慢性病的长期性和疾病管理的重要性，避免过度

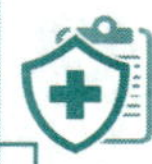

悲观或盲目乐观，并树立科学合理的治疗目标。

（2）及时向患者提供有关疾病治疗、护理、预后及康复方面的信息，说明疾病演变过程的复杂性，使他们能够及时了解自己的疾病状态，从而减少疑虑。

（3）在实施诊断、检查、治疗前，要向患者及时解释和说明，以取得患者的理解和配合。

（4）在与患者沟通时，应使用积极的暗示性的语言，减少患者疑虑，避免不良刺激影响患者的情绪。

（5）教会患者自我护理的知识和技术，使患者不断提高自我护理的意识和能力。

护理提示

需要注意的是，慢性病病种复杂多样，不同患者的心理状态也不相同。因此，护理人员对慢性病患者进行心理健康教育时应因病而异、因人而异。

（二）心理护理措施

1．促进患者建立康复动机

护理人员应让患者参与必要的治疗和护理决策，让他们设定可实现的小目标，并尊重他们对治疗的建议，以调动其积极配合治疗和自我护理的自觉性，从而帮助他们摆脱心理依赖，消除角色强化，增强自我管理和控制疾病进程的信心。

对于丧失信心甚至拒绝治疗的患者，护理人员应耐心解释，让患者明白慢性病的特点和连续治疗的重要性，引导患者在思想上重视治疗、在情绪上保持乐观，帮助他们正确对待疾病，树立治疗信心。

2．对患者进行培训

护理人员应教授患者一些简单有效的压力管理技巧，如深呼吸、冥想、正念练习等，以减轻疾病给患者带来的心理负担。同时，护理人员还可以教授患者一些有效的自我护理技巧，如怎样合理安排饮食、正确使用药物和进行日常监测等。这些培训可以增强患者的健康意识，促进其生活方式向积极的方向转变，从而帮助患者有效控制病情并提高生活质量。

护理之窗

正念练习

正念是一种心理疗法，它可以让个体的大脑放空，以便缓解焦虑情绪。正念练习的核心在于“非评判性观察”和“全然接受”。这意味着练习者需要用一种不带有任何偏见的态度观察自己的思维、情绪并感受身体的变化。通过正念练习，个体能够更好地理解自己的内心世界，并学会接受现实，减少因抗拒或否认而产生的痛苦。此外，正念还强调对当下的全然投入，鼓励个体将注意力集中在当前的每一刻，而不是沉湎于过去或忧虑未来。

正念练习的方法多种多样，经典的正念练习通常包括以下几个环节。

（1）身心安顿：找一个安静、不易被打扰的地方坐下，背部挺直，双肩放松，双手自然放在大腿上。

（2）呼吸觉察：将注意力集中在呼吸上，感受气息在鼻腔、胸部和腹部的流动。这个过程不需要练习者刻意控制呼吸，只需要练习者进行自然观察。

（3）身体觉察：将注意力从呼吸转移到对身体的感知上，留意身体姿态、面部表情，认真感知身体各部位的状态。

（4）声音觉察：将注意力放在周围的声音上，静静地聆听，不要试图去辨认声音来源，只是单纯地感知声音。

（5）想法觉察：用旁观者的视角梳理头脑中出现的想法，不去纠缠或评判这些想法的对错。

（6）无拣择觉察：不加选择地观察并接受当前自己感受到的所有，包括呼吸、身体的感觉、自己的声音和想法等。

正念练习可以融入日常生活的方方面面。例如，个体在吃饭时，全神贯注地感受食物的色、香、味，以及咀嚼、吞咽的感觉；在行走时，专注于脚与地面的接触和摩擦、步伐的快慢、周围环境的安静程度等；在与人交谈时，全心全意地倾听对方说话；等等。

3．给予患者心理支持

在就医的过程中，慢性病患者常伴有各种消极情绪。针对这种情况，护理人员可以采用积极的暗示、疏导等方式给患者以心理支持，鼓励患者表达情感，必要时可以引导患者接受专业的心理辅导。例如，小王得了系统性红斑狼疮，他认为这个病难以治愈，情绪一度非常低落。护理人员不断给予小王积极的暗示，告诉小王“你的身体状况很好，肯定能控制好病情的”“现在的医疗技术不断发展，系统性红斑狼疮的治疗水平也在不断进步，许多患者通过治疗都能够过上正常的生活”等。通过这样的话语，护理人员帮助小王重新树立了战胜疾病的信心。

同时，社会支持系统对慢性病患者至关重要。护理人员应做好患者亲友的思想工作，建议亲友经常探访患者、关心患者，为患者提供倾诉和宣泄的机会，以减少其孤独感及隔离感。此外，患者间的相互信任与良好默契同样能够为患者提供强大的心理支撑。因此，护理人员还应鼓励患者之间互相沟通和交流。

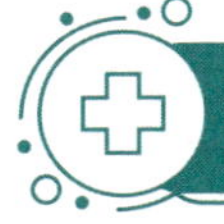

第二节　急危重症患者的心理护理

急危重症是指病情严重，随时会危及患者生命的紧急情况。在临床实践中，可能会导致患者出现急危重症的原因有心跳骤停、休克、昏迷、大出血、主要器官功能衰竭、急性中毒、由意外而造成的严重躯体损伤等。急危重症患者通常病情危重、救治较为困难且随时都处于死亡威胁中。

急危重症患者除了具有普通患者常见的心理问题外，还有其特殊的心理特征。护理人员应从病情、年龄、社会文化背景、经济条件等多个维度分析每个急危重症患者的心理特征，以便有针对性地开展心理护理工作，提高抢救成功率，促进患者康复。

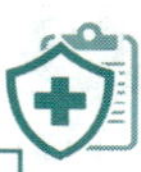

一、急危重症患者的心理特征及其影响因素

（一）急危重症患者的心理特征

急危重症患者面对自己的病情，往往缺乏足够的心理准备，易出现复杂的心理反应。有关急危重症患者心理问题的研究发现，多数患者存在紧张、恐惧、焦虑、抑郁、易激惹、敏感多疑等心理问题，有的患者甚至还会出现幻听、妄想及轻生念头。

面临不同情况的急危重症患者，其心理反应表现出不同特点，具体如下。

1. 急性发作类急危重症患者的心理特征

急性发作类急危重症患者，如急性心肌梗死患者，可能会因持续的剧烈疼痛、骤然起病而产生严重的恐惧和紧张情绪，其主要表现为不敢翻身、出冷汗、惊慌失措等。这种反应常使病情加重，不利于患者的治疗与康复。

2. 创伤类急危重症患者的心理特征

由于突然受到严重的心理创伤或身体创伤，创伤类急危重症患者往往会在疾病初期处于“情绪休克”状态，其具体表现为惊慌、恐惧、木僵等，严重者甚至会拒绝治疗。同时，由于没有心理准备，很多创伤类急危重症患者对病情高度紧张，急切渴望在第一时间内得到治疗和护理，并对任何自认为有可能影响康复的细节都十分敏感。

护理提示

木僵是指个体在没有意识障碍的情况下出现的言语、动作和行为的抑制状态。处于这种状态的个体虽然意识清楚，但是轻者言语、动作明显减少，反应缓慢、迟钝；重者全身肌肉紧张，面部表情僵硬，无法随意行动，对刺激没有反应。

3. 需要抢救类急危重症患者的心理特征

由于内心迫切渴望生存和康复，需要抢救类急危重症患者往往会以自我为中心，还可能会出现角色强化的情况，对家属和医护人员产生严重的依赖。

4. 反复发作类急危重症患者的心理特征

反复发作类急危重症患者，如患有慢性心力衰竭、尿毒症等疾病的患者，由于病程长且病情反复，常常备受煎熬。这类患者常处于既惧怕死亡又害怕被病痛折磨的心理冲突中。同时，这类患者十分敏感多疑，当看到医护人员之间，或者医护人员与家属之间小声交流时，就会怀疑自己的病情已经到了非常严重的地步，从而做出一些不理智的行为。

（二）急危重症患者的心理影响因素

急危重症患者的心理影响因素包括疾病的威胁、治疗过程、环境等。例如，如果在患者意识清楚的情况下进行抢救，则医护人员严肃的表情、紧张的抢救过程、各种监护仪器发出的报警音等都会成为一种刺激，使患者产生巨大的心理压力，从而让患者处于想要快点结束痛苦和对生命渴望的矛盾中，进而导致其产生严重的心理冲突。另外，疾病所引发的器官功能障碍、治疗过程中造成的某些身体功能损伤、病情的严重程度，以及患者的年龄、文化背景、经济条件等因素，也会对患者的心理产生一定影响。

二、急危重症患者的心理护理

（一）心理健康教育

护理人员应向那些意识清楚的急危重症患者介绍疾病对其生理功能、心理状态、社会角色功能等方面的主要影响，让患者了解否认、焦虑、抑郁等负性心理状态对治疗及康复的不利影响，帮助患者正确认识疾病。同时，护理人员应指导患者家属帮助患者树立战胜疾病的信心。

（二）心理护理措施

1. 做好心理支持工作

急危重症患者通常情绪反应激烈，求医心切。由于情绪直接影响病情预后，因此在患者入院初期，特别是入院后的 48 小时内，护理人员应及时通过解释、安慰等手段缓解患者的紧张、恐惧和焦虑情绪，取得患者及其家属的理解和配合。同时，护理人员应与其他医务人员默契配合，做好患者的心理支持和调适工作。无论患者的病症多么严重、病情多么急迫、病况多么复杂，护理人员都应该保持冷静，给患者及家属以安全感。

另外，对于患者的过激行为，如拒绝治疗、愤怒等，护理人员应给予充分的理解，在任何情况下都不能讽刺或训斥患者。护理人员可使用认知行为疗法改变患者对疾病的错误认知和应对方式，充分调动患者的主观能动性，使患者能够主动配合治疗与护理。

2. 创造舒适的治疗环境

护理人员应为患者创造舒适的治疗环境，减少或消除环境中的不良刺激，如及时给患者拉上隔帘以便保护患者隐私、提醒家属保持安静、将夜间灯光调暗等。

3. 加强保护性护理措施

由于急危重症患者往往面临着巨大的心理压力，护理人员需要给予患者充分的关爱和支持。护理人员可以通过与患者进行深入交流，了解患者的心理需要，帮助患者树立战胜疾病的信心。同时，护理人员不应在急危重症患者面前随意谈论其病情或臆测预后，以免影响患者的情绪。

4. 引导患者家属为患者提供心理支持

护理人员应提醒家属在患者面前保持镇定，尽量不要流露出悲伤情绪，以免增加患者的心理负担。同时，护理人员应主动、及时地向患者家属介绍患者的病情和治疗方案，引导家属主动配合医护人员的抢救和治疗，并建议家属在不影响治疗和护理的情况下，适当安慰、照顾患者，以减轻患者的心理压力。

5. 增强护患良好互动

急危重症患者脱离危险后，将面临较长时间的恢复阶段。这时，护理人员与患者之间的良好互动将对患者的心理状态有较大影响。

护患良好互动的技巧

在恢复阶段，患者通常迫切希望出院，护理人员应充分理解患者这种急切的心情，向患者详细解释当前的病情状况、恢复程度，以及出院的标准、条件，让患者明白出院需要综合各种因素才能决定。

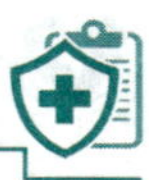

对于因病情或出院后的不确定性而感到焦虑，或者因病后丧失某些生理功能、免疫力低下、生活无法自理而情绪暴躁的患者，护理人员还应在加强各项基础护理措施的同时，重点关注患者的心理状态，并多与其沟通，引导其培养良好的心态。

护理实例

张先生，45 岁，某企业中层管理人员，因突发急性心肌梗死被紧急送入某三甲医院的心血管科进行治疗。张先生平时工作压力大，生活不规律，有长期吸烟史。此次发病前，张先生刚经历了一个高压项目，连续加班数周，身体非常疲惫。入院后，护理人员先评估了张先生的心理状态，发现张先生对死亡有强烈的恐惧感，表现出极度的焦虑和不安。他担心自己无法康复，担心得病会影响自己的工作和生活。同时，张先生还因担心自己成为家庭的负担而十分内疚。

为了帮助张先生改变这种负性心理，护理人员决定对张先生进行心理护理。首先，经验丰富的护理人员小王与张先生进行了一对一的沟通，并逐步与其建立信任关系。其次，小王采用认知行为疗法，帮助张先生正确认识自己的病情，理解现代医学在急性心肌梗死治疗上的进步，减轻了他的恐惧和焦虑情绪。同时，小王还教给张先生一些放松技巧，如深呼吸、冥想等，以缓解他的紧张情绪。再其次，小王向张先生详细解释了关于急性心肌梗死的基本知识、治疗过程及预后，增强了张先生对治疗的信心。最后，小王鼓励张先生的家人参与张先生的心理护理工作，并邀请他们和张先生一起，通过家庭会议的形式共同制订了张先生的康复训练计划，这不仅增强了张先生家庭的凝聚力，还减轻了张先生的内疚感。

经过一周的心理护理，张先生的情绪明显稳定，焦虑和恐惧感显著减轻，张先生开始积极参与治疗，与医护人员和家人的交流增多，最终顺利出院。出院后，张先生还按照护理人员的建议，改变了自己之前不健康的生活方式，不但身体逐渐恢复，工作状态得到了改善，而且与家人的关系也更加和谐了。

第三节　传染病患者的心理护理

传染病是指由各种病原体引起的，能够在人与人、动物与动物，或者人与动物之间相互传播的一类疾病。传染性是传染病与其他类别疾病的主要区别。传染病可以通过多种途径（如空气、水源、接触等方式）传播，其传染强度与病原体的种类、数量、特性，以及易感人群的免疫状态等因素有关。

由于所患疾病的特殊性，传染病患者不仅要忍受疾病的折磨，还要承受自己成为威胁他人的传染源的心理压力。因此，很多传染病患者内心非常敏感、脆弱。对于传染病患者，护理人员应该给予其充分的关心、支持和包容，帮助他们缓解心理压力，增强战胜疾病的信心。

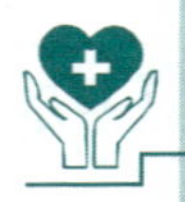

一、传染病患者的心理特征及其影响因素

（一）传染病患者的心理特征

传染病患者主要表现出以下几种心理特征。

1. 自卑

由于社会上存在对某些传染病的污名化现象，有的传染病患者会觉得自己得的是“脏病”“见不得人的病”，从而产生羞耻感，变得自卑，不愿意寻求帮助或公开病情，进而影响治疗和康复。

此外，很多传染病患者需要进行隔离治疗，这就容易让一些原本已极度敏感的患者感到孤独和无助，进一步加剧其自卑心理。一旦受到消极暗示，这类患者很容易出现抑郁等心理问题。

2. 回避

有的传染病患者特别担心他人得知自己的病情后会排斥、孤立甚至攻击自己，从而产生回避心理。他们通常极力回避自己得病的事实，选择隐瞒病情，甚至拒绝接受必要的医疗救治。

3. 焦虑

因隔离治疗，一些病情较严重的传染病患者社会交往受限，时间久了往往会出现焦虑情绪。同时，很多传染病患者因认为自己是家人的负担而感到内疚、自责和焦虑。

此外，对病区环境或隔离管理制度的不适应、病痛的长期折磨、治疗对身体的损伤、服药的痛苦等因素也会给传染病患者造成沉重的思想负担，导致他们烦躁不安或情绪不稳定。

4. 悲观

某些传染病病程长且根治较为困难，容易让患者产生一种绝望感。这类患者由于疾病的迁延、反复发作或病情恶化等因素，容易变得越来越悲观。

5. 敏感

有的传染病患者经常处于既渴望住院治疗，又怕被周围的人知道而远离自己；既盼望得到亲友的亲近、照顾和安慰，又担心亲友被自己传染等矛盾中。一般来说，这些患者会格外注意自己的身体状况，对各种化验检查结果、药物疗效、不良反应等都十分敏感。一旦检查结果或治疗效果不符合自己的预期，就会加重其消极情绪，从而导致其丧失康复的信心。

（二）传染病患者的心理影响因素

1. 患者对疾病的看法

有的患者对所患传染病缺乏正确的了解，担心病情恶化或传染给家人，这种心理负担可能会加重他们的病情，甚至会让他们抗拒治疗，并产生逃避、愧疚、自责、自卑、恐慌、焦虑等不良心理反应。

2. 患者的心理韧性

面对传染病的威胁，心理韧性强的患者能更好地应对，心理韧性弱的患者则可能会

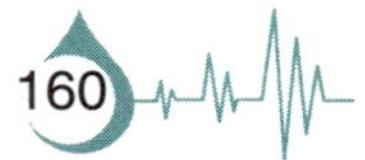

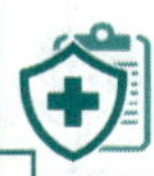

产生负性心理，从而导致心理健康状况恶化。

3．社会环境

社会中大量媒体报道和信息传播，往往会加剧公众对传染病的担忧和恐惧，这种氛围往往会使传染病患者感到传染病对自身健康和生命安全的严重威胁，从而产生恐慌和焦虑。

此外，社会环境中的偏见和歧视也可能对传染病患者产生心理影响。例如，社会上可能对某些传染病存在误解，导致患有这些传染病的患者在生活中承受着巨大的心理压力。这些压力容易让患者感到孤立无援，甚至产生自我污名化的情绪，还可能会让患者在社交生活中退缩，从而进一步减少自己的社交活动，加剧孤立感。

护理之星

胡敏华："只要能帮到大家，我就会一直做下去"

胡敏华是江西省南昌市第九医院艾滋病治疗中心的主任护师。每天，她都会保持自己的电话24小时畅通，就为了不错过任何一个可以挽救生命的信号。胡敏华的这条"生命热线"，挽救过一心求死的年轻人，帮助过濒临崩溃的家属，也帮助过很多"恐艾者"和陷于恐惧的疑似患者。"艾滋病患者最需要我的时候，我不能缺席。"胡敏华说。

5月12日是国际护士节，是为纪念护理教育奠基人、被誉为"提灯女神"的南丁格尔而设。而在许多艾滋病患者心中，胡敏华也是他们的"提灯女神"，因为她点燃了他们生的希望。

1988年，胡敏华从卫校毕业，被分配至南昌市第九医院，戴上燕尾帽，穿上护士服，开启了她热爱的护理生涯。因表现出色，胡敏华28岁就担任了医院妇产科护士长，后来又调任泌尿科护士长。

2000年12月，江西省南昌市第九医院被确定为江西省艾滋病防治定点医院，胡敏华开始接触艾滋病感染者。当时，即使身为一名医务工作者，胡敏华也在心理上经历了巨大的冲击和挣扎。毕竟，人们普遍对艾滋病抱有强烈的恐惧感。

2003年8月31日，医院收治了一名艾滋病患者，该患者也是胡敏华护理的首个艾滋病患者。这名患者深度软组织感染，无法做静脉穿刺，只能做静脉切开术，医务人员一不小心就有被感染的风险。"不要怕，有我们在！"胡敏华一边安慰着痛苦的患者，一边给自己壮胆。冷静下来后，她从容地协助医生为患者消毒、切开静脉、抽血、输液，成功地与其他医护人员一起处理好了这个病例。

随着接触的艾滋病感染者和患者数量的增加，胡敏华深刻认识到，除了专业的医疗护理外，患者更需要的是心灵的慰藉和生活的指导。很多人对艾滋病患者心存歧视，认为与艾滋病患者吃饭、握手都会导致感染艾滋病毒。艾滋病患者普遍内心孤独，存在悲观厌世的情绪，较少能得到亲朋的照护和陪伴。"艾滋病本身并不可怕，可怕的是人们对艾滋病不了解，以及艾滋病感染者和患者的自我放弃。"因此，胡敏华希望通过自己微薄的力量提升社会对艾滋病的认知。

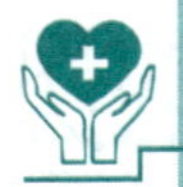

胡敏华办公室隔壁的房间没有诊室标识，却是艾滋病患者心中的“温馨家园”。这里有交流、有鼓励、有抚慰，来到这里的患者及其家属，都亲切地称胡敏华为“大姐”。在胡敏华的推动下，“温馨家园”已发展成一支拥有100多名志愿者的服务团队，其中有医生和护士，有艾滋病患者，还有社会爱心人士。

为了更好地帮助艾滋病患者，胡敏华还积极与社会公益组织建立联系，先后为艾滋病患者筹集了价值50多万元的“温暖包”等捐助物资。2017年，她获得第十八届贝利·马丁奖。2021年5月12日，胡敏华与来自18个国家和地区的25名杰出护士一起，被授予南丁格尔奖章。

坚守艾滋病护理岗位20多年来，胡敏华在护理工作中不断践行着南丁格尔精神，以“敬佑生命、救死扶伤、甘于奉献、大爱无疆”的精神，护佑着百姓健康。

资料来源：金振娅，《胡敏华：“只要能帮到大家，我就会一直做下去”》，《光明日报》，2023年5月12日

二、传染病患者的心理护理

（一）心理健康教育

传染病患者往往面临着更多的社会压力，容易产生各种心理问题。因此，护理人员在开展心理护理时应着重对他们进行心理健康教育。

护理人员可以通过认知行为疗法帮助患者重塑认知，让患者了解自身疾病的发展过程、隔离治疗的目的，并正确评价自己的病情，从而减轻其焦虑、恐惧、孤独等心理反应。

为了减轻患者的心理压力，护理人员还应向患者家属宣传传染病的预防知识，详细解释患者所患疾病的特性、传播方式、病程规律及隔离目的等，从而让家属更好地接纳患者。同时，护理人员还应该指导家属正确对待患者的病情，鼓励家属配合医护人员的工作，共同关爱患者，为患者创造良好的治疗环境。

传染病的预防

（二）心理护理措施

1. 营造安全的探视环境

亲友的探视能够让传染病患者感受到家人和朋友对自己的关爱，从而减少因生病而产生的各种心理问题，更加积极地面对治疗。

护理人员应与患者及其亲友积极沟通，让他们明确探视的具体时间，确保每次探视活动的有序进行。在亲友探视过程中，护理人员应做好安全防护工作，指导亲友在探视时正确佩戴口罩和手套、使用消毒液进行清洁、与患者保持安全的社交距离，并提醒亲友遵守探视规定，共同营造安全的探视环境。

2. 鼓励患者表达

鼓励患者表达自己内心的感受和需要也是心理护理的重要内容。护理人员应引导患者学会发泄消极情绪，避免因消极情绪积压而导致心理问题加重。同时，护理人员可以建议患者主动与他人沟通、向护理人员咨询，以获得情感上的支持和专业的指导。

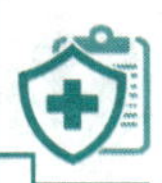

3．进行心理疏导

护理人员需要理解传染病患者的心理反应，给予他们充分的理解和支持。护理人员应多与患者交谈，耐心倾听他们的感受，引导患者排解心理压力，指导患者通过听音乐、适量运动、倾诉、冥想等方式调节自己的心理状态。护理人员还应该耐心、细致地指导患者学会适应隔离生活，尽量消除患者的顾虑和猜疑，以减轻他们的孤独感和焦虑情绪。

此外，护理人员还应成为患者精神上的依靠，通过自己的言行让患者感受到真诚与温暖，增强他们对治疗的信任感和配合度。对于那些患有根治比较困难、病程长、维持治疗时间长、易留后遗症的传染病患者，护理人员应积极安慰和鼓励患者，帮助他们做好长期治疗的心理准备。

共情护理

19 岁的姑娘小雅刚被确诊为乙肝患者。她一时无法接受自己患有乙肝的事实，多次在护理人员面前痛哭。她还特别害怕自己患有乙肝的事情会被同学知道，从而被同学孤立。

思考：假如你是护理人员，你准备从哪几个方面着手，对小雅进行个性化的心理护理？

第四节　肿瘤患者的心理护理

肿瘤是指人体局部组织细胞异常增生而形成的异常病变。肿瘤可发生于任何年龄段，其发病率随着年龄的增长而增加，已成为严重危害人类健康的常见病和多发病之一。根据肿瘤细胞的生物学特性及危害程度的不同，肿瘤可以分为良性肿瘤和恶性肿瘤两大类。良性肿瘤较少出现全身症状，通常不会向周围组织浸润，也不会向全身转移，手术切除后不易复发，对人的危害较小，患者预后较好。恶性肿瘤生长迅速，常向全身转移，症状明显；晚期患者多出现恶病质，手术后复发率和死亡率较高，给患者造成了极大的心理压力（以下所述有关肿瘤患者的心理特征与心理护理主要是针对恶性肿瘤患者而言）。

肿瘤的病因和发病机制复杂，有关研究发现，心理因素与肿瘤的发生、发展密切相关。因此，了解肿瘤患者的心理特征，对肿瘤患者进行心理护理，是提高其生存质量、控制其病情发展的重要手段之一。

一、肿瘤患者的心理特征及其影响因素

（一）肿瘤患者的心理特征

1．发现期心理特征

刚发现肿瘤时，有的患者受到极大冲击，易发怒、烦躁；有的患者对自己的病情持有怀疑态度，他们急于求证，反复到大医院进行重复检查，试图证明医生的诊断是错误

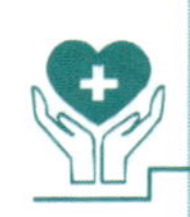

的，在潜意识中使用否认的心理防御机制来减轻内心的不安与焦虑；有的患者存在侥幸心理，认为自己的病情没有那么严重，对病情采取回避的态度，希望通过拖延或自我安慰的方式来减轻心理压力。

2. 确诊期心理特征

被确诊为恶性肿瘤后，有的患者“谈癌色变”，认为自己得了不治之症，出现心慌、焦虑、惊恐、烦躁、食欲下降等反应；有的患者会变得情绪激动，出现埋怨、沮丧、愤怒、痛苦、绝望等反应，甚至会出现拒绝治疗、伤害自己或自杀的行为；有的患者可能会将自己的痛苦、愤怒等消极情绪发泄在周围的人身上。

3. 治疗期心理特征

在治疗阶段，患者的心理特征主要表现为以下几点。

（1）消极应对。由于病情的反复、病程的迁延，患者对自己的病情和预后有了一定的认识。有的患者较为消极，对治疗没有信心，出现厌世、轻生的念头和不配合治疗等情况；有的患者为了不给家人添麻烦，努力克制自己的消极情绪，甚至表现得异常平静。这类患者虽然给人一种心态平和的印象，但是其内心可能一直处于痛苦和挣扎中。

（2）产生趋避式冲突。趋避式冲突是一种心理动机冲突，指个体对一个目标同时产生趋近和逃避的动机，从而导致心理困境的情况。在治疗期间，由于病情反复、手术带来的痛苦、化疗的副作用及各种不确定因素，有的患者会陷入趋避式冲突之中。这类患者通常担心子女的前途、自己的事业、家人的态度等，既想治疗，又害怕治疗带来的副作用和痛苦，心理负担较重。

（3）抑郁。随着时间的推移，有的患者情绪虽渐渐平复，但会陷入长期的抑郁中。

（4）孤独和无助。肿瘤患者的孤独感是伴随疾病而来的。当得知身患癌症后，有的患者觉得自己偏离了大多数正常人的轨道，从而产生孤独感。在治疗期间，由于病程长、亲友不能长期守在身边照顾等因素，患者的孤独感会进一步加剧。特别是那些长期卧床、生活不能自理的患者，他们长期卧病在床、与外界的接触少，其心里的孤独感与无助感更为突出。

（5）被动依赖。被动依赖是一种心理状态和行为模式，主要表现为缺乏主见、缺乏自信，总是倾向于依赖他人来做出决策或满足基本需要。由于患病，有的肿瘤患者会出现被动依赖的情况，主要表现为行为退化、适应能力降低、对家属和医护人员的依赖性增强、生活不能自理、情感较脆弱等。

（6）多疑。多疑是消极的自我暗示，患者对周围的人或事过分敏感，认为医生、家人、同事都在有意欺骗自己，影响了其对客观事物的正确判断，严重者可能会出现偏执、被害妄想等反应。

（二）肿瘤患者的心理影响因素

1. 对肿瘤的认知

由于恶性肿瘤的死亡率较高，很多人都认为恶性肿瘤是“不治之症”，一经确诊，患者往往觉得自己的生命即将走到尽头，从而出现各种负性心理反应，这些负性心理反应会严重影响患者的心理健康和治疗积极性。同时，有的患者对放疗、化疗等肿瘤治疗手段，以及治疗中出现的恶心、呕吐、食欲差等副作用缺乏了解，产生恐惧和抵触情绪，

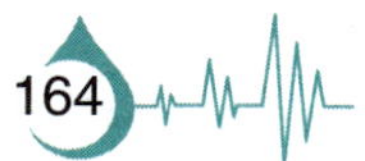

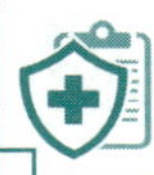

也会影响其治疗的积极性，加重患者的消极情绪。

2．治疗效果和预后

在接受治疗的过程中，有的患者会对治疗效果和预后产生过高的期望。如果疗效欠佳或病情反复，患者就容易出现抑郁、焦虑、易怒等反应，或者对治疗丧失信心。

3．经济压力

肿瘤的治疗时间较长、费用较高且治疗效果有限，有的患者担心治疗费用会给家庭带来巨大的经济压力，从而情绪低落、顾虑重重，轻则焦虑不安，重则悲观绝望，甚至出现想要自杀以便缓解家人经济压力的倾向。

4．家庭和社会的支持

家庭和社会的支持对肿瘤患者的心理健康有着重要的作用。首先，家庭支持是肿瘤患者心理健康的重要保障。家人的理解、陪伴和关爱能够让患者感受到温暖和安慰，减轻他们对疾病的恐惧和焦虑。其次，社会的支持对肿瘤患者的心理健康有重要影响。社区组织、志愿者团体等社会机构能够为患者提供心理咨询、康复指导、经济援助等多方面的支持。这些支持不仅能够帮助患者缓解心理压力，还能够提升他们的生活质量，使他们更加积极地面对疾病。如果家庭成员对患者漠不关心，社会机构也没有及时、有效地给予支持，肿瘤患者就容易处于无助状态，从而引发严重的心理问题。

二、肿瘤患者的心理护理

（一）心理健康教育

首先，护理人员应为肿瘤患者提供与疾病相关的科学知识和信息。研究表明，能够正确认识肿瘤、保持良好心态、积极配合治疗的患者，5 年生存率明显提高。护理人员在对肿瘤患者进行心理健康教育的过程中，可以用患者能够理解的方式为其讲解肿瘤方面的基本知识、诊断治疗方法、副作用及处理方法等，并用恰当的语言及时、耐心地回答患者提出的各种问题，纠正患者不正确的认知。

其次，护理人员应向肿瘤患者介绍心理因素与肿瘤发生、发展、预后的关系，使患者了解长期的精神紧张、情绪压抑、心情苦闷、悲观失望等负性心理是促进肿瘤发展、影响治疗效果和降低生活质量的重要因素。

最后，护理人员应指导和鼓励患者表达自己的情绪，教授患者常用的心理调节技术，学会自我放松，以便减轻焦虑、抑郁等消极情绪带来的影响，从而让患者以乐观、积极的态度面对治疗过程。

（二）心理护理措施

1．慎重告知病情

在患者被确诊患有恶性肿瘤后，患者家属和医护人员就面临着是否将诊断结果如实告诉患者及如何告诉患者的问题。对这个问题尽管一直存在分歧，但多数学者主张，应在恰当的时机以合适的方式，将诊断结果和治疗计划告知患者。特别是对于社会支持较好、人格健全的患者来说，及早告知其真实病情，既维护了患者的权利，体现了对患者的尊重，又可帮助患者及早接受患病事实，尽快适应患者角色，促进患者积极配合治疗。然而，对于老年患者和社会支持薄弱、身体状况差、情绪波动大的患者，要更加谨慎告知。

2. 采用支持疗法

恶性肿瘤会使患者的身心受到严重损害，甚至会让患者陷入“确诊—情绪应激（悲愤、恐惧、焦虑、抑郁）—免疫力下降—病情加重—情绪更加消极”的恶性循环中。护理人员可采用支持疗法，根据患者的具体情况运用解释、指导、安慰、鼓励、倾听、交谈等手段，给患者信心和希望，以缓解患者的心理压力和紧张情绪。同时，护理人员应认真体察患者的感受，耐心解答患者提出的问题，以热情、诚挚、理解、体贴的态度取得患者的信任，与患者建立良好的护患关系。

同时，恶性肿瘤的治疗方法多为手术、化疗和放疗等，有较严重的创伤性和毒副作用，给患者带来了极大痛苦。因此，护理人员应指导患者在治疗前做好心理准备，鼓励他们坚强面对治疗，或者通过积极暗示增强患者战胜疾病的信心。此外，有的患者在治疗过程中受到持续、顽固性疼痛的折磨，往往希望通过吃特效药等方式减轻痛苦。护理人员可以指导患者运用静默、想象、听音乐等方式转移注意力，从而避免患者产生药物依赖。

3. 榜样示范

榜样示范对增强患者抗击肿瘤的信心具有非常重要的作用。护理人员可以给患者讲一些抗癌故事，让患者认识到心理因素在癌症的治疗和康复中的重要作用，激发患者的抗癌积极性。护理人员还可以组织患者与“抗癌明星”座谈，请他们讲述自己与肿瘤抗争的经历和身体康复的经验，使患者获得巨大的心理支持和情感鼓励。

护理之星

阿英的“抗癌”便利店

嘉桐街位于湖南省长沙市西北角，与湖南省肿瘤医院仅一墙之隔，也被称为肿瘤街，这是因为很多癌症患者来肿瘤医院看病时都会聚集在此。“绝望”与“希望”的故事，每天都在这里上演。在这条街上有一个“阿英便利店”，只要看见客人戴着医用腕带，店主刘长英就知道这位客人大概率是癌症患者。每到这时，刘长英就会主动说“我也是病人”，并鼓励客人积极治疗。渐渐地，越来越多的人知道了这位店主的故事。刘长英的经历，也成为许多癌症患者的“向生之门”。

2013 年，刘长英发现自己的乳房内有不痛不痒的硬块，便赶紧去医院检查。当确诊自己患有乳腺癌时，刘长英感觉天都塌了。为了活下去，刘长英拿出了大部分积蓄，来到湖南省肿瘤医院做了乳腺癌手术，切除了一边的整个乳房。本以为手术后一切都会慢慢地好起来。然而在术后的第 10 天，刘长英去做癌细胞筛查时，又被查出了宫颈癌。为了节省开支，刘长英只能选择化疗，从而开始了漫漫抗癌路。

在做第 4 次化疗的时候，刘长英痛得在床上打滚，身体虚弱到无法下楼，半个月都没吃东西。“吐那种绿色的水，吐得到处都是，感觉比死还痛苦。”刘长英说。即便这样，她还是坚持下来了。做完第 5 次化疗后，刘长英的积蓄已经花光，亲戚朋友能借钱的也都借了，她怕再这样下去不但会人财两空，还会给儿子增加还债压力，为此一度想要放弃治疗。

关键时刻，许多善良的陌生人拉了刘长英一把：当刘长英因为化疗呕吐弄脏床单时，隔壁床的病友家属主动帮她清理；当刘长英丧失抗癌信心时，癌症晚期的病友鼓

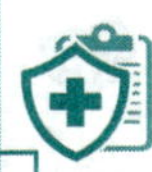

励她坚持下去；当刘长英没钱继续治疗时，病友偷偷给她留下了钱……在化疗期间，湖南省肿瘤医院的医护人员也不断地开导和劝慰刘长英，还设法帮她筹集了治疗资金。来自病友和医护人员的照顾、鼓励、支持，在刘长英心中化作一股强烈的信念："要好好活下去！"她不再消沉，开始积极治疗。

为了在治病的同时养活自己和孩子，刘长英在嘉桐街开了一个"阿英便利店"。每次看到病友或病友家属来买东西，刘长英都尽量以最低价卖出。如果有病友来买冰水，刘长英总是会好心地提醒病友"化疗期间不能喝冰的"。"能帮他们省一点儿就算一点儿……我没有经济能力帮他们，但我可以告诉他们怎么应对，怎么调理，可以帮他们调整心态。"刘长英说。

刘长英还经常给来便利店的病友讲自己的抗癌经历，教病友如何通过饮食调理身体。对于不了解就诊流程的新病友，她还经常帮忙挂号。"点这里关注湖南省肿瘤医院的微信公众号，然后从'互联网医院'进去，预约挂号、门诊缴费、排队候诊。开药也可以在这里操作……"这是近年在"阿英便利店"经常发生的场景。2019 年，湖南省推动"电子健康卡"的应用，肿瘤医院是最先开始试点的医院之一。现在，每次有外地病友托刘长英帮忙挂号时，她都会教他们用电子健康卡在小程序上预约挂号。有不会操作的，刘长英还会远程视频指导。她俨然已经成了就医导诊的"行家"。

日复一日，刘长英和病友现在还会坐在便利店门口的小方桌旁闲谈。这让这条看起来有点陈旧的"肿瘤街"散发出平凡却可贵的烟火气。希望，正在这样的烟火气中升腾。

资料来源：熊建，《阿英的"抗癌"便利店》，人民网，2022 年 4 月 22 日

4. 鼓励患者与病友交流

护理人员应鼓励患者积极与病友进行交流，说出各自在抗癌过程中所面临的问题及如何解决等，鼓励患者在群体抗癌中互相支持与安慰。这种病友之间的讨论与交流，十分有助于患者保持良好心境。

5. 强化社会支持系统

亲友为患者提供的关爱和支持是其他人难以替代的。护理人员应关注每位患者的社会支持系统，并尽力做好患者亲友的开导和劝慰工作，使之克服悲观情绪，协同医护人员为患者提供强大的社会支持保障。

护理实例

一天，某医院的病房里发生了这样一幕。

"为什么是我？为什么手术都做了，还需要化疗？"陈女士很不理解。

护士小王赶忙走到陈女士身边，轻轻拍着她的肩膀，安慰道："陈姐，不用怕，现在咱们术后不是恢复得挺好吗？您看隔壁床的郭阿姨，积极配合治疗，保持好的心态，已经快要出院回家了。您要对自己有信心，我们会尽最大的努力帮助您。现在最重要的是调节好自己的心态，配合我们的治疗，这样才能快点康复出院，对不对？"

见小王这么说，隔壁床的郭阿姨也跟着一起安慰陈女士。得到病友的鼓励后，陈女士慢慢安静下来。她问小王："能不能不化疗？我听说化疗会很痛苦，会掉头发，会很难看。"

原来陈女士是担心头发掉了就不漂亮了。小王听了，赶忙拉着她的手说："咱们目前化疗计划用的这个药，确实会对头皮的毛囊产生一定的毒性作用，影响毛囊内头发的生长。但是，您也不需要紧张，药物治疗结束后会逐渐恢复的，您的头发也会长回来的。"

"真的吗？我怕头发全掉光，那我就不敢出门，不敢拍照了。"陈女士说。

"咱们可以去挑选几顶假发或漂亮的帽子，随时变换造型。而且您的爱人和孩子那么爱您，为了家庭和孩子，咱们得振作起来。化疗可以更好地促进身体恢复，一定要配合治疗。"小王劝说道。

听到这里，陈女士点点头，非常配合地跟着小王去做了化疗。但化疗的副作用让陈女士的身体极度虚弱，同时也给她的心理带来了巨大压力。在输液时，她会死死盯住液体的输注速度，身体有一点异常，就会把小王叫过去询问。每当这时，小王就会用温暖的语气表达对她的理解和关心。安排好日常护理工作之余，小王还会陪伴在陈女士身边，与陈女士一起回顾生活、工作中的一些成就和快乐时刻。情绪慢慢稳定下来后，陈女士还会跟小王分享她对家人的爱和对生活的期望。

第一个疗程结束后，陈女士要出院了。"陈姐早上好，今天吃过早饭了吗？昨天睡得怎么样？"交班前，小王习惯性地来到陈女士床边跟她打招呼。

陈女士笑着回答："我吃过了，今天胃口不错，昨晚也睡得很好。今天我就要出院回家了，感谢你们这段时间对我的特殊照顾，让我重拾了信心和希望，我要以积极的心态面对后面的治疗。"她还做了一个紧握拳头、加油打气的手势，并在离开医院前开心地和小王拍了合影。

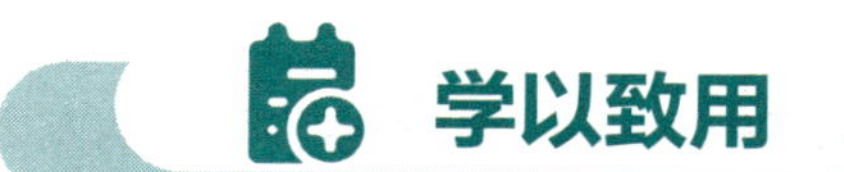

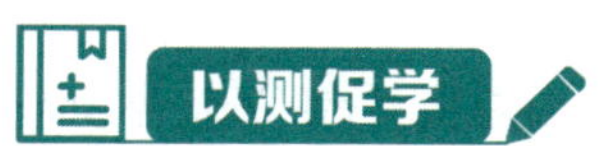

一、单项选择题

1．年龄较小的儿童慢性病患者的心理状态在很大程度上与（　　）有关。

A．认知能力及周围人的态度

B．认知能力及能否得到亲人的关怀

C．活动是否受限及能否得到亲人的关怀

D．活动是否受限及认知能力

2．突然遭遇意外事故的急危重症患者，由于受到严重的急性心理创伤，往往会在疾病初期处于"情绪休克"状态，其具体表现不包括（　　）。

A．角色强化　　B．木僵　　C．惊慌　　D．恐惧

3．下列说法错误的是（　　）。

A．传染病患者的心理特征包括自卑、回避、焦虑等

B．因年龄、性格特征的不同，不同慢性病患者的心理反应也不同

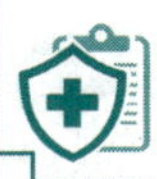

C. 刚发现肿瘤时，有的患者受到极大冲击，易发怒、烦躁

D. 肿瘤患者尽量不要与病友讨论病情，以免影响治疗心态

二、简答题

1. 如何对慢性病患者进行心理护理？
2. 急危重症患者的心理护理措施有哪些？
3. 简述传染病患者的心理影响因素。
4. 简述肿瘤患者的心理特征。

三、案例分析题

案例 1：

王某，男，22 岁，因急性肾衰竭入院治疗。在住院期间，该患者非常焦虑，易激动，稍不如意就会发脾气，摔东西，还拒绝老师和同学前来医院探望。

案例 2：

某男性肿瘤患者，45 岁，大学教授，婚姻美满，家庭和睦，有两个上中学的孩子。他在一次例行健康体检中，被确诊为肠癌。这名患者无法接受患病的事实，一度不愿意配合治疗。经医护人员和家人劝说后，该患者同意手术治疗。肿瘤切除手术后，这名患者不愿意进一步治疗，经常闹着要出院。

请仔细阅读案例 1 和案例 2，分析案例中的患者面临的主要心理问题及其原因，并结合患者情况说一说护理人员应如何对他们进行心理护理。

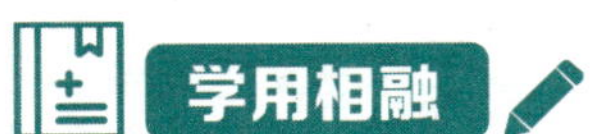

心理护理实践工作坊

活动目标

（1）让学生通过角色扮演，亲身体验患者与护理人员的角色，并增强共情能力。

（2）让学生通过合作制订心理护理计划，巩固所学知识并提升团队协作能力。

活动准备

（1）分组。全班学生随机分成若干小组，每组 3～5 人。

（2）建立疾病资料库。各组准备几种常见疾病（如糖尿病、高血压、肿瘤、乙肝等）的简要介绍及其可能引发的心理问题，并将其放入班级资料库中。

（3）准备物资。各组准备角色扮演可能会用到的小道具，如病历本、药瓶，以及记录用的纸、笔等。

活动流程

（1）教师简述活动目的、流程安排及重要性。

（2）各组在班级资料库中随机抽取一种常见疾病的相关资料，并在组内讨论，根据本组分配的疾病案例，讨论该病患者可能会产生哪些心理问题。

（3）各组根据讨论结果和抽取的疾病资料设计一个角色扮演剧本。角色扮演剧本应

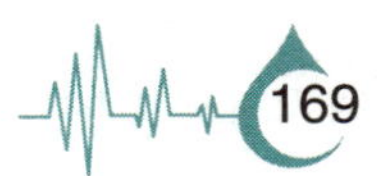

至少包括两个场景，其中一个是患者表达心理困扰的场景，另一个是护理人员对患者进行心理支持的场景。

（4）各组根据剧本分配角色，准备表演内容。

（5）各组轮流上台表演，表演结束后，其他组分享观察到的心理护理亮点并提出改进建议。

（6）教师点评，总结活动的亮点与不足，强调有效沟通技巧及心理支持的重要性。

（7）各组成员在组内分享个人的学习体会，特别是角色扮演中的感悟与收获，并在课后根据本次活动的内容和自己对心理护理的认识制作一份心理护理指南（任何形式都可）。

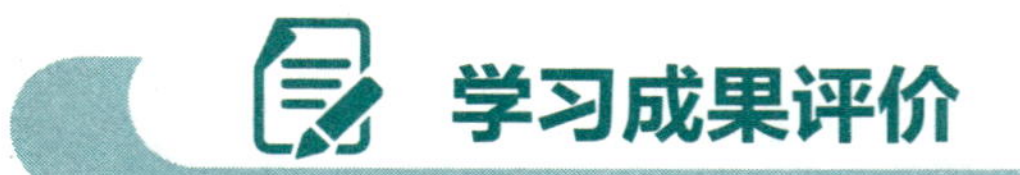

学习成果评价

请结合自身的学习情况，按照表 8-1 中的评价标准，对本章的学习成果进行自评，并请教师进行评价。

表 8-1　学习成果评价表

评价项目	评价标准	分值	评价得分	
			自评分	师评分
知识与技能（50%）	能够准确复述慢性病患者、急危重症患者、传染病患者、肿瘤患者的心理特征及其影响因素	20		
	能够举例说明慢性病患者、急危重症患者、传染病患者、肿瘤患者的心理护理方法	30		
学习过程与方法（30%）	课前认真预习本章内容	5		
	课中认真听讲，理解、记忆相关知识，主动参与问题讨论，积极完成实践活动	15		
	课后积极复习，回顾、总结课上内容	10		
综合素养（20%）	具有同理心，能够理解患者，感受其情绪和需要	10		
	善于调节自己的情绪，能够冷静处理各种问题	10		
合计		100		
总分（自评分×40%+师评分×60%）				
自我评价				
教师评价				

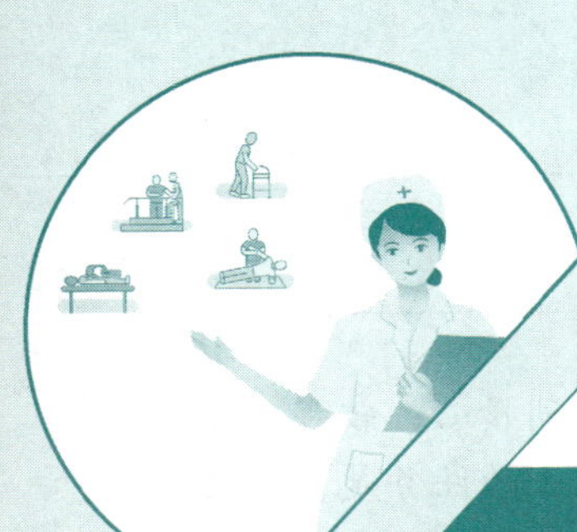

第九章

特殊患者的心理护理

章前导读

在临床实践中，特殊患者包括儿童患者、孕产妇、老年患者、手术患者、突发事件创伤患者、临终患者等。作为特殊而脆弱的群体，他们需要得到更为细致和周全的护理服务。在特殊患者的心理护理工作中，护理人员需要深入了解特殊患者的心理需要和心理问题，运用专业的理论和方法为他们提供有效的心理护理服务，以提高他们的心理健康水平，并改善其生活质量。

学习目标

知识目标

✧ 熟悉儿童患者、孕产妇、老年患者、手术患者、突发事件创伤患者和临终患者的心理特征。

✧ 熟知儿童患者、孕产妇、老年患者、手术患者、突发事件创伤患者和临终患者的心理影响因素。

✧ 掌握儿童患者、孕产妇、老年患者、手术患者、突发事件创伤患者和临终患者的心理护理方法。

技能目标

✧ 能够熟练运用相关知识分析特殊患者的心理状态和心理问题，找到解决特殊患者心理问题的方法，并为其制订个性化的护理方案。

✧ 能够在实际护理工作中，为各类特殊患者提供及时和有效的心理护理服务。

素质目标

✧ 培养良好的职业素养，以便在未来的工作中更好地满足特殊患者的心理需要，并与特殊患者建立和谐的护患关系。

✧ 加深对护理职业的理解和认同，培养对护理职业的热爱和奉献精神。

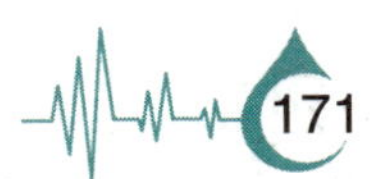

案例导入

某医院在病区设置了一个“心灵聊天室”，20 多位具有爱心、同情心、较强人际沟通能力的护士成为心灵聊天室的兼职“聊天护士”。这些聊天护士的任务是在每天完成日常护理工作之余，在聊天室陪有心理需要的患者聊天。

5 岁的方方是病区最小的患者。他不慎从楼梯上摔下来，手臂骨折了，不得不住院治疗。方方是个小“话痨”，他特别喜欢和人聊天。发现这个心灵聊天室后，方方天天往聊天室里跑，很快就在聊天室里交到了很多“大朋友”。在这里，方方大方地分享了自己的故事，讲了他是怎么从楼梯上摔下来的，还绘声绘色地描述了自己手臂骨折时的疼痛和自己当时的心情。护士们、患者们都耐心倾听方方的描述，还会时不时地给他安慰和鼓励。

72 岁的患者齐女士说：“聊天护士比‘安眠药’还有效！以前，我每天晚上都要吃两颗安眠药才能入睡。现在，每天都有人陪我聊天，我的心情好了，睡觉也踏实了。”齐女士住院期间，女儿每天晚上来陪护，但早上就匆匆去上班了。母女俩说话的机会非常少，这让齐女士感到非常孤独。现在，齐女士最喜欢去心灵聊天室，拉着护士回忆她年轻时的美好时光。虽然聊天无法让身患重病的她马上好起来，但是聊天护士给了她许多温暖和慰藉。

在这个聊天室里，还有很多像方方和齐女士一样的患者，他们在这里分享自己的故事，互相安慰、互相鼓励，整个聊天室充满了欢声笑语。而聊天护士们也通过与患者交流，更好地了解了患者的需求和心声，可以让他们根据患者的实际需求提供更加贴心和个性化的护理服务。

请思考

（1）心灵聊天室对患者的康复起到了哪些作用？

（2）对儿童患者、孕产妇、老年患者、手术患者、突发事件创伤患者、临终患者等特殊患者进行心理护理时，护理人员应注意哪些问题？

第一节　儿童患者的心理护理

儿童对疾病的理解有限，心理承受能力相对较弱，情感反应往往更为直接和强烈。因此，在为儿童患者提供护理服务时，护理人员既要关注其生理上的各项变化，也要重视对其心理的细致呵护与引导。通过专业的心理护理，护理人员可以帮助儿童患者更好地理解和应对疾病，缓解他们的恐惧与不安，促进其身心全面康复。

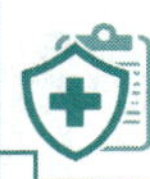

一、儿童患者的心理特征及其影响因素

（一）儿童患者的心理特征

儿童患者年龄小、对疾病的认识有限，其情绪容易随着治疗环境的变化波动，心理比较脆弱。同时，由于住院治疗时需要离开熟悉的环境，儿童患者常会出现一系列的心理反应，严重时会影响其身心发展，甚至出现心理障碍。具体来说，儿童患者常表现出以下几种心理特征。

1．社交恐惧

在与护理人员或周围人交流时，有的儿童患者表现出明显的焦虑、紧张和恐惧，还会出现脸红、心跳加速、出汗、发抖、说话结巴等生理反应。儿童患者无法控制自己的这些症状，如果没有正确的引导，这些症状就会越来越严重，导致他们开始回避社交活动，进而加重其社交恐惧，形成恶性循环。

2．消极反抗

由于年龄较小，许多儿童患者无法正确理解疾病的性质和治疗的意义。有的儿童患者害怕医院和医护人员，不敢直接反抗，就会通过消极反抗的方式来表达自己的不满，如故意不回应父母或医护人员的问话、不愿意吃药或输液、不听医护人员指令等。

3．暴躁不安

有些年龄较小的儿童患者没有疾病和住院的概念，往往将生病住院当作父母对自己的惩罚，再加上医院陌生的环境和医护人员，以及紧张、忙碌的医院氛围的影响，儿童患者会感到自己的安全受到威胁，从而变得暴躁不安，并出现哭闹、拒食、入睡困难或睡眠质量差等情况。

有些年龄较大的儿童患者因病痛折磨，也会出现暴躁不安的情况，主要表现为情绪波动较大，极端易怒或沮丧；出现不良的行为表现，如频繁眨眼、咬衣服、自言自语等。

4．自卑心理

有些稍大一点的儿童患者由于生理缺陷、疾病久治不愈、疾病导致的外貌体型的改变、担心得不到同伴的认同等原因缺乏自信，可能会产生自卑心理。这类儿童患者通常沉默寡言、不愿与人交往，长期处于孤独、自闭的状态，严重者甚至会产生轻生的念头。

（二）儿童患者的心理影响因素

1．分离焦虑

分离焦虑是指儿童因与亲人分离而产生的焦虑、不安或不愉快的情绪反应。分离焦虑对住院儿童患者的影响较为明显。例如，在住院期间，有的儿童患者因害怕与依恋对象（如父母）分离而不愿意住院治疗，甚至拒绝治疗；有的儿童患者担心自己住院会与依恋对象失去联系，这种担忧导致他们情绪波动较大，从而出现哭闹、食欲不振、入睡困难等情况；有的儿童患者离开了熟悉的环境和照护者，对医院这个陌生的环境感到极度恐惧，对医护人员的接触也表现出明显的抗拒和不安；等等。此外，分离焦虑还可能会引发儿童的生理反应，如心慌、心悸、胸闷、头痛、恶心、呕吐等。

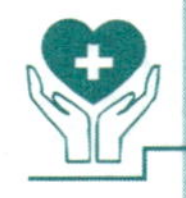

2. 年龄阶段

不同年龄阶段的儿童患者在认知上存在很大差异，这直接影响着他们对疾病的认知和应对方式，进而影响其心理状态。例如，一两岁的儿童患者通常通过直观感受来认知事物，如果缺少父母的陪伴和安抚，他们就可能会处于焦虑不安的消极情绪中；十一二岁的儿童患者通常知道生病需要吃药或输液、病情严重时需要住院等基本的疾病治疗常识，他们可能会因为对疾病的担忧和对治疗的恐惧而产生心理压力；等等。

3. 适应能力

适应能力的强弱也会影响儿童患者的心理状态。有的儿童患者适应能力较强，他们通常会对新环境表现出强烈的好奇心，能够较快地适应医院的生活和治疗流程，并与医护人员和其他患者建立良好的关系；有的儿童患者较为敏感且适应性差，他们可能会对医院和医护人员产生强烈的抵触情绪，需要得到更多的关爱和安抚才能逐渐适应并接受治疗。

4. 亲子关系

良好的亲子关系能让儿童患者感受到更多的支持和关爱，从而帮助他们更好地面对治疗过程中的不适和恐惧。相反，如果亲子关系紧张或疏离，儿童患者就可能会在治疗过程中感到更加孤独和无助，从而影响他们对治疗的配合度。

二、儿童患者的心理护理

（一）0～3 岁儿童患者的心理护理

对于 0～3 岁的儿童患者来说，周围人的爱抚至关重要，他们容易从周围人的搂抱、亲吻、抚摸中得到安慰，从而产生安全感。护理人员应在儿童患者病情允许的情况下，经常搂抱他们或抚摸他们的头部、背部。这些温柔体贴的触摸会使儿童患者产生如同母亲在身边一样的安全感和依恋感，对 0～3 岁儿童患者的心身康复具有积极意义。

同时，由于 0～3 岁儿童患者的语言表达能力有限，他们在住院时常常通过哭闹来表达自己身体上的不适和对疾病的恐惧。护理人员应理解并接纳儿童患者的这种表达方式，保持耐心和同理心，对其进行适当的安抚。例如，护理人员使用洋娃娃、贴纸等儿童喜欢的小物品来吸引他们的注意力，缓解他们的紧张情绪；用温柔、亲切的语气与儿童患者说话，告诉他们不要害怕，并尝试与儿童患者建立良好的关系；等等。

（二）4～6 岁儿童患者的心理护理

4～6 岁的儿童患者，其思维能力和自我意识有了一定的发展，已经具备一定的独立性和分析判断能力。对 4～6 岁儿童患者进行心理护理时，护理人员应做到以下几点。

（1）主动接近儿童患者，先得到儿童患者的信任，再帮助儿童患者熟悉医院环境。同时，鼓励儿童患者与其他小病友建立良好的关系，帮助其缓解紧张情绪并减少陌生感。

（2）采用儿童患者容易理解的语言做好解释工作，以减少儿童患者的疑虑，让他们相信各种治疗手段，如打针、吃药等，都不是惩罚，而是为了让身体早日康复。

（3）通过玩具、电视等儿童喜欢的物品分散儿童患者的注意力，或者组织病房内的儿童患者一起做游戏、讲故事，为儿童患者营造一个活泼、快乐的病房环境。

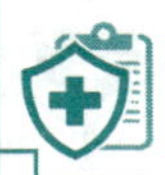

（4）应理解发脾气、哭闹是儿童患者的一种自我保护，鼓励他们将消极情绪宣泄出来，并通过使用简单易懂的语言，以及微笑、抚摸等安抚方式与儿童患者进行交流，帮助其缓解消极情绪。

（三）7～12 岁儿童患者的心理护理

对 7～12 岁儿童患者进行心理护理时，护理人员应综合考虑儿童患者的心理发展特点，从以下几个方面进行心理护理。

首先，7～12 岁的儿童患者具备一定的理解力和生活常识，对生病、住院有一定程度的认知，通常能够主动配合医护人员的治疗。同时，他们有一定的想法，并能主动表达自己的感受。因此，在对 7～12 岁儿童患者进行心理护理时，护理人员除了需要用亲切、易懂的语言向他们解释病情、治疗过程和预后情况之外，还应尊重他们的意见，在儿童患者同意的前提下展开心理护理工作。对于表现好的儿童患者，护理人员应及时给予肯定，以便激发其进一步配合治疗和护理的积极性。此外，针对不同性格的儿童患者，护理人员在沟通时还要充分考虑他们的个性差异，采取个性化的沟通策略，以达到最佳的沟通效果。

其次，7～12 岁的儿童患者可能会因为生病和住院产生焦虑、抑郁等负性心理。护理人员应给予儿童患者情绪上的支持，密切关注其情绪的变化并及时安抚，从而帮助他们建立积极的应对机制。护理人员还可以教授儿童患者一些心理放松的知识和技巧，引导他们学会情绪管理，从而促进康复。

再其次，7～12 岁的儿童患者已经具备一定的隐私意识，因此护理人员应尊重儿童患者的隐私。同时，护理人员必须严格遵守保密原则，不得随意泄露儿童患者的病情和病历资料，以保护他们的隐私。这不仅有助于护理人员与儿童患者建立信任关系，还能让儿童患者在更加安全和舒适的环境中接受治疗。

最后，在病情允许的情况下，护理人员可以适当地让儿童患者看书、做作业或开展其他活动，同时鼓励他们多与同学联系，允许老师、同学探视。这样不仅能让儿童患者过得更加充实，减轻他们的孤独感，还能帮他们保持学习状态，避免因生病而完全耽误学习。

护理实例

某医院收治了重度烧伤的一家三口，其中有一名 10 岁的儿童，护士长安排小赵和其他两名护士一起负责这 3 名患者的护理工作。

小赵深知，这名 10 岁儿童的心理护理非常关键。因此，她和其他两名护士除了每天评估他们的伤口愈合情况、心理状态及营养情况之外，还会轮流抽出时间陪伴这名儿童。小赵观察到，每天换药带来的疼痛感使这名儿童产生了恐惧心理，一到换药时间，这名儿童就会抗拒、哭闹。于是，小赵想了很多办法哄他开心。例如，小赵与其他护士分工合作，一人给这名儿童换药，另一人则在旁边给这名儿童唱歌、讲故事，想方设法分散其注意力。由于这名儿童的父母也在同一间病房，小赵还会引导他们一家三口互相鼓励。在小赵和其他两位护士的共同努力下，经过一个多月的治疗，这一家三口顺利康复出院了。

第二节　孕产妇的心理护理

孕产妇是孕妇和产妇的统称。对于孕产妇来说，妊娠、分娩、产后恢复和哺乳等过程伴随着巨大、复杂的生理变化和心理应激。在这一过程中，孕产妇的内心体验是复杂多变的。她们既充满期待与喜悦，又面临焦虑和压力，心理非常脆弱。同时，孕产妇在怀孕期间还可能会面临工作调整、社交受限等各种问题。因此，了解孕产妇的心理特征，做好孕产妇的心理护理工作，帮助孕产妇逐步适应角色转变，克服心理困扰，对维护孕产妇心理健康、保障母婴健康和安全有着重要意义。

一、孕产妇的心理特征及其影响因素

（一）孕产妇的心理特征

自妊娠到分娩，孕产妇需要经历妊娠期、分娩期和产褥期 3 个阶段。在不同阶段，孕产妇的心理表现出不同的特点。

1. 妊娠期心理特征

妊娠期俗称“孕期”，是从受精至分娩的一段生理时期，约 40 周。在这一时期，胎儿在母体内发育成长，同时，母体的消化系统、呼吸系统、血管系统、神经系统、内分泌系统、生殖系统等均会发生相应的改变。随着生理上的改变，孕妇在心理上也会经历一系列复杂而微妙的变化，出现矛盾、焦虑及情绪不稳定等负性心理。同时，在不同的妊娠阶段，孕妇也会面临不同的心理挑战和适应过程。总的来说，孕妇在不同妊娠阶段的心理特征如下。

（1）孕早期（1～12 周）。在这一时期，孕妇刚得知自己怀孕的消息，既有将要做母亲的兴奋和激动、与家人和朋友分享怀孕的快乐，又有对怀孕带来未知挑战的紧张和不安。同时，有些孕妇还可能会出现双趋式冲突，即在渴望拥有孩子的同时，又害怕怀孕会给自己的生活和工作带来影响，从而产生焦虑情绪。

护理提示

双趋式冲突是指个体必须对同时出现的两个具有同等吸引力的目标进行选择时产生的难以取舍的心理冲突。

（2）孕中期（13～27 周）。在这一时期，随着妊娠月份的增加，大多数孕妇紧张、不安的心理较孕早期有所好转，孕妇开始更多地关注胎儿的发育状况。此时，胎儿的生长发育较快，胎动的出现给孕妇带来了积极的信号，因此大多数孕妇虽然感知觉及反应能力有所下降，但是整体情绪较为稳定，心态较为平和。然而，也有一部分孕妇由于缺乏相关知识，过于担心胎儿的发育情况，或者因身体变胖，担心产后不能恢复身材影响形象等因素产生了抑郁、焦虑等消极情绪。

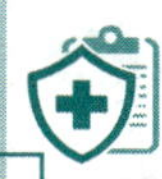

（3）孕晚期（28 周以后）。随着妊娠进程的推进，很多孕妇会出现水肿、腰背痛、睡眠不佳等身体不适的症状，这些不适极易引起孕妇情绪上的波动，导致孕妇产生食欲不振、挑食、烦躁、易怒等反应。同时，随着预产期的临近，孕妇行动越来越不便，对家人的依赖心理也会进一步增强。

2．分娩期心理特征

分娩期是指胎儿从临产发动至从母体全部娩出的时期。在这一阶段，产妇常表现出以下几种心理特征。

（1）恐惧。有的产妇担心分娩过程中的疼痛、胎儿的健康，有的产妇担心自己不能顺利分娩，从而产生恐惧心理。

（2）焦躁不安。出现临产征兆（如见红、宫缩、羊膜破裂等）时，产妇通常会进入医院待产。这时，由于受到医院环境及其他待产产妇哭喊、吵闹的影响，产妇容易产生焦躁不安的情绪。同时，宫缩、阵痛等刺激可以导致产妇的痛点下降、意志力减弱，从而进一步加剧其焦虑情绪。

（3）过度紧张。有的产妇在待产时精神高度紧张，出现心跳加速、呼吸急促等应激反应。如果产妇紧张过度，则容易导致子宫收缩乏力，增加出现产后并发症的风险。

3．产褥期心理特征

产褥期是指从胎儿、胎盘娩出至产妇全身各器官恢复或接近正常未孕状态（乳腺除外）的时期，通常为 6～8 周。在这一时期，随着新生儿的降临，大多数产妇都会感到满足和幸福，她们愿意与亲人和朋友分享自己的分娩经历，并慢慢适应作为母亲的角色。但也有一些产妇出现了心理问题。例如，有的产妇因身材走样、产后卧床时刻需要他人照顾、母乳不足等原因，害怕被人嫌弃，进而产生无助感与失落感；有的产妇因家人将注意力都转移到新生儿身上，忽视了自己的感受而产生心理落差，从而出现沮丧、冷漠、焦虑、压抑等负性心理。

此外，如果长期处于负性心理的状态之下且没有人对其进行正确的引导，产妇就容易陷入心理误区，进而引发产后抑郁，严重时甚至会出现自杀和伤害亲子等过激行为。

（二）孕产妇的心理影响因素

1．年龄

年龄偏小的孕产妇在适应孕产妇角色时可能会遇到更多困难，从而影响其心理适应。同时，高龄孕产妇，尤其既往不孕症者，对于孕育生命的迫切性、关注性和期望值均高于一般孕产妇，其承受的压力更大，也更容易出现心理问题。

2．人格特征

具有神经质、敏感等人格特征的孕产妇往往将注意力集中在自身，更容易出现心理问题。而外向乐观、自信心与自尊心强的孕产妇通常心理更为稳定，心理健康状况较好，出现心理问题的概率较低。

3．激素水平

在孕产期，孕产妇体内雌激素和孕激素水平会大幅升高，这些激素变化会直接作用于大脑中的神经递质（即神经元之间或神经元与效应器细胞之间传递信息的化学物质），

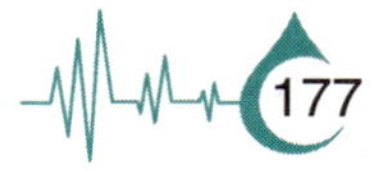

进而影响孕产妇的情绪调节功能，导致孕产妇出现情绪波动大、易怒、焦虑、抑郁等情绪问题。同时，激素变化还会引发一系列身体上的症状，如心慌、心悸、食欲不振等，这些身体不适会进一步加剧孕产妇的心理负担，使她们更易产生担忧、紧张等消极情绪。

4. 环境因素

负性生活事件、家庭经济困难、夫妻关系不和、医务人员态度不佳、社会支持水平不足等都会增加孕产妇出现心理问题的风险。

护理之窗

请给宝妈更多爱——不容忽视的产后抑郁症

生命的奇迹总是伴随着幸福和喜悦，但对于许多新妈妈来说，产后却可能要面对隐藏的心理健康挑战。

产后抑郁症是一种常见但容易被忽视的心理健康问题。尽管近年来人们对产后抑郁症的关注度有所提升，但是仍有不少人将“产后抑郁”与“作”“矫情”“公主病”“玻璃心”“无聊闲的”等词语画上等号，而这些刺耳的话语对患有产后抑郁症的宝妈来说，无异于雪上加霜。

什么是产后抑郁症？产后抑郁症是指产妇在分娩后出现抑郁的症状，是产褥期精神综合征中最常见的一种类型。在早期，患者往往表现为情绪低落、疲劳、食欲不振、失眠、沮丧、无助等。随着时间的推移，这些症状会转变为强烈的悲伤、忧虑和疲倦感，使患者无法正常地照顾自己和孩子，并对日常生活失去兴趣。

许多产妇在产后会患上不同程度的产后抑郁症，严重者甚至会出现自杀或伤害自己、孩子等行为。产后抑郁通常于产后6周内显现。虽然部分患者可能会在数周内自行缓解，但是约20%的患者在产后一年仍存在相关症状，约13%的患者在产后两年仍存在相关症状，约40%的患者会在下次妊娠时复发。

产后抑郁的原因非常多，其中最重要的有两点：① 产后抑郁症的发生与女性体内的激素水平变化密切相关。怀孕期间，女性的雌激素和孕激素水平会显著升高，而在分娩后，这些激素水平会迅速下降，容易导致情绪波动和抑郁症状的出现。② 分娩后，产妇需要面对一系列新的挑战，如照顾新生儿、角色转换、适应新的生活方式、考虑经济负担、处理与家庭成员之间的关系等。这些挑战容易加重产妇的心理负担，从而引发产后抑郁症。此外，既往病史和遗传因素也是导致产后抑郁症的重要因素。

资料来源：黄钰涵，《请给宝妈更多爱——不容忽视的产后抑郁症》，新乡市卫生健康委员会官网，2023年11月29日

二、孕产妇的心理护理

（一）妊娠期心理护理

妊娠期心理护理主要包括以下几个方面。

（1）护理人员应指导孕妇定期进行产前检查，并根据孕妇的具体心理状况提供相应

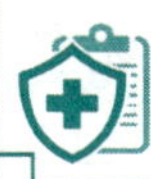

的心理健康辅导，从而帮助孕妇缓解紧张情绪，及时发现和解决孕妇的心理问题。

（2）护理人员应对孕妇进行心理健康教育，指导孕妇做保健体操，帮助他们学会保持良好的心理状态和身体状态；教给孕妇怀孕和分娩的常识，让孕妇尽早了解孕期生理变化对心理的影响；教会孕妇在家进行自我监护的方法，如数胎动等，以提升孕妇心理上的安全感。

（3）护理人员应指导孕妇家属，尤其是孕妇的丈夫，在家庭生活中给予孕妇恰当的关心、照顾、保护和支持，以帮助孕妇树立信心，顺利度过孕期。

（二）分娩期心理护理

规律性宫缩的出现预示着产妇将进入“一朝分娩”的关键阶段。在这一阶段，产妇的心情随时都会发生变化，护理人员对其进行心理护理时应注意以下几点。

（1）护理人员应为产妇创造良好的分娩环境，将产房布置得舒适、温馨、宁静、安全且温度、湿度适宜。护理人员还可以根据产妇的不同状况和爱好，在其生产过程中播放一些舒缓、轻柔的音乐，让产妇在相对轻松、愉快的氛围中完成分娩。

（2）在生产过程中，护理人员应指导产妇学会合理运用想象、暗示等方法减轻产痛。例如，护理人员可以让产妇想象宝宝出生后的样子，或者让他们通过“我能行，我很快就可以见宝宝了”等话语进行自我暗示，从而帮助他们保持冷静；让产妇通过呼气或与陪产人员交谈等方式转移注意力，从而帮助他们减轻疼痛；等等。

（3）护理人员应在产程中不断给予产妇表扬和鼓励，使其增强分娩的信心，保持良好的情绪状态，从而提高对疼痛的耐受性。护理人员还应通过微笑的表情、关心的目光与产妇进行情感交流，让其感受到温暖与支持，帮助其顺利生产。

（三）产褥期心理护理

产褥期是产妇经历心理、生理及社会角色巨大转变的时期。在这一时期，产妇如果调适不当，就很容易出现负性心理，甚至导致产后抑郁。因此，护理人员应在产妇产后一周内，对产妇进行抑郁倾向筛查，及时发现产妇潜在的抑郁症状并采取相应措施，从而保障母婴健康。

对于患有产后抑郁症的产妇，护理人员应在临床护理工作中高度关注产妇的心理状况和行为表现，给予必要的心理辅导，或者建议其转至相关科室接受心理治疗，以防止意外的发生。对于那些心理适应良好的产妇，护理人员也应多观察，详细记录其心理状况及行为表现，以便为后续护理提供依据。

此外，护理人员还应给予产妇充分的关心，帮助其树立积极心态；多与产妇沟通，及时解决其问题和需求；鼓励产妇参与感兴趣的活动，以确保其精神愉快；为产妇提供科学的育儿指导，避免其因缺乏育儿知识而产生焦虑、抑郁等不良情绪。

共情护理

刘某，女，28岁，银行职员，性格要强。结婚后，刘某与丈夫的感情一直很好，很快就怀孕了。怀孕期间，刘某一直坚持上班，身体状况良好，情绪也很平稳。一个月前，刘某顺产了一名男孩。由于刘某喜欢女孩，当看到自己生的是男孩时，她便一直情绪低落。同时，刘某产后身体虚弱，母乳不足，孩子因吃不饱总是哭闹，也让刘某感到压力很大，担心自己照顾不好孩子。出院后，刘某又开始出现头痛、胸痛、心率过速、情绪低落等情况，并且越来越严重。

思考：引起刘某心理反应的因素有哪些？假如你是护理人员，你将从哪几个方面着手对刘某进行心理护理？

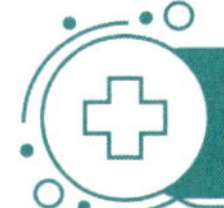

第三节　老年患者的心理护理

老年人通常是指 65 岁及以上的人群。由于身体机能的下降，多数老年人都面临着慢性病和老化性疾病的困扰。而这些疾病通常病程长、恢复慢、易反复、疗效差，容易导致老年患者产生失落、多疑、退化、过度依赖等心理问题，进而影响其身心健康。因此，做好老年患者的护理工作，特别是心理护理工作，就显得尤为重要。

一、老年患者的心理特征及其影响因素

（一）老年患者的心理特征

1. 失落

由于退休后社会角色的改变、家庭地位的变化、对成为他人负担的担忧等因素，许多老年患者会产生失落感，主要表现为顺从性较差、拒绝治疗、经常发呆等。有的老年患者为了证明自己依然有价值，往往会做一些力不能及的事情。但是，疾病带来的困扰和生活自理能力的下降，使得老年患者在做许多事情时又力不从心，这进一步加剧了其失落感并降低了其价值感。

2. 悲观

老年患者的身体机能在逐渐衰退，他们的体力和精力都大不如前。很多老年患者由于久病不愈或病情危重，对病情的预后较为悲观，容易否定自我。他们觉得自己老无所用，已经成为家庭和社会的负担，失去了对生活的兴趣和疾病痊愈的信心。在这种情绪的影响下，他们开始产生悲观厌世的消极心态，有些老年患者甚至会采取自杀的手段来结束生命。

3. 过度依赖

多数老年患者需要他人的照顾，因此对家庭、子女、护理人员的依赖感很强。但是有些老年患者在长期依赖他人的过程中逐渐形成了以自我为中心的人格特征，连一些本可以自己完成的小事也要他人帮助。这种过度依赖可能会导致老年患者出现角色强化的情况，使他们过分沉浸于患者的角色中，对即将出院或脱离照顾环境感到恐惧，从而阻碍他们的康复进程，并影响他们的生活质量。

4. 退化

很多老年患者都会在情感和行为上出现退化现象，表现得比较幼稚。例如，有的老

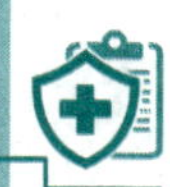

年患者常提出一些不切实际的要求，情绪波动大，自控能力差，总是与家人、病友、医护人员发生不必要的冲突；有的老年患者喜欢小病大养，不愿意出院，一不顺心就发脾气或无理取闹；等等。

5. 敏感多疑

有的老年患者非常敏感，一旦家人、朋友或医护人员避开他们进行沟通，他们就会怀疑周围人有意隐瞒他们，从而产生焦虑不安、愤怒等情绪。这些老年患者还会过分关注周围人的言行，并通过周围人无意的话语和动作联想到不太好的事情，从而加重自己的心理负担。

6. 孤独无助

很多老年患者的病程较长。在患病期间，有的老年患者行动不便，导致与外界接触的机会减少，获取的信息有限，从而出现孤独无助的心理反应。如果家人、护理人员在照料老年患者的过程中表现出言语或行为上的不满，原本就心理比较脆弱的老年患者会感到更加孤独，从而导致焦虑、抑郁等消极情绪的出现。

（二）老年患者的心理影响因素

1. 疾病本身

疾病本身可对老年患者的心理产生一定影响。一些严重的慢性疾病，如恶性肿瘤等，还可能会导致认知障碍、情绪波动和人格改变等，从而加剧老年患者的心理负担，使其更难应对疾病的挑战。

2. 年龄

随着年龄的增长，老年患者的心理承受能力在逐渐下降。有的老年患者还会出现情绪障碍、认知障碍等。

3. 人格特征

一般来说，在对待疾病时，内向、悲观的老年患者对疾病的结果大多比较悲观，病情发生变化时，容易产生焦虑和恐惧的情绪；乐观、开朗的老年患者则较容易接受疾病带来的影响，也能够更加积极地面对疾病带来的挑战。

4. 社会支持

社会支持对老年患者非常重要。它能为老年患者提供情感上的慰藉，缓解老年患者的消极情绪，让他们感受到被关心和被尊重。同时，社会支持还能增强老年患者的心理韧性，提高其抗压能力和适应能力。此外，社会支持往往伴随着健康信息的交流和对健康行为的鼓励，这些都有助于改善老年患者的健康状况。

5. 居住环境

居住环境的舒适度、安全性及便利性等因素，也会对老年患者的心理产生影响。例如，居住环境中的噪音太大、光线不佳、温度过高或过低等因素，可能影响老年患者的休息和睡眠质量，进而导致老年患者产生烦躁心理；居住环境中的安全隐患，如地面湿滑、家具摆放不当等，容易让老年患者发生跌倒、磕碰等意外伤害，让他们产生不安全感，进而增加其焦虑和恐慌感；等等。

护理之星

“水果病房”——服务有温度

为满足患者多元化护理服务需求，进一步提高护理服务质量，持续提升患者就医体验，2024 年，安徽省界首市人民医院在中医科、老年医学科率先推出“水果病房”这一创新服务举措。

中医科、老年医学科病房收治的基本上都是老年患者，他们大多记忆力减退，许多老年患者走出病房后，经常找不到自己的病房，只能在走廊里转圈。为解决这一问题，医院将病房改造成“水果病房”，不仅帮助老年患者解决了辨认病房的难题，还极大地改善了老年患者的居住体验，让老年患者感到更加轻松愉悦。

“我们发现，色彩鲜艳、形象逼真，具有强烈冲击感的水果图片，能够吸引患者的注意力，快速被他们记住。于是，我们精心挑选了老年人熟悉的水果，如苹果、荔枝等，贴于病房外墙，患者只需要看一眼，就能快速辨认出自己的病房，不再迷路。”病房的护士介绍。

护士们还用有美好寓意的水果名给病房命名，祝福患者健康长寿，如“苹果”病房寓意为“苹”安喜乐，“荔枝”病房寓意为事事顺“荔”，“红枣”病房寓意为“枣”日康复，“柠檬”病房寓意为福寿康“柠”，等等。

“这个苹果病房好！我记不住病房号，经常走错病房，这下只要看到病房门前的苹果图片，我就找到病房了，‘苹苹’安安，寓意真好，看着就心情舒畅！”老年患者纷纷点赞自己的“水果病房”。

“水果病房”是界首市人民医院聚焦患者多元化服务需求，提升服务品质的缩影。这一创新举措进一步提升了老年患者的就医体验，让护理工作更加贴近患者、贴近临床，让护理服务变得更有温度。

资料来源：刘颖、张磊，《安徽界首：“水果病房”服务有温度》，人民网，2024 年 12 月 12 日

二、老年患者的心理护理

（一）尊重和关心老年患者

老年患者大多患有各种慢性疾病。在患病的过程中，许多老年患者积累了丰富的自我护理经验并形成了应对疾病的独特方式。护理人员应在尊重和关心的基础上，加强与老年患者的沟通，并主动征求老年患者对护理工作的意见，不要轻易否定对老年患者来说已行之有效的护理办法。同时，老年患者往往会有不同程度的反应迟钝现象，如看不清、听不清、理解慢、行动慢、说话颠三倒四等，护理人员应耐心与老年患者沟通，切忌表现出不耐烦的情绪。

（二）帮助老年患者建立健康心态

对于老年患者来说，适度依赖是必要的，过度依赖则需要引起注意。护理人员应该

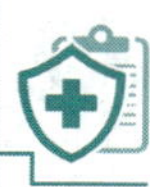

鼓励老年患者保持一定的自主性，帮助他们建立积极、健康的心态，以促进他们的身心康复。对于那些因病情而情绪低落、悲观失望的老年患者，护理人员应鼓励其多回忆过往的美好事件，如过去取得的成绩、儿女对自己的关爱、与家人相处的美好瞬间等，从而让老年患者获得心理上的愉悦感和满足感，改善不良心境。

护理人员还应鼓励老年患者参加集体活动和做一些力所能及的事，这样不仅可以增加老年患者的生活乐趣，还能锻炼老年患者的身体，维持老年患者神经系统的兴奋度，从而促进其身心全面康复。

（三）积极干预刻板行为

当老年患者因负性心理而出现一些刻板的行为方式（如反复询问医护人员自己的病情、一直做一个动作等），护理人员应积极给予帮助，采取综合措施进行干预，包括了解其行为背后的原因、提供心理支持、创造安全舒适的环境，以及引导老年患者参与各种活动等。

（四）重视社会支持

很多老年患者因退休和人际交往的减少，倍感孤独，这对老年患者的康复是极为不利的。护理人员应积极协调老年患者与家庭、社会的关系，动员老年患者的亲友多陪伴、多探视，在物质和情感上给老年患者以支持和关怀。在可能的情况下，护理人员还可以让老年患者的家属参与护理过程，以减轻或消除老年患者的孤独感。

（五）做好健康宣教工作

护理人员可以向老年患者讲解一些有关疾病预防和健康管理的基本知识，鼓励老年患者与他人多交流，或者带领老年患者做一些有益健康的活动（见图 9-1）。护理人员还可以邀请一些有康复经验的或恢复较好的患者分享自己与疾病作斗争的故事，帮助老年患者树立战胜疾病的信心。

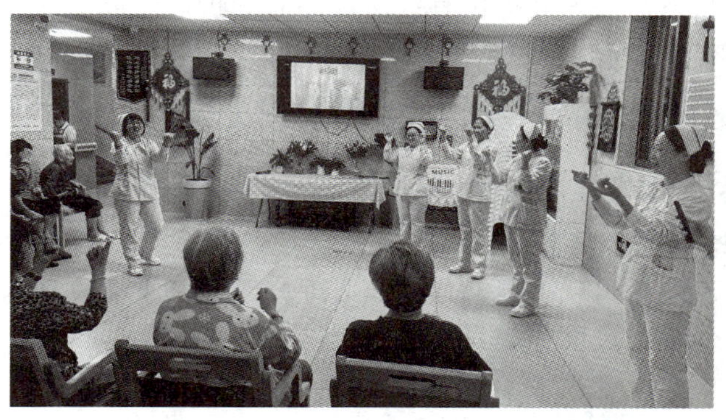

图 9-1　带领老年患者做一些有益健康的活动

护理实例

“大伯，您多注意休息啊！”“您躺下放松，冷不冷？我给您拿床被子吧！”某医院的护士小禹是科室里出了名的“话痨”。她每天一上班，就会不厌其烦地对患者“唠叨”，嘱咐患者按时吃药、了解患者的病情变化、为患者排忧解难……她热情的服务、亲切的话语，让患者备感温暖。

一天凌晨，小禹交接完夜班后，来到病房巡视，发现69岁的患者张先生枕头湿了一片，浑身出汗、意识模糊。小禹立马给张先生接上心电监护仪，结果发现张先生的血氧饱和度为60%，远远低于正常标准，已经有生命危险。小禹立刻通知值班医生，并配合值班医生和急诊科医生对张先生进行了紧急抢救，最后将其转入重症监护室。

经过紧急治疗后，张先生转危为安，并转入普通病房进一步治疗。小禹成了他的责任护士。每天一上班，小禹第一件事就是前往病房看张先生，叮嘱张先生按照医生要求休息、吃药，关心张先生当天的精神状态，确定张先生没有不适后才会开始其他工作。忙完手头工作后，小禹还会去病房和张先生聊天。时间久了，每次张先生看到她都会开玩笑地说：“小禹护士，又过来‘唠叨’我了呀？”

半个月后，张先生康复出院。在出院那天，张先生和家属特地来护士站感谢小禹。“小禹护士就是一个‘话痨’，走廊里经常能听到她‘唠叨’患者的声音。她说话很幽默。我不开心时，她总能用俏皮话让我开心。”张先生说。

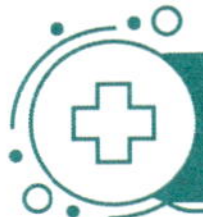

第四节　手术患者的心理护理

手术是一种创伤性治疗手段。手术过程中的组织损伤、出血、疼痛，手术后的功能丧失或并发症，以及手术导致的患者社会角色功能及生存质量的改变，会使手术患者在手术前后出现不同程度的心理反应，严重者可直接影响手术效果及术后康复。因此，了解手术患者的心理状态，并为其提供有针对性的心理护理，以保证手术成功、减少手术并发症，是促进手术患者早日康复的重要条件。

一、手术患者的心理特征及其影响因素

（一）手术患者的心理特征

1．手术前患者的心理特征

手术前，患者可能会出现恐惧、焦虑等心理问题，其主要表现为紧张不安、忧心忡忡、焦躁、失眠多梦等。过度焦虑者可能会出现心悸、胸闷、气促、坐立不安、出汗等心身反应。

2．手术中患者的心理特征

手术中患者的心理反应主要是对手术过程的恐惧和对生命安危的担忧。部分患者在手术台上等待手术的过程中，会产生强烈的恐惧感，担心不能下手术台。

手术时，患者只身于陌生的环境中。手术室的紧张气氛、手术中金属器械的碰撞声、对切口、出血情况的想象、牵拉疼痛的感觉等，均可使患者紧张和恐惧。局部麻醉和椎管内麻醉的患者，在手术过程中处于清醒状态，能从医护人员的言谈来判断自身病情的严重程度，以及手术进展是否顺利，因此产生的紧张、恐惧情绪极为强烈。

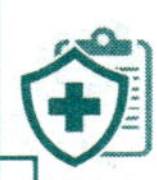

3．手术后患者的心理特征

多数患者在得知手术顺利完成后，会感到轻松和庆幸。他们即使感到躯体不适，也能积极配合医护人员进行治疗和护理。但也有部分患者会由于疼痛、部分生理功能丧失、体像改变、手术效果未达到预期、生活不能自理等原因，继发严重的术后精神障碍。

常见的术后精神障碍如下。

（1）谵妄状态。谵妄状态是指患者有一定的意识障碍，无意动作增加，定向力（即个体对时间、地点、人物及自身状态的认识能力）部分或全部丧失，思维混乱，对周围环境不能正确辨认，常伴有幻觉的心理状态。处于谵妄状态的患者能简单应答，但其回答经常不能切题。

（2）术后抑郁障碍。术后抑郁障碍多见于乳房切除术、整容手术、眼球摘除术、甲状腺切除术、绝育术、子宫全切术、卵巢切除术、睾丸摘除术、截肢术等手术的术后，患者主要表现为悲观失望、自我感觉欠佳、睡眠障碍、对生活失去兴趣、活动减少等。有些术后抑郁障碍严重者甚至会出现自杀倾向。

（3）术后持久疼痛障碍。术后疼痛是一种常见的症状。一般情况下，手术伤口愈合后，患者的身体功能恢复，疼痛感便会消退或消失。如果手术后疼痛持续数周或更长时间，而又不能以躯体情况解释时，这种疼痛就会成为一种术后的不良心理反应，进而导致患者产生焦虑、抑郁等负性心理。

（二）手术患者的心理影响因素

手术前，导致患者出现心理问题的主要原因有患者对手术安全性的顾虑，对手术效果和手术费用的担心，对手术后可能出现疼痛的恐惧等。

手术中，影响非全麻患者心理状态的因素包括麻醉的效果、手术室的气氛、仪器设备及器械的声音、医护人员的态度、医护人员的言语、手术是否顺利等。

手术后，患者出现术后精神障碍的主要原因包括心理素质差、痛阈（能引起疼痛的最小刺激量）较低、长期卧床、生活不能自理、部分生理功能丧失、体像改变、出现后遗症等。

此外，研究发现，手术前的焦虑水平与手术后的疼痛程度、镇痛药用量、康复进程等因素相关。如果患者术前焦虑水平较高，则其痛阈会降低，在手术后可能会需要更多的镇痛药物来缓解疼痛，并且康复进程较慢；如果患者对手术带来的各种问题有正确的认识和充分的准备，术前焦虑水平较低，则其痛阈会增高，在手术后不需要更多的镇痛药物来缓解疼痛，并且康复进程较快。

共情护理

一名矿工因公受伤，导致右下肢胫骨骨折。送入医院经手术治疗后，这名矿工下肢功能基本恢复。但是出院后，这名矿工仍持续感到受伤部位疼痛，还经常因疼痛无法入睡。疼痛剧烈时，他还会大喊大叫。家人带他到医院复查，结果发现该矿工的受伤部位早已痊愈，身体也比较健康。医生又对矿工的其他情况进行了了解，发现每当有朋友、亲戚、单位领导看望和关心这名矿工时，矿工的疼痛感就会减轻。

思考：请你试着分析这名矿工出院后受伤部位还会持续疼痛的原因。

二、手术患者的心理护理

（一）手术前患者的心理护理

1. 收集患者相关资料

手术前患者的心理护理

手术前，护理人员应全面收集患者的相关信息，包括年龄、职业、个性特征、既往病史、家庭背景、经济状况、社会支持程度，以及患者对手术的知晓程度、期望、顾虑，并评估患者的心理状态，了解患者存在的心理问题，以为后续的心理护理提供依据。

2. 帮助患者做好术前心理准备

护理人员应用尊重、理解、关心和支持的态度与患者沟通，帮助患者做好术前心理准备。患者入院后，护理人员应热情接待，详细介绍病房的环境、医院的规章制度、医护人员的业务水平、以往手术成功的经验、医院为手术成功提供的保障，以及选择手术治疗的必要性、术前检查的目的、麻醉方式、手术大致过程、术中配合方法及术后注意事项等，以便帮助患者获得足够的信息、消除疑虑，从而增强其安全感。

3. 运用行为疗法

护理人员应运用行为疗法，帮助患者提高自我控制和调节行为的能力，从而减轻患者术前的紧张与焦虑。例如，护理人员可以运用示范法，即通过讲述榜样故事，让患者看到其他患者克服术前恐惧并取得满意手术效果的实例，从而增强其战胜病魔的信心；通过安排手术成功的患者与手术前患者同住一室，引导他们交流并互相帮助，从而充分发挥榜样的作用，以减轻患者的心理压力；等等。

（二）手术中患者的心理护理

1. 增强患者对手术的信心

患者进入手术室后，护理人员应热情接待、亲切问候、仔细核查，并主动介绍手术室环境、先进的医疗仪器设备、经验丰富的医生和麻醉师，以及术中配合方法等，增强患者对手术的信心。

2. 创造良好的氛围，减少不良刺激

医护人员应保持手术室安静、整洁，必要时可播放舒缓轻松的音乐，以缓解患者的紧张情绪。手术中，医护人员交流时应该轻声细语，遇到意外时要保持冷静，切忌惊慌失措，以免对患者产生消极暗示，使其紧张。

3. 耐心做好安抚解释工作

对于需要做病理切片检查、等待检查结果以决定是否进一步实施手术的患者，医护人员应耐心做好安抚解释工作，稳定患者的情绪。

4. 缓解患者的紧张情绪

医护人员应密切观察患者的病情变化及心理反应，对于精神高度紧张者，可指导其进行深呼吸。医护人员还可适当抚触患者的肌肤，如抚摸患者的额头、轻握患者的双手，以使患者感到安全。此外，医护人员应注意遮盖患者的隐私部位，以维护患者的尊严，避免患者产生不良情绪。

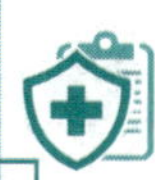

（三）手术后患者的心理护理

1．谨慎反馈手术信息

护理人员应在患者苏醒后，向其传达手术的积极信息，给予患者安慰及鼓励。如果手术较为成功，则护理人员可以在病情许可的情况下，向患者展示手术中切除的病灶或相关照片，让患者认识到手术成功且达到了预期目的，让患者放心，从而安心休养。如果手术不够顺利或病灶未能切除，则护理人员应谨慎告知患者手术情况；在必须告知患者具体情况时，应有选择地告知患者手术情况，并注意告知的时机与方式，避免患者情绪过度激动。

2．处理术后疼痛等不适

患者术后疼痛的强度既与手术部位、切口方式和镇痛药使用等情况有关，又与个体的疼痛阈值、耐受能力等因素有关。护理人员应密切观察患者的表情、姿势等非言语信号，评估患者的疼痛程度，并鼓励患者表达疼痛感受。除了药物治疗之外，护理人员还应指导患者采用非药物措施，如数数、听音乐、放松等方法分散注意力，以便减轻疼痛。

3．帮助患者克服消极情绪

护理人员应注意观察患者的情绪。如果患者术后出现烦躁、抑郁、焦虑、失眠等问题，护理人员要及时采取干预措施。同时，护理人员应向患者普及正确的手术效果评估方法，引导患者根据自身的病情特点、手术情况、术后检查结果等因素，客观看待术后身体上的各种不适，使其明确认识到自己正处于康复之中。护理人员还应鼓励患者宣泄自己的消极情绪，并提供心理支持，帮助其减轻消极情绪的影响。

4．做好出院的心理准备

对于即将出院的患者，护理人员应对其进行系统的健康教育，包括出院后的饮食、自我锻炼、心理调适、定期复查等方面，帮助患者做好出院的心理准备。对于那些因手术导致生理功能受损、体像改变或残疾的患者，护理人员应密切关注患者的心理状态，为其提供个性化的康复指导和心理支持，在确定患者已经树立信心，能勇敢、乐观地面对现实并配合后续的康复护理后，才可逐渐减少直接护理的频次，转而更多地鼓励和指导患者进行自我护理，以促进患者身心健康的全面恢复。

护理之星

37 本 ICU 日记

“今天是你进入 ICU 的第一天。”

“今天外面下雪了，很漂亮。”

“今天给你更换了高流量吸氧方式，你有没有感到不那么难受了？”

“你会好起来，然后做自己想做的事情。”

2024 年，兰州大学护理专业研究生孙国涛写下的 ICU 日记引发了关注。翻开这些日记，上面充满了关心的话语。在这些日记中，记录着孙国涛监护过的 ICU 患者每一天的治疗措施、生活护理等情况。

ICU 是生死场，是医护人员、患者与病魔斗争的最后一道防线。多功能监护仪、呼吸机、血液透析机、输液泵、营养泵……大大小小的设备构成了ICU的生命支持系统。患者进入这里，意味着病程已经发展到十分危急的阶段，需要借助高科技帮他们“续命”。住在ICU的患者不仅没有家属和朋友陪输液泵伴，还要接受大量药物治疗、插管等侵入性干预。为了防止非计划性拔管，患者的手要绑在病床上。他们大多数时候都处于意识模糊的状态，连白天黑夜也分不清，因此在转入普通病房后常出现焦虑、抑郁等各种负性心理。

ICU日记相当于一个干预措施，即通过日志的方式给出ICU后的患者补上这段治疗期间的记忆，以便帮助患者减轻心理上的压力。换言之，这是另一种意义上的“续命”——医护人员帮助患者留下他们生命中很重要的一段时光，防止患者的记忆出现空白，防止他们因此而出现精神问题。这很重要。在医护人员的眼中，患者不应该只是医疗仪器的工作对象，也不应该只是药物的作用对象，而应该是活生生的人。他们身体的病痛需要治疗，他们精神上的、情感上的需求同样不能忽视。毕竟，生命的意义不仅仅在于“活着”。

目前，全国的医疗卫生系统正在贯彻落实《医学人文关怀提升行动方案（2024—2027年)》，各医疗机构都在积极探索医学人文关怀如何落地。孙国涛的做法充满了人文关怀，响应了文件要求，取得了良好的效果。截至2024年11月，孙国涛已为37位患者写了37本ICU日记。看到这些患者和家属读到自己的ICU日记后，收获的那份踏实与感动，孙国涛觉得十分欣慰，这也让他加深了对护理工作的认识，并提升了做好护理工作的信心。

资料来源：熊建，《37本ICU日记闪烁医学人文之光》，
人民网，2024年11月19日

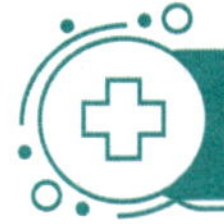

第五节　突发事件创伤患者的心理护理

《中华人民共和国突发事件应对法》指出，突发事件是指突然发生，造成或者可能造成严重社会危害，需要采取应急处置措施予以应对的自然灾害、事故灾难、公共卫生事件和社会安全事件。

突发事件不仅会给人们带来物质财产与经济损失，还可能会给人们造成躯体创伤、功能障碍，甚至威胁人们的生命安全。在突发事件发生后，患者往往会出现各种心理适应障碍。因此，护理人员在为突发事件创伤患者提供生理护理的同时，必须为其提供及时、持续、有效的心理护理，以减轻突发事件创伤患者的不良心理反应，促进其身心全面康复。

一、突发事件创伤患者的心理特征及其影响因素

（一）突发事件创伤患者的心理特征

总的来说，突发事件创伤患者除了会出现紧张、恐惧等负性心理之外，还可能会表

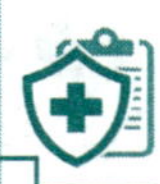

现出以下几种心理特征。

1. 一过性精神障碍

一过性精神障碍，又称“短暂性精神障碍”，是由多种原因引起的一种严重的脑功能障碍，通常会在数天或一个月内缓解。

在遭受急剧、严重的突发事件后，少数患者会产生一过性精神障碍，其主要表现如下：① 高度警觉，并极力回避与突发事件有关的人或事；② 麻木或情感反应迟钝，遗忘一些有关突发事件给自己造成创伤的重要内容；③ 对环境的感受力减弱、注意狭窄、定向错觉等，严重者甚至可能会出现幻觉、妄想等症状。

护理提示

注意狭窄是指个体的注意范围显著缩小，主动注意力明显减弱。

定向错觉是指个体对自己周围的客观事物和自身情况发生认识错误的现象，如患者不知道自己是谁、不知道自己在哪里、不能判断自己与他人的关系，或者不认识自己的亲人、朋友等。

2. 庆幸与内疚

当死亡威胁解除后，成功获救的患者往往会产生劫后余生的庆幸。但是，由于目睹他人死亡而自己却无能为力，有些患者可能会在庆幸之后产生深深的内疚与自责，进而出现一系列的心理问题，导致患者出现不主动配合医护人员的治疗和护理，甚至拒绝、逃避治疗和护理的情况。

3. 愤怒与仇视

有些在突发事件中身体受到伤害的患者，在意识到自己的病情后，可能会产生愤怒的心理，表现为抵触、无端发脾气、易激惹、好冲动等。这些患者有时还会将这种愤怒发泄或迁怒到接近自己的人身上，表现出对医护人员的不信任、仇视，对医护人员的治疗和护理不满意，拒绝亲友的安慰和探视等，严重者可能会出现毁物、伤人、自伤等异常行为。

4. 难以接受现实

随着死亡威胁的逐渐远离，有些患者会出现丧失感或不安全感。这种丧失感或不安全感可能源自亲人、朋友的离世，肢体残缺或容貌受损，财产损失，以及对职业前景的不确定等。这些患者往往很难接受现实，长期沉浸在忧伤、悲观、绝望的情绪中难以自拔，对如何适应以后的生活感到茫然，容易自暴自弃，甚至萌发轻生念头。

5. 创伤后应激障碍

很多患者会在突发事件后产生创伤后应激障碍，其主要表现如下：① 与唤起突发事件有关的症状，如做噩梦、闪回、想起突发事件时强烈的情绪反应和生理不适等；② 与避免想起突发事件有关的症状，如避开与突发事件有关的人、地点或活动等；③ 与消极情绪有关的症状，如对社交活动缺乏兴趣、对未来悲观、难以产生积极情绪等；④ 其他症状，如睡眠困难、易怒、注意力难以集中、易激惹、过度警觉等。

护理提示

闪回是指个体在看到新场景时，感觉似曾相识的现象。闪回是创伤后应激障碍的典型症状，表现为非自愿、强烈且痛苦的创伤记忆再现，这种记忆再现就像创伤事件正在当下重新发生，会让个体感到非常痛苦。

6. 创伤后成长

创伤后成长是指突发事件后，个体在应对过程中所发生的，较为正面的、积极的心理变化。

有些患者在生命得到挽救、躯体创伤得到治愈的同时，自身的心理潜能也被激发，恢复和成长的力量得到强化，人生态度保持或转向乐观，对未来生活充满了期盼。

（二）突发事件创伤患者的心理影响因素

除了人格特征、认知因素、社会支持系统和环境因素之外，躯体功能的损伤程度、是否致残、既往有无突发事件创伤史等因素，均会对突发事件创伤患者的心理造成影响。通常情况下，创伤程度严重、有致残可能的患者，其负性心理更为严重；有突发事件创伤史的患者通常对突发事件创伤后果有一定的承受力，而没有此类经历的患者由于缺乏类似的经验和心理准备，可能会在应对创伤后果时遇到更多的困难和挑战，从而导致心理问题的出现。

二、突发事件创伤患者的心理护理

对突发事件创伤患者进行心理护理是一个综合性的过程，需要护理人员、患者、患者家属的共同努力和配合。通过建立信任关系、提供准确信息、营造积极康复环境、进行心理危机干预及鼓励自我调节等措施，护理人员可以帮助患者更好地应对突发事件带来的心理影响。

同时，在心理护理过程中，护理人员还应该掌握以下对突发事件创伤患者进行心理护理的方法，以便促进突发事件创伤患者的心理康复。

（一）着陆技术

着陆技术是一种可以帮助个体情绪尽快平静下来的心理稳定技术，可分为精神着陆、身体着陆和抚慰性着陆。

（1）精神着陆是指引导个体将注意力从对内在的思考转移到对外部世界的关注，从而缓解其负性感受。例如，护理人员可以让患者详细描述周围环境或做一些需要集中注意力的任务等。

（2）身体着陆是指让个体通过专注于呼吸和身体感觉来缓解消极情绪。例如，护理人员可以让患者放慢速度深呼吸、触碰周围物体、伸展手臂或腿部等。

（3）抚慰性着陆是指通过善意的语言引导个体回忆或想象美好事物，从而稳定情绪。例如，护理人员可以鼓励患者回想过去愉快的经历，让患者想象自己处于海滩、草

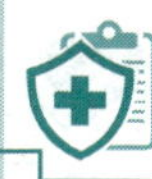

地等舒适的环境中，或者让患者思考自己期待得到什么礼物，等等。

当突发事件创伤患者不可控制地回想起突发事件出现强烈的情绪波动或自伤行为时，护理人员可以运用着陆技术帮助患者放松身心，将患者注意力从内心世界转到外部世界，从而帮助患者回归现实。

（二）保险箱技术

保险箱技术是一种心理稳定技术，主要用于处理心理创伤和消极情绪。它通过引导个体在内心构建一个“保险箱”，将消极情绪和创伤性材料“打包封存”在“保险箱”内，从而帮助个体在一段时间内与这些材料保持距离，进而促进个体心理功能的恢复。

在突发事件创伤初期，护理人员可帮助患者运用保险箱技术缓解心理创伤，具体做法如下。

（1）护理人员引导患者在脑海中构建一个“保险箱”，将心理创伤性材料“打包封存”其中。

（2）护理人员指导患者将“保险箱”放到自己认为绝对安全的心理角落，并在一段时间内让患者尽量不去触碰这个“保险箱”，从而起到与创伤性刺激保持距离的效果，使患者在短时间内从消极情绪中解放出来。

（3）护理人员可以让患者在情绪稳定且已经准备好应对“保险箱”中的创伤性刺激时，打开“保险箱”，逐一处理其中的内容。需要注意的是，护理人员应时刻关注患者的行为表现，一旦发现患者打开“保险箱”时出现情绪不稳定的情况，应及时进行干预。

保险箱技术不仅可以帮助患者在紧急情况下快速稳定情绪，还可以作为长期心理康复的一部分，帮助患者逐步面对并抚平心理创伤。

（三）紧急事件应激晤谈

紧急事件应激晤谈，又称“集体心理晤谈”，是一种通过交谈来缓解突发事件创伤患者可能潜藏的心理创伤的方法。紧急事件应激晤谈的目的是减轻突发事件造成的不良后果，减少患者出现继发精神疾病的风险，其广泛应用于突发事件中遭受各种心理创伤人员的心理护理中。

紧急事件应激晤谈通常应用于同质性群体（即根据某些共同特征划分的人群）中，通常以7～9人为一组，主要分为以下6个阶段。

（1）导入期。护理人员向患者讲述紧急事件应激晤谈的内容和程序，带领患者进行游戏并回答相关问题，引导患者放松。

（2）事实期。护理人员鼓励患者回顾事件的真实情况，重现事件的全过程。在这个阶段，护理人员以倾听为主，不必过多回应。

（3）感受期。护理人员引导患者描述自己当时的想法，澄清突发事件后患者的认知活动和感受。

（4）症状期。护理人员鼓励患者从心理、生理和行为等方面描述自己的表现，从中识别患者希望分享的应激反应。

（5）指导期。护理人员向患者介绍异常和正常应激反应的表现，为其提供应激管理

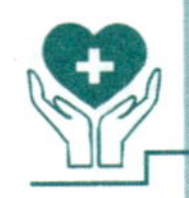

技巧，鼓励患者树立信心。

（6）再入期。护理人员总结晤谈过程，告知患者如何获得后续的支持和帮助，让患者感受到持续的关怀和支持。

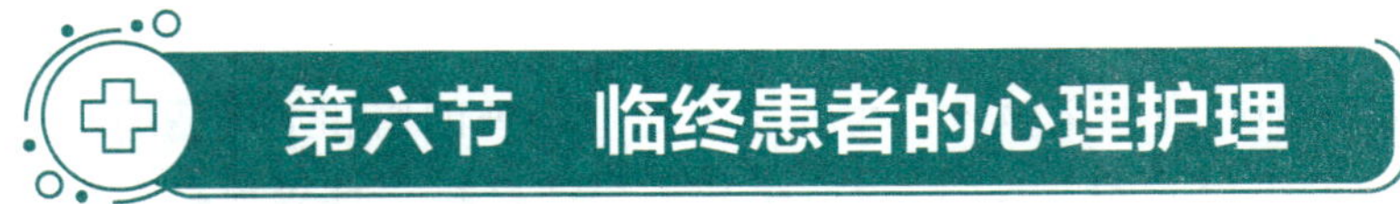

第六节　临终患者的心理护理

临终是由于各种疾病或损伤等原因造成人体主要器官功能趋于衰竭，生命活动即将终止的阶段。大多临终患者存活期不超过 6 个月，他们在面对死亡时，会出现非常复杂的心理和行为反应。护理人员应了解临终患者的生理状况及心理特征，实施有效的心理护理措施，尽可能减轻临终患者躯体上和心理上的痛苦，从而提高临终患者的生活质量，维护临终患者的人格尊严。

一、临终患者的心理特征及其影响因素

（一）临终患者的心理特征

由于临终患者直接面临死亡的威胁，其心理状态与一般患者有着明显的不同。心理学家罗斯将大多数临终患者的心理反应分为否认期、愤怒期、协议期、忧郁期和接受期 5 个阶段，并分析了不同阶段临终患者的心理特征。

1．否认期心理特征

在这一阶段，患者得知自己即将离开人世的消息，通常会运用否认机制进行心理防御，主要表现为不相信诊断结果、想要通过各种途径找到改变诊断结果的依据等，以便保护自己，让自己在精神上不至于过度痛苦。

否认期的时间长短因人而异。大部分临终患者在一段时间后都能停止否认，也有少数患者直到迫近死亡时仍处于否认期。

2．愤怒期心理特征

当自己死亡的事实无法否定时，很多患者会表现出愤怒情绪，出现以自我为中心，情绪变化大，骂人、砸东西、不吃不喝、拒绝治疗等反应。有的患者还可能会因反应强烈、行为过激而导致周围人对其避而远之，从而降低其社会支持水平，使得他们更加孤独和无助。

3．协议期心理特征

临终患者在经历“否认”和“愤怒”阶段之后，会千方百计地寻求延长生命的方法，或者希望免受死亡的痛苦与不适。这是一种自然的心理发展过程。在这一阶段，很多患者开始与现实妥协，但是内心深处仍然希望奇迹能发生在自己身上。例如，有的患者为了延长生命，将希望寄托于新疗法或不切实际的幻想中；有的患者会做出各种承诺，说出“假如再给我一年时间，我会……”“如果我能好起来，我会……”等不太现实的愿望。患者在协议期的心理反应，实际上是一种延缓死亡的乞求，是人生存本能和生

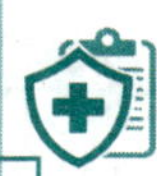

存欲望的体现。

4．忧郁期心理特征

在忧郁期，患者发现自己的身体状况日趋恶化，从而出现悲伤、情绪低落、退缩、沉默、绝望、反应迟钝、对任何事物均不感兴趣等心理反应。在这一阶段，患者特别希望亲朋好友每时每刻都能陪伴在自己身旁。

5．接受期心理特征

在接受期，有的患者基本接受了死亡即将到来的现实，心境趋于平静，他们已经做好了死亡的准备，不再抱怨命运，会思考自己的过往经历和生命的意义；有的患者虽然已经对死亡做好了准备，但是仍然会对一些人或事表现出牵挂；有的患者表现为退缩、孤立，他们封闭自己的内心世界，静心思考和整理自己的情绪，让周围人难以接近。

护理提示

罗斯认为，临终患者心理发展的5个阶段并非完全按顺序发生和发展，有的阶段可能会提前，有的阶段可能会推后，有的阶段可能会重合在一起，具有较大的个体差异性。因此，在实际的临床护理工作中，护理人员应根据患者的实际情况进行分析与处理。

（二）临终患者的心理影响因素

临终患者的心理影响因素是多方面的，患者会因不同的疾病发展情况、认知水平、人格特征、社会支持、物质环境等因素，而表现出不同的心理反应。

二、临终患者的心理护理

（一）否认期心理护理

临终患者的否认是为了暂时逃避现实。护理人员既不能急于揭穿患者的防御心理，也不能欺骗患者，而是应在尊重患者的基础上对患者进行生命教育，并在与患者交流的过程中始终保持真诚的态度，耐心地开导患者，坦诚、温和地回答患者的问题，并尽可能避免谈到患者生存期的长短。

同时，护理人员应在沟通中认真倾听患者的感受，接受患者展露出的脆弱及悲痛，同时注意与其他医护人员、患者家属在言语表达上保持一致。此外，护理人员还应建议患者家属理解患者的行为，尽量多陪伴患者，让患者感受到关心和温暖。

（二）愤怒期心理护理

首先，护理人员应将患者的“愤怒”看成一种有益健康的行为，允许患者以发怒、抱怨、不合作等方式来宣泄心中的消极情绪。其次，护理人员应认真倾听患者的心理感受，洞察患者的内心世界，给予患者谅解、宽容和安抚。再次，护理人员应劝导患者家属给予患者理解和关爱，并尽可能配合护理人员的工作。最后，在护理过程中，护理人员应注意预防意外事件的发生。

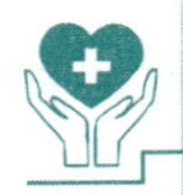

（三）协议期心理护理

协议期的临终患者会在潜意识中试图推迟自己的死亡期限，护理人员应结合协议期临终患者的这一特点，充分调动其主观能动性，鼓励他们积极进行自我照护，帮助他们提高生活质量，从而安宁、舒适、有尊严地度过生命的最后时光。

护理人员还应该尽可能地满足患者的合理需求。对于那些明显不合理的需求，护理人员也不能直接拒绝，而是应以温和、耐心的态度与患者进行沟通，解释为什么不能满足这些需求，并为患者提供更多的关心与照顾。

（四）忧郁期心理护理

处于这一阶段的患者需要周围人更多的关爱。护理人员应在心理上给予患者同情、鼓励和支持，多陪伴患者，并允许患者以适当的方式宣泄情绪。同时，护理人员应让患者的家属、朋友多探望和陪伴患者，并特别注意患者的情绪波动，适时给予患者心理疏导，防止患者自伤、自杀等行为的发生。

（五）接受期心理护理

大部分接受期患者能够理性地面对死亡，对自己的身后之事也能做出理性的安排。此时，护理人员应尊重患者的选择，积极帮助患者完成未竟的心愿，让患者不留遗憾。同时，护理人员应加强基础护理，保证患者临终前的生活质量，并为患者创造安静、舒适的环境，以减少外界对患者的干扰。

许多患者害怕孤独面对死亡，希望临终时有亲人陪在身边。因此，护理人员可以让患者的家属安静地陪在床边，用握手、拥抱、轻抚等方式给患者安慰。

护理人员在做好临终患者心理护理的同时，还要注重对临终患者的家属进行心理护理。医护人员应积极与患者家属沟通，取得家属信任，让家属接受现实并为患者做好情感上的支持。

临终关怀的内容

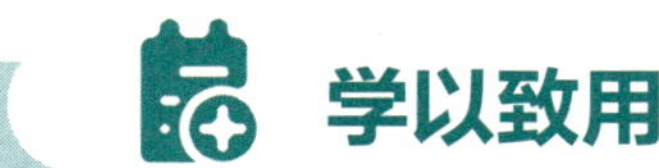

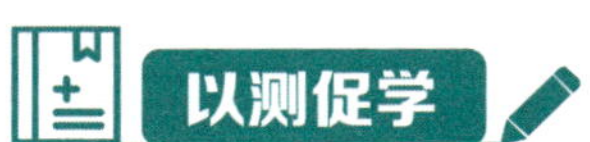

一、单项选择题

1．对于（　　）的儿童患者来说，周围人的爱抚至关重要，他们容易从周围人的搂抱、亲吻、抚摸中得到安慰，从而产生安全感。

A．0～3 岁　　B．3～6 岁　　C．4～6 岁　　D．7～12 岁

2．有的老年患者喜欢小病大养，不愿意出院，一不顺心就发脾气或无理取闹。这种心理特征属于（　　）。

A．退化　　B．敏感多疑　　C．失落　　D．幼稚

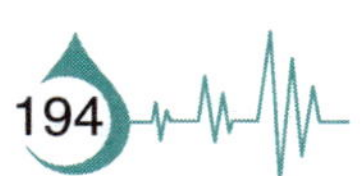

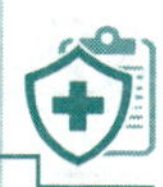

3．（　　）是指患者有一定的意识障碍，无意动作增加，定向力部分或全部丧失，思维混乱，对周围环境不能正确辨认，常伴有幻觉的心理状态。

A．术后抑郁　　B．一过性精神障碍

C．术后疼痛　　D．谵妄状态

4．患者张某，男，10 岁，颈部轻度烧伤，由家长陪护入院。你认为对该患者进行心理护理的首要措施应是（　　）。

A．关心、陪伴　　B．帮助患者适应环境

C．支持与帮助　　D．动员患者的社会支持系统

5．患者李某，女，63 岁，糖尿病病史 12 年，已经退休，住院期间情绪低落。对李某的心理护理不包括（　　）。

A．充分激发患者的主观能动性　　B．改善患者认知，鼓励其树立信心

C．帮助患者掌握调整情绪的方法　　D．教会患者自测血糖的方法

6．对于临终患者来说，其最强烈的需要是（　　）。

A．安全的需要　　B．交往的需要

C．尊重的需要　　D．情感的需要

二、简答题

1．儿童患者的心理特征有哪些?

2．简述孕产妇的心理影响因素。

3．如何对老年患者进行心理护理?

4．如何对手术前患者进行心理护理?

5．简述突发事件创伤患者的心理特征。

三、案例分析题

案例 1：

患者易某，女，11 岁，在车祸中失去父亲，自己身受重伤，骨盆骨折，背部及面部大面积擦伤。入院以来，她一直不愿说话，总是盯着天花板发呆，对治疗、护理不配合也不反对。

案例 2：

患者陈某，女，45 岁，离异，某公司职员，平时工作较忙，上有年老的双亲，下有一个待业的儿子。陈某是家里的顶梁柱，既要照顾家庭，又要兼顾工作。因此，尽管经常身体不舒服，她也一直未能抽出时间去医院做检查。近日，陈某因腹痛就医，被查出得了肠穿孔，需要手术治疗。她担心手术后无法像以前那样进行高强度的工作，经济收入减少，于是便一直拖着不愿意住院接受治疗。

（1）请你仔细阅读案例 1，分析易某的心理状态，并为其设计一个具有针对性的心理护理方案，使易某能尽快地从车祸的阴影中走出来。

（2）请你仔细阅读案例 2，分析陈某的心理问题及其产生原因，并说一说如何对其进行个性化的心理护理。

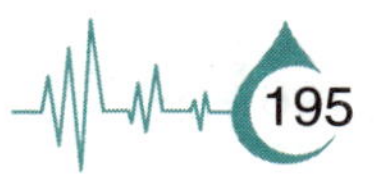

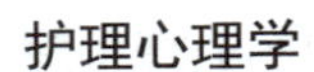

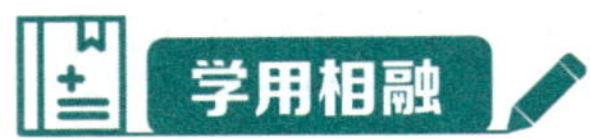

心灵聊天室

活动目标

（1）加深学生对特殊患者心理特征的了解，提升学生的沟通能力和处理特殊情绪的能力。

（2）增强学生解决实际问题的能力。

活动准备

（1）布置“心灵聊天室”。在教室或模拟病房中布置一个温馨的“心灵聊天室”。聊天室内应有舒适的座椅、柔和的灯光、音响设备、纸、笔，以及其他可能会用到的物品。

（2）分组。全班学生随机分成若干小组，每组 4～6 人。

（3）准备卡片。教师准备 6 张卡片，卡片上分别写上儿童患者、孕产妇、老年患者、手术患者、突发事件创伤患者和临终患者。

活动流程

（1）教师讲解活动的目的、流程和要求。

（2）各组派一个代表，在 6 张卡片中随机抽取一张。

（3）各组根据卡片上所写的患者角色类型，讨论护理人员应如何运用所学的心理护理知识和技巧，与患者、患者家属进行沟通，处理患者的情绪问题，并写一个模拟对话剧本。

（4）各组按照剧本的需要分配角色。

（5）各组轮流进入“心灵聊天室”，按照剧本设定的情境进行模拟对话。其他组成员作为观察者，记录对话过程中的亮点与不足，并在模拟对话结束后，为表演的小组提供反馈意见，指出其优点和需要改进的地方。

（6）所有小组完成模拟对话后，全班学生一起讨论和分享自己在模拟对话中的经验、感受和收获。

（7）每个学生撰写一份个人实践报告，内容包括活动过程、自己在活动中的参与度、他人的反馈、对护理工作的理解、在活动过程中的收获和自我反思。

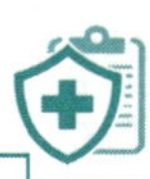

学习成果评价

请结合自身的学习情况，按照表 9-1 中的评价标准，对本章的学习成果进行自评，并请教师进行评价。

表 9-1　学习成果评价表

评价项目	评价标准	分值	评价得分	
			自评分	师评分
知识与技能（50%）	能够准确复述儿童患者、孕产妇、老年患者、手术患者、突发事件创伤患者和临终患者的心理特征及其影响因素	15		
	能够举例说明儿童患者、孕产妇、老年患者、手术患者、突发事件创伤患者和临终患者的心理护理方法	15		
	能够运用所学知识分析儿童患者、孕产妇、老年患者、手术患者、突发事件创伤患者和临终患者的心理问题，并提出合理的护理方案	20		
学习过程与方法（30%）	课前认真预习本章的内容，对不理解的知识点进行查询	5		
	课中专心听讲，理解、记忆相关知识，积极参与课堂讨论和课后实践活动	15		
	课后积极复习，回顾、总结课上内容，并上网搜索特殊患者的病例，运用所学知识对其进行分析	10		
综合素养（20%）	具有较强的沟通能力，能够通过行之有效的沟通技巧，快速与人建立信任关系，促进信息的交流	10		
	具有良好的职业素养，能够与患者建立和谐的护患关系	10		
合计		100		
总分（自评分×40%+师评分×60%）				
自我评价				
教师评价				

第十章

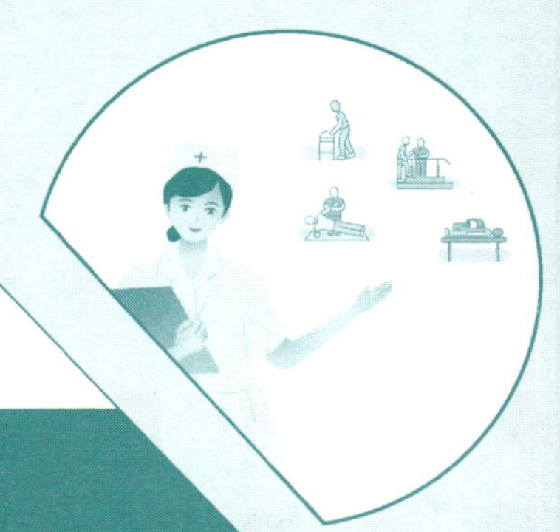

护士的心理护理

章前导读

护士作为医疗团队中不可或缺的重要成员，不仅需要具备高尚的职业道德、扎实的专业知识和熟练的操作技能，还需要具有良好的职业心理素质和健康的心理。良好的职业心理素质和健康的心理不仅是护士有效开展各项护理工作的基础，还是护士应对职业挑战的关键。同时，良好的职业心理素质和健康的心理还能够帮助护士更好地处理患者的情绪需求、解决工作中的突发状况，并在团队协作中展现更高的专业素养。因此，正确认识、提升护士职业心理素质与维护护士心理健康，是提升护理质量、构建和谐医疗环境的重要举措。

学习目标

知识目标

- ✧ 了解护士应具备的职业心理素质和常见心理问题。
- ✧ 熟知护士心理健康的影响因素。
- ✧ 掌握护士心理健康的维护策略。

技能目标

- ✧ 能够运用所学知识识别和评估护士的心理健康状况。
- ✧ 能够举例说明如何维护和促进护士的心理健康，并在实际生活中运用有效的应对策略解决问题。

素质目标

- ✧ 培养职业认同感，深刻认识并感受护士工作的价值，提高责任感。
- ✧ 能够定期自我反思，审视自己的心理状态和行为模式，识别并改正不利于心理健康的习惯，提高心理素质。

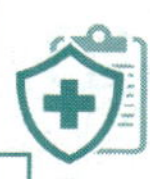

案例导入

李护士是一位年轻的护士，刚刚踏入工作岗位不到一年。她工作认真负责，但由于心理素质较弱，时常面临情绪失控的困扰。

在一次夜班中，李护士负责给一位术后患者更换输液液体。然而，由于病房工作繁忙，李护士给患者更换液体的时间比预期稍微晚了些。患者因此情绪激动，大声抱怨和指责李护士："为什么这么慢？我痛得快受不了了，你们就是不管我！"

李护士感到非常委屈，她觉得自己一直在忙着为各病房的患者服务，只是由于病房的工作量过大，才稍晚了一些为这名患者换液。于是，她本能地回应道："我知道您着急，但我这不是已经在给您换了吗？您能不能别发脾气了？"这一回应反而激怒了患者，使其情绪愈发失控，扬言要投诉李护士。这位患者的吵闹不仅影响了其他患者的休息，也引发了其他患者的不满。最终，在护士长的出面安抚下，患者的怒气才得以平息。

事后，面对上级批评，李护士压力倍增。同时，她也为自己不当的处理方式感到深深的内疚和自责。然而，一段时间后，她发现自己很难摆脱这些消极情绪，她开始频繁失眠，甚至对护理工作产生了厌倦感。在之后的工作中，李护士频繁出错，她的工作评价也进一步下滑。

请思考

（1）李护士出现了哪些心理问题？

（2）影响李护士心理健康的因素有哪些？

（3）李护士可以采取哪些策略来提升自己的心理素质？

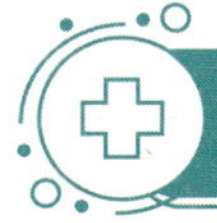

第一节　护士职业心理素质与心理健康

一、护士应具备的职业心理素质

护士职业心理素质是指在护理工作中，护士为适应职业环境、履行职业职责、实现职业价值所需要具备的心理特征和能力。护士职业心理素质是护士顺利开展工作的重要基础。高水平的护士职业心理素质能够帮助护士在工作中保持冷静、有效应对压力，为患者提供优质的护理服务。总的来说，护士应具备的职业心理素质包括以下几个方面。

（一）良好的认知能力

良好的认知能力是护士职业心理素质的基础，其具体包括敏锐的观察力、良好的注意力、准确的记忆力和独立的思维能力。

敏锐的观察力能够使护士及时发现患者体征的细微变化，并做出正确的护理判断；

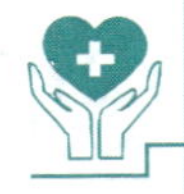

良好的注意力有助于护士确保护理操作的准确性和安全性，避免因疏忽而造成的错误；准确的记忆力能够让护士快速调取患者信息、操作规范、药物名称与剂量等重要信息，确保护理工作的安全与高效；独立的思维能力能够帮助护士灵活应对复杂问题，优化护理方案，以提升服务质量。

（二）较强的情绪管理能力和抗压能力

护士的工作环境充满了挑战和压力，他们不仅要应对繁重的护理任务，还要应对患者和家属的各种情绪问题，满足他们的不同需求，并处理可能出现的各种突发状况，这很容易引发护士的消极情绪。如果护士缺乏有效的情绪管理和抗压能力，就可能会影响其工作效率，并降低患者的护理体验，进而影响患者的康复进程。因此，护士必须具备良好的情绪管理能力和抗压能力，能够在面对各种工作挑战和压力时保持冷静，用积极的心态应对各种问题。这不仅是护士职业素养的体现，还是确保护理质量、提升患者满意度的关键。

（三）坚强的意志力

护士的工作常常涉及急救、抢救等高强度、快节奏的任务，并且需要应对各种突发状况，因此，坚强的意志力显得尤为重要。不管是在高压的急救现场，还是面对复杂的临床问题，护士都不能轻言放弃，而是要秉持“患者至上”的职业操守，以坚韧不拔的精神和顽强的毅力坚定地完成每一项任务，从而保证患者得到及时、有效的护理和治疗。

护理之星

激流勇进做急诊“中流砥柱”

令狐昌艳是贵州省人民医院急诊内科的一名护士。从2009年至今，她在急诊护理岗位上坚守了十几年，熟练掌握了各种抢救工作的流程，能够迅速、准确地应对各种抢救工作。

急诊护士的步履总是匆忙的，凭借着对生命的敬畏和尊重，他们一直奋战在与死神较量的竞技场上。

“有一次夜班，我们接收了一位因为饮用蟾蜍浸泡的药酒（一种偏方）出现恶性心率失常、命悬一线的患者。当晚急诊科的责任护士是我。患者转入急诊后，我便立即投入抢救工作中，一场与‘死神’的赛跑就此打响。”令狐昌艳回忆，那次抢救历经6个多小时，对患者进行了36次电除颤。经过不间断的努力，医护人员终于将患者从死亡边缘拉了回来。患者家属在抢救室外得知患者被抢救回来的消息后，一直在感谢。从抢救室出来，令狐昌艳已经没有了力气，但抢救成功的喜悦一直支撑着她。

工作中，令狐昌艳一直谦虚地向前辈学习，也在积极做好“老带新”工作。在带教工作中，她始终秉持着认真、专业的工作态度，保持着用心、细心和耐心，以身作则，不断发挥着榜样力量。多年来，她多次被评为优秀护士及带教老师。她认为，这些荣誉是鼓励自己前行的最好动力。而急诊新入职的护士们也学着令狐昌艳和其他优秀护士的样子，将急诊护理精神一路传承下去。

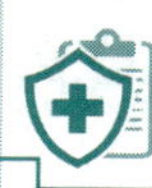

用令狐昌艳的话说："每天我们不是穿梭在抢救室，就是奔波在出诊的路上。每一天的重生都是急诊人的奉献；每一次狂奔，都是为了给患者争取黄金一秒；每一次急救，都是与'死神'博弈；每一次坚持，都是为了挽救一条生命，不抛弃不放弃。"

资料来源：李永馨、陈康清，《因为我们是护士》，人民网，2024 年 5 月 11 日

（四）高度的责任感和同理心

作为医疗团队的重要成员，护士在患者护理过程中担负着巨大的责任。护士不仅需要确保患者的基本护理需求得到满足，还要时刻关注患者的身心状况，及时发现潜在问题并采取有效措施。责任感能够促使护士在面对复杂或突发情况时做到尽职尽责，确保患者的安全和治疗效果。

同理心是护理工作中另一个至关重要的素质。护士需要站在患者的角度思考问题，设身处地地理解患者的情感和需求，感受他们的痛苦和不安，从而更好地与患者建立信任关系，缓解患者的焦虑，并为患者提供更加贴心的服务。

（五）出色的人际沟通能力

在日常工作中，护士不仅需要与患者及其家属建立信任关系，为他们答疑解惑，还必须与其他医护人员进行高效的协作。良好的沟通不仅能有效缓解医患矛盾，增进患者的信任感和满意度，还能确保信息的及时传递，提高护理工作的协作效率。为此，护士应具备出色的表达能力，熟练掌握各种沟通技巧，确保信息的准确传达。同时，在与他人沟通时，护士应态度和蔼，认真倾听，不能随意打断他人的陈述，如图 10-1 所示。

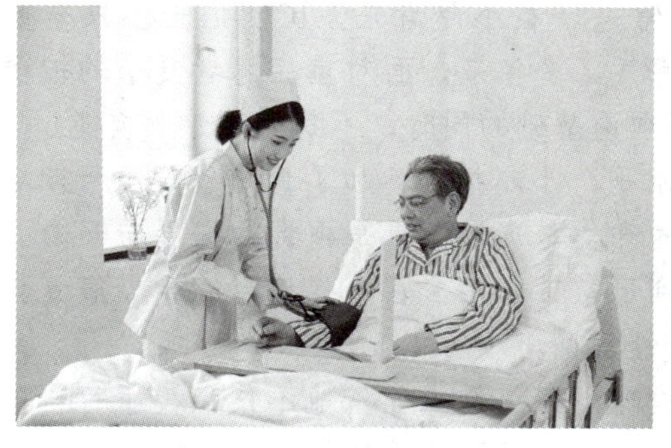

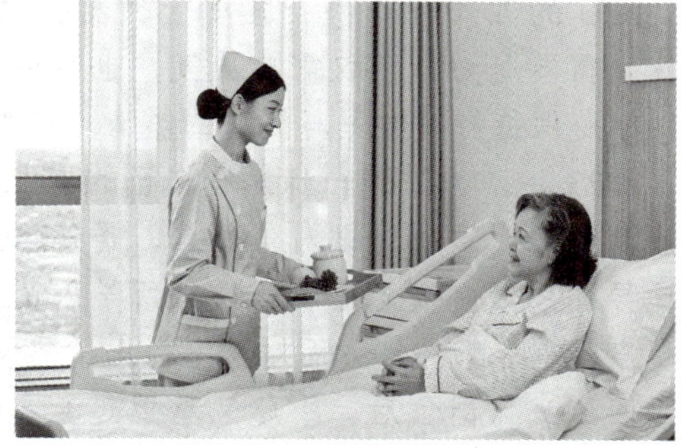

图 10-1　态度和蔼的护士

共情护理

在人际沟通中，清晰的表达和积极的倾听是至关重要的。请说一说你是否曾经因沟通不畅而跟人产生过误解或冲突。你认为当时应该怎样沟通才能避免问题的发生？

（六）灵活的应变能力

在护理工作中，护士常常需要面对各种突发情况和复杂的临床变化。例如，当患者的病情急剧恶化时，护士需要迅速通过监测患者的生命体征、了解病史，并与医生及时

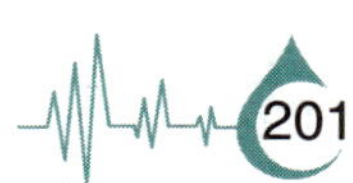

沟通等方式，尽快对患者进行救治，并灵活调整护理方案。因此，护士只有具备灵活的应变能力，才能根据实际情况及时调整应对策略，从而确保护理工作的顺利进行。

灵活应变能力不仅表现在对突发医疗事件的快速反应上，还体现在日常护理工作中。在日常护理工作中，灵活应变的能力可以帮助护士及时发现问题并解决问题，以确保患者的安全和舒适。

（七）积极的职业态度

护士是一份需要付出巨大耐心和热情的职业。护士需要从内心认可这份工作的价值，并以积极、乐观的心态面对挑战。同时，护士应不断追求进步，以高度的责任心和无私奉献的精神，为患者提供细致入微的护理服务。这种职业态度不仅体现了护士的专业素养，还彰显了对生命的敬畏和尊重。

（八）持续学习与自我提升的精神

医学知识更新迅速，护士需要保持持续学习的意愿，不断更新自己的专业知识、提升护理技能。这种持续学习和自我提升的精神，有助于护士跟上医学发展的步伐，为患者提供更加优质的护理服务。

护理实例

小赵是某医院重症监护室（ICU）护士。自 2017 年踏入护理行业以来，他励志成为优秀的重症护理人。

ICU 的工作节奏快、强度大，熬夜是常态。在小赵看来，ICU 护士不仅需要体力，也需要脑力；不仅需要勇气，也需要底气。多年来，面对重症患者复杂的护理需求，小赵保持持续学习与提高的热情，打牢理论基础的同时，不断提升专业技能。

2023 年，为了进一步提升自己的专业水平，小赵报名参加了贵州省第三十期专科护士培训班。这次培训对他而言，是知识的升华与沉淀，更是视野的拓展与开阔。他以优异的成绩完成了培训，并将所学应用到日常工作中，在重症患者的早期康复、重症超声、重症感控等方面对科室提出了建设性意见。

回到工作岗位后，小赵又承担起科室护理小组长的工作，他不仅积极履行自己的职责，还充分发挥自己的专业能力和领导能力，带领团队不断提升护理质量。他还在贵州省“5·12 国际护士节”暨全省护士岗位技能竞赛中取得第一名的优异成绩，为他个人的职业生涯增添了新的色彩。这对于小赵来讲，也是职业生涯中的一个“里程碑”。

二、护士心理健康的重要性

护士的心理健康水平直接影响其工作状态和护理质量，进而影响患者的治疗和康复效果，与人们的生活质量有一定关系。具体而言，护士心理健康的重要性主要体现在以下几个方面。

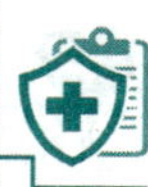

（一）护士的心理健康状况直接影响其躯体健康

大量研究表明，心理健康与身体健康相互联系，相互作用，个体的心理健康状况不良容易导致躯体疾病的发生，进而影响个体的社会功能。护士也不例外，其心理健康状况会直接影响其躯体健康。

（二）护士的心理健康状况影响护理质量

当护士的心理健康状况不良时，护士可能会出现注意力不集中、记忆力减退、工作热情低等反应，这将导致护士对工作投入程度不高，极易消极地对待工作，工作效率低，从而影响护理质量。

（三）护理的心理健康状况影响患者的心理健康

护士如果心理不健康，不具备同理心，就不能正确理解患者的行为，更无法恰当、巧妙地处理患者的心理问题。轻者影响护患关系，重者则可能对患者的身心造成伤害。因此，为了更好地服务患者，护士首先必须保持心理健康。

三、护士常见的心理问题

护士在高压、快节奏的医疗环境中，容易受到各种心理问题的困扰。护士常见的心理问题主要体现在认知方面、情绪方面和行为方面。

（一）认知方面

认知问题是护士在长期压力和疲劳中出现的心理反应，主要表现为注意力不集中、记忆力减退、思维紊乱和判断力下降等。

1．注意力不集中

由于繁重的工作压力、长时间轮班或缺乏充足的休息，护士可能会在工作中出现注意力不集中的问题。这种问题不仅会导致护士的工作效率下降，还可能会使其出现严重的操作失误。例如，护士在监测患者病情时，由于注意力不集中而忽略了患者生命体征的细微变化，从而延误了患者病情。

2．记忆力减退

高强度的工作节奏和长期的心理疲劳会影响护士的记忆力，使他们在护理过程中难以准确记住患者信息、药物剂量或操作流程。这种记忆力减退不仅增加了护士在护理工作中的出错风险，还可能对护士个人、护理质量和患者安全造成严重影响。

3．思维紊乱

在压力和疲劳的双重作用下，护士可能难以保持清醒的头脑，在面对复杂问题或紧急情况时容易出现思维紊乱的问题。思维紊乱可能导致护士处理问题时反应变慢，从而影响护理效率和护理质量。

4．判断力下降

在临床工作中，护士需要时刻关注患者的病情并灵活应变，但由于心理压力过大或身体疲劳等原因，部分护士可能会在关键问题上出现犹豫、反应迟钝等情况，甚至可能会判断失误。例如，需要护理多名患者时，护士如果因身体疲劳而无法准确判断某位患者的异常情况，就可能会延误该患者的病情。

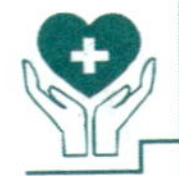

（二）情绪方面

情绪问题是护士最为常见的心理困扰之一，通常表现为情绪波动、焦虑、情绪耗竭、抑郁等。

1. 情绪波动

在高压环境中，护士的情绪可能会变得不稳定，主要表现为易怒、烦躁或情绪化。例如，在面对患者或家属的不合理要求时，护士可能会因难以控制情绪而出现言辞激烈的情况。这种情绪波动不仅会影响医患关系，还会损害护士的职业形象。

2. 焦虑

护理工作的高风险和高要求容易让护士产生持久的焦虑，特别是在急诊科、重症监护室等高压环境中，护士需要应对大量紧急情况和不确定因素，容易导致持续的心理紧张。此外，患者的病情恶化或医患纠纷也可能会加重护士的焦虑感。

3. 情绪耗竭

长期面对高强度的护理工作和频繁的人际压力，护士容易出现情绪耗竭的现象，其主要表现为对工作缺乏积极性、感觉身心疲惫甚至精力枯竭。例如，在多次加班后，护士对患者和工作的热情急剧下降，甚至表现出冷漠或排斥的态度。

4. 抑郁

由于长期超负荷工作或缺乏职业成就感，部分护士可能会陷入抑郁的情绪之中，出现情绪低落、对护理工作失去兴趣，甚至对未来感到迷茫等情况。一些护士还可能会因缺乏他人的关怀和支持而感到孤立无助，进而陷入消极情绪的循环。

（三）行为方面

行为层面的心理问题通常是认知问题和情绪问题的外在表现，主要包括以下几种情况。

1. 工作效率下降

认知问题和情绪问题的叠加作用，可能会使护士在工作中难以保持高效。护士工作效率下降的主要原因包括注意力难以集中而拖延了工作进度、消极情绪较多、缺乏主动性等。

2. 职业倦怠

长时间心理负荷过大可能导致护士出现职业倦怠，其主要表现为对工作的兴趣下降、责任感减弱、个人成就感降低等。这种现象在缺乏职业发展机会或工作环境较差的情况下尤为显著。

护理人员职业倦怠的处方

护理提示

“职业倦怠”，又称“工作倦怠”“工作耗竭”“职业枯竭”，其最早源于1961年格林尼的小说《一个枯竭的案例》。书中讲述了一名建筑师因不堪忍受精神上的折磨而放弃自己的工作，逃往非洲原始丛林的故事。自此，“职业倦怠”一词进入了大众视野。1974年，精神分析学家弗洛德伯格首次将它使用在心理健康领域，特指个体因工作时间过长、工作强度过高而导致的疲惫不堪的状态。

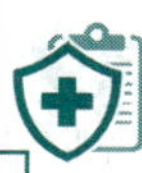

3．过度工作

有的护士在巨大的压力面前，试图通过过度工作来减轻消极情绪，这种做法看似积极，但实际上会导致护士的身体过度疲劳，甚至引发其他健康问题。

4．人际冲突增加

当护士的心理状态不佳时，他们可能更容易与患者、家属或同事发生冲突。例如，情绪激动的护士可能会对患者家属的质疑产生过激反应，从而加剧医患矛盾。

5．健康受损

长期处于过大的心理压力中，护士可能会养成不健康的行为习惯，如暴饮暴食、吸烟和酗酒等。这些行为不仅危害护士的身体健康，还会进一步加重他们的心理问题。

6．社会隔离

受到情绪困扰的护士可能会减少与家人、朋友的互动，表现出封闭自我和回避社交的倾向，这将进一步加深他们的孤独感和无助感。

四、护士心理健康的影响因素

护士心理健康问题的成因复杂多样，通常是多种内外因素共同作用的结果。深入了解护士心理健康的影响因素，对于制订干预措施、优化护理工作环境、提升护士的职业幸福感具有重要意义。

（一）职业环境因素

1．工作压力大

护士是高压力职业之一。长期高强度的工作、繁重的体力劳动会对护士的身心造成巨大负担。此外，护士还需要应对高风险的工作环境，如对危急病患进行紧急处理、接触传染病患者等，这些都进一步加大了护士的工作压力。

2．角色冲突

护士的角色具有多重性（见图 10-2）、模糊性等特征，这使得他们经常面临来自不同角色的冲突和矛盾。

护士角色的多重性是指护士在工作中需要扮演多重角色，如照顾者、教育者、协调者等。作为护理人员，护士的首要职责是为患者提供高质量的护理服务。然而，在医院的管理层面，护士也承担着一定的职责，如协调工作、制订护理计划、记录患者信息、管理护理文件、参与医院会议等，甚至还承担着指导、培训新护士、患者和家属的责任。

护士角色的模糊性是指护士的各种角色之间没有明确的界限，它们可能存在矛盾和不协调的情况。例如，当护士需要在短时间内完成大量护理任务时，他们可能无法同时满足患者的情感需求和教育需求。护士在这些不同的角色之间进行切换时，往往会感到困惑。这种角色冲突会增加护士的心理压力，进而使其产生焦虑、不满等消极情绪。

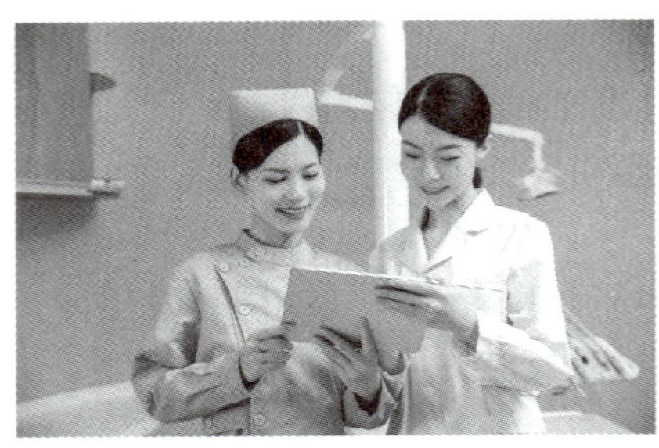
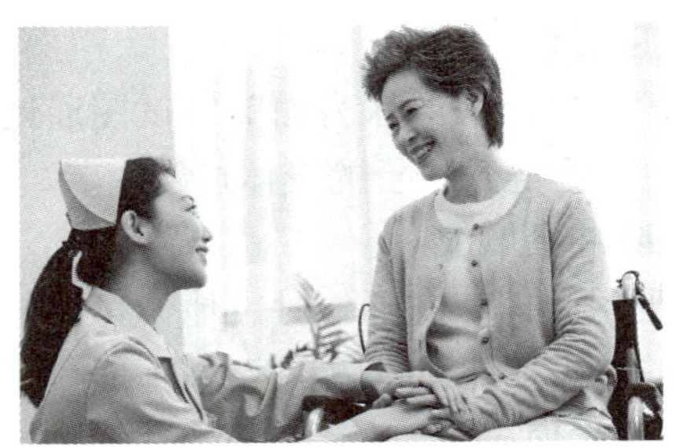
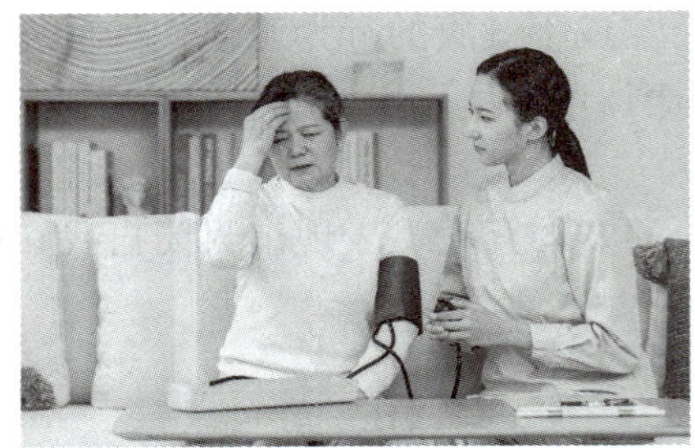
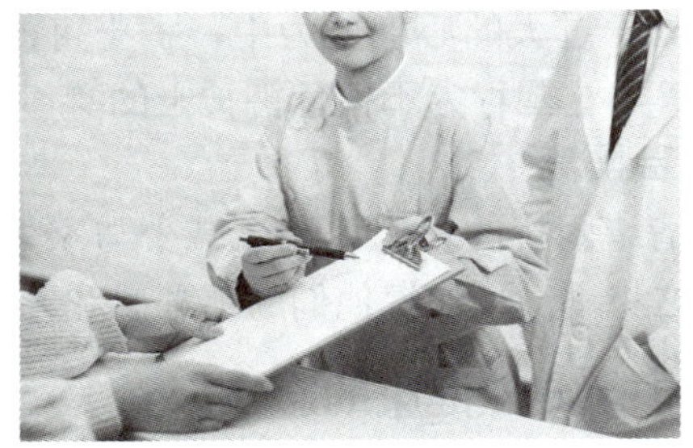

图 10-2　护士角色的多重性

3. 人际关系复杂

护理人员不仅需要与团队成员高度协作，还需要频繁与患者及其家属互动。因此，护士的人际关系的质量对其心理健康影响深远。如果护士与同事之间合作不畅，就可能会引发工作冲突，进而影响护士的情绪状态。此外，患者及其家属的高期望和复杂的医患关系也给护士带来了较大的心理压力。尤其在医患纠纷频发的情况下，护士可能会面临患者对其不公平的指责或苛责，甚至遭受人身威胁或言语暴力，这也会进一步影响其心理健康。

4. 工作与生活失衡

由于护理工作的时间安排具有一定的特殊性，如轮班制度、不规律的工作时间、频繁的夜班等，护士常常难以兼顾生活和工作。例如，不规律的作息会导致护士的生物钟紊乱和睡眠质量下降，从而影响其心理状态；高强度的工作使护士难以与家人保持充分的沟通和互动，容易引发家庭矛盾；等等。如果护士长期处于这种工作与生活之间的失衡状态，就可能会产生各种消极情绪，进而对自身的心理健康构成威胁。

5. 职业认同感低

人们有关医生与护士角色的传统观念，往往使护士的专业价值被低估，使其在团队中处于从属地位。这种状况不仅降低了护士的职业满意度，还可能导致其心理健康问题的加剧。

6. 职业发展受限

在许多医疗机构中，护士的职业晋升途径较为单一，许多护士长期停留在基础护理岗位，缺乏进一步发展的机会和动力。由于缺乏职业发展的空间，护士可能会感到自身能力未被充分发挥，进而产生职业倦怠感。这种职业发展的瓶颈不仅会降低护士的职业满足感，还可能会对其心理健康产生负面影响。

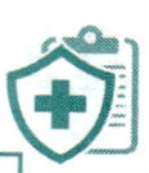

（二）社会支持因素

社会支持是缓解心理压力的重要资源，然而，护士群体常常面临社会支持不足的困境。在工作中，护士需要承担大量的基础护理工作，同时还要处理复杂的医患关系。如果缺乏来自同事、患者及其家属的理解和支持，那么护士可能会感到孤立无助。在家庭生活中，护士往往还需要承担家庭责任，如照顾孩子和老人等。如果家庭成员对护士高强度的工作缺乏充分的理解，就会让护士面临更多的压力，进而产生消极情绪。如果护士无法从社会中获得足够的情感支持和心理慰藉，其心理健康问题可能就会加剧，甚至陷入恶性循环。

（三）个人因素

护士的人格和心理韧性对其心理健康状况也起着重要作用。性格较为敏感或内向的护士更容易受到消极情绪的困扰，而性格乐观、情绪稳定的护士在面对压力时具有更强的抵抗能力。同时，心理调节能力较弱的护士在面对挫折或困难时，更容易产生焦虑、抑郁等消极情绪。此外，护士的身体健康状况也与其心理健康状况密切相关，长期的身体不适或慢性疾病也会加重其心理负担。

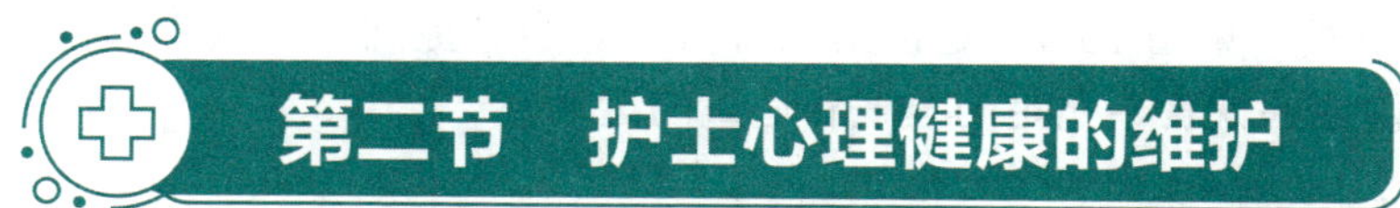

第二节 护士心理健康的维护

护士的心理健康对其个人健康、职业发展和护理服务质量都至关重要。因此，为了有效维护护士的心理健康，不仅需要个体层面的努力，还需要组织、社会等层面的干预，这样才能实现护士心理健康的全面维护。

一、个体层面

（一）提高心理素质

提高护士的心理素质是维护其心理健康的基础。面对工作中的压力，护士必须具备足够的心理韧性和有效的应对策略。首先，护士应学会自我调节，通过运动、娱乐等方式放松身心，以保持身心健康。此外，护士还应定期进行心理健康检查，及时发现潜在的心理问题，并采取适当措施进行干预，防止问题进一步恶化。

（二）增强情绪管理能力

面对患者的痛苦、家属的焦虑，以及团队协作中的冲突，护士应学会敏锐地觉察自己的情绪并采取有效的调节策略。

首先，学会自我觉察。通过反思等方法，护士可以清楚地了解自己的情绪触发点，并通过识别这些触发点，主动地控制情绪。其次，学习情绪调节技巧。例如，护士可以运用深呼吸、冥想、正念等放松方法，在短时间内缓解自己的焦虑和紧张情绪。最后，掌握理性沟通的能力。当面对患者或同事的质疑、批评时，护士应以平和的语气和积

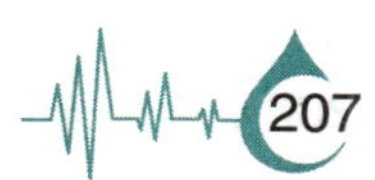

极的态度回应，从而有效避免冲突升级，进而为构建和谐的医患关系和团队氛围奠定基础。

共情护理

当面对突发情况或处在高压环境时，你有哪些方法可以让自己保持冷静和理智？

（三）强化抗压能力

强化抗压能力可以帮助护士更好地适应高强度的工作节奏。

首先，提高时间管理能力。护士需要合理安排工作任务，设定优先级，减少因时间分配不当而带来的额外压力。其次，掌握释放压力的方法。护士可以通过定期运动或参加社交活动来缓解压力，使身心得到放松。最后，以积极的视角审视问题。例如，将繁忙的工作日程和突发的紧急情况视为锻炼应变能力和提升专业水平的机会，而不是单纯的负担。

释放压力的方法

（四）优化生活方式

科学的生活方式（见图 10-3）是护士保持身心健康、提高工作效率和生活质量的基础，其主要包括健康的饮食、充足的睡眠和适量的运动。

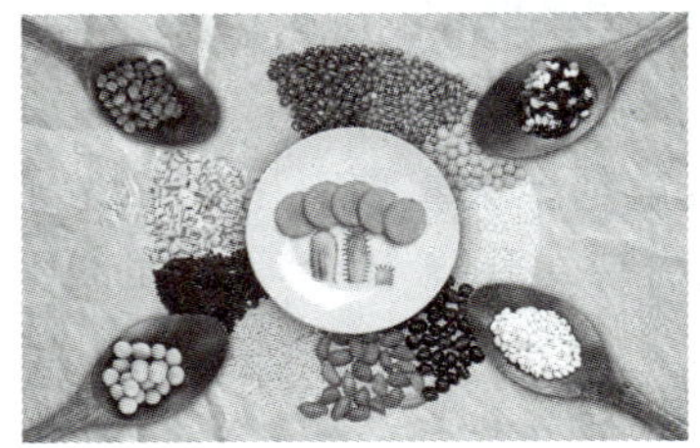
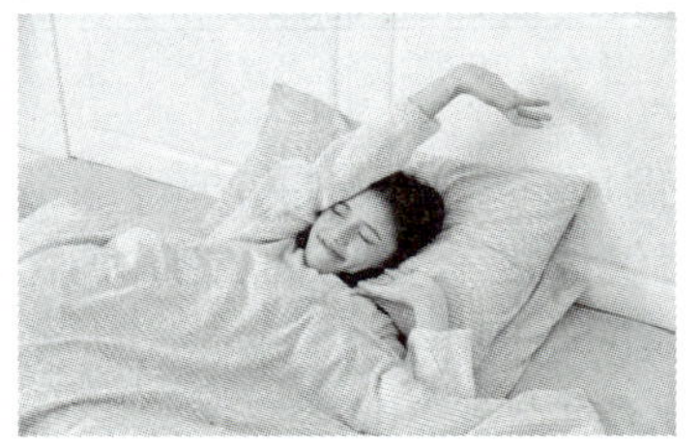
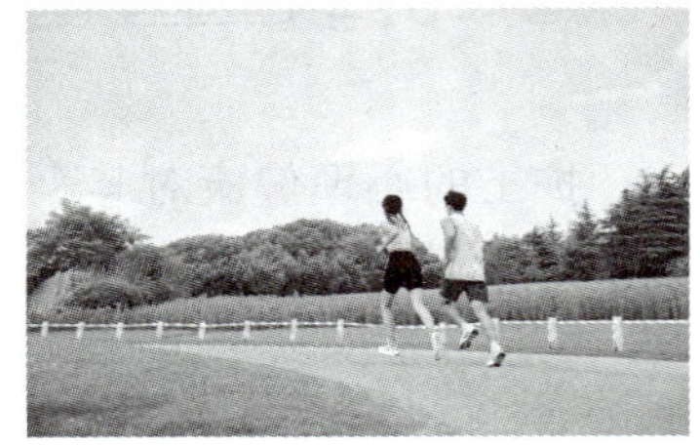

图 10-3　科学的生活方式

首先，健康的饮食直接影响个体的身体能量水平和心理状态。护士应保证自己的饮食结构均衡，以确保蛋白质、碳水化合物、健康脂肪、维生素和矿物质的摄入平衡，从而更好地维持体力并提升免疫力。

其次，充足的睡眠是个体保持身心健康的另一个关键因素。护士应保证 7～8 小时的高质量睡眠。在频繁倒班或夜班的情况下，护士可以通过优化睡眠环境（如使用遮光窗帘、耳塞等）和调整作息时间来确保睡眠质量。此外，睡前，护士还应避免过度使用电子设备和摄入咖啡因。

最后，适量的运动是个体提高身心健康水平、缓解压力的有效手段。日常运动，如散步、拉伸、跑步等，有助于增强体力、保持心理健康。同时，护士还可以参与团队运动，这样不仅有助于锻炼身体，还能增进社交，缓解职业孤独感。

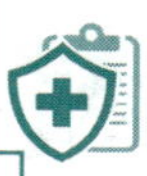

（五）培养积极的职业态度

积极的职业态度对护士的心理健康有着重要影响。护士应树立正确的职业价值观，认识到自己在患者生命中扮演的重要角色，努力提升自己的职业认同感和自豪感。

护士应通过设定职业目标和发展路径，激励自己不断进步，并通过参加培训、进修和学术交流等方式，不断提高自身的专业水平，以获得更多的成就感和职业满足感。

二、组织层面

（一）优化工作环境

优化工作环境是维护护士心理健康的关键举措。

首先，医疗机构应合理安排工作任务和班次，避免过度加班和不规律的夜班，以减轻护士因长期疲劳引发的心理压力。

其次，医疗机构应提高人力资源的配置效率，确保每位护士的工作负荷均衡，减少因人手不足而带来的工作压力。

最后，医疗机构应改善工作设施，通过引入现代化医疗设施（见图 10-4），并简化操作流程来减少护士的体力劳动负担，使护士的工作更加高效、顺畅，进而减少护士因工作不便产生的消极情绪。

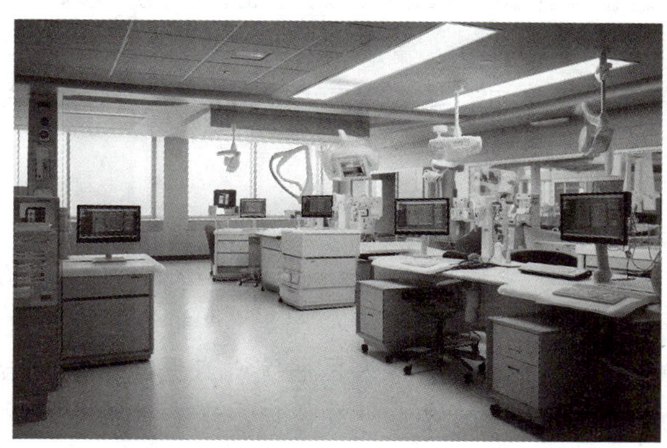

图 10-4　现代化医疗设施

（二）加强组织支持

医疗机构应加强对护士的组织支持，通过定期举办心理健康讲座、提供心理咨询服务等方式，帮助护士提高情绪管理和压力调节等能力。同时，医疗机构应建立有效的沟通机制，让护士在遇到困难时能够及时获得帮助和支持。此外，医疗机构应积极聆听护士的意见，并做出相应的调整，以便增强护士的归属感和工作满意度。

（三）提供职业发展机会

对护士职业发展的关注也是维护其心理健康的重要措施。护士的职业认同感与职业发展机会密切相关。医疗机构应为护士提供多样化的培训和晋升机会，让他们看到未来的发

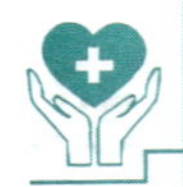

展前景，减少职业倦怠感。同时，医疗机构还可以为表现优秀的护士提供管理岗位或专家职位，激发他们的工作热情并增强他们的工作动力，从而有效缓解护士的心理压力。

三、社会层面

（一）增强社会支持力度

社会支持是护士心理健康的重要保障。因此，护士亟需来自社会各界的理解与支持。政府和社会应通过提升护士职业地位、加大对护理行业的投资、增设心理健康支持服务等措施，为护士提供更全面的社会支持，为其创造更加友好的工作和生活环境。

（二）改善公众认知

改善公众对护士职业的认知也是维护护士心理健康的重要策略。社会应正视护士职业的重要性，通过媒体宣传、教育等方式，增进公众对护士工作的理解和尊重，提高护士的社会地位，使护士在日常工作中能感受到来自他人的支持与认可，进而提升其职业自信和心理健康水平。

护理实例

是患者的知心姐姐！是医生的亲密战友！

每当提起护士这个职业，打针、输液、发药似乎已经成了人们对这份工作的刻板印象。但实际上，护士的工作内容远远没有大家想的那么简单。我们需要撕掉固有标签，打破对护士的刻板印象。

精神科护士

标签：每天打针、输液、发药。

撕掉标签：倾听、共情、支持性的心理护理才是精神科护士工作的核心。

“昨天晚上睡得怎么样？”“今天不开心吗？”“能给我说说发生什么事了吗？”2024年5月7日上午8点，成都市第四人民医院心身医学科护士长李春芽正在进行日常的查房工作。不测血压、不查脉搏、不看伤口，李春芽得先从面部表情入手，了解患者情况，靠交流找到患者的“心结”。这是李春芽这个精神科护士每天最重要的工作。

成都市第四人民医院心身医学科的走廊两侧，挂满了患者的绘画作品，走廊尽头的植物区，患者亲手栽种的植物长得郁郁葱葱。李春芽和其他医护人员每天都会陪着患者画画、散步、做手工……通过各类活动，患者可以放松情绪，医护人员也能在这个过程中与患者建立信任关系。这是心理治疗开展的第一步，也是最关键的一步。

“作为精神科护士，我们很少给患者打针、输液。在建立信任的基础上与患者多交流，走进他们的内心，找到病症源头才是我们的工作内容。倾听、共情、支持性的心理护理才是我们工作的核心。”李春芽说。虽然听起来这些工作很轻松，但是要“透过现象看本质”，真正走进患者内心并不容易。每天走进病房的瞬间，医护人员要及时捕捉患者的表情，结合患者说话的语气、行为动作判断患者的情绪。一旦发

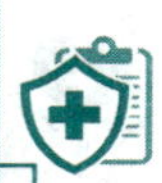

现患者出现情绪问题，医护人员要第一时间干预、疏导。如果患者和家属发生了矛盾，医护人员甚至还要安抚家属的情绪。“我们最在乎的，其实是患者身体以外的需求。”

手术室护士

标签：给医生递钳子的人。

撕掉标签：医生最亲密的战友。

即便影视剧对手术室的护士有所刻画，但大众给手术室护士贴的标签总是“给医生递钳子的人”。实际上，他们的工作远不只于此，“递钳子”也并非像大众想的那样简单。

手术室护士既是主刀医生与麻醉医生最亲密的“战友”，也是无影灯下默默守护的“绿衣天使”。

四川省人民医院手术室护士谢易霖作为器械护士，最近正在学习心脏手术的配合。2024 年 5 月 9 日下午 2 点左右，谢易霖快速扒完盒饭便匆匆赶去手术间，为一场心脏手术做准备。他将心脏瓣膜置换需要的测瓣器、专用持瓣杆等必备器械一一准备好后，又忙着将可能使用到的其他器械和工具摆好。“手术中患者病情的变化会导致手术术式的改变，一台简单的手术我们一般要准备 50 多件器械，稍微复杂一些的手术可能会有上百件器械。”谢易霖说。手术台上，谢易霖专注地观察着手术的状况，医生不用开口，不需抬头，一伸手，他便能准确地将需要的器械递到医生手中。“不同科室的外科医生在手术方式上会有些差异。”谢易霖表示，所以在手术室里“递钳子”实际上是件“讲究事”，“在血管吻合要求极度精细的手术操作中，不同的医生会使用不同的精细持针器和血管缝线，我们也一定要递得足够精准，才不会影响手术进程。”

资料来源：胡瑰玮、朱馨月，《是患者的知心姐姐 是医生的亲密战友》，《成都日报》，2024 年 5 月 13 日

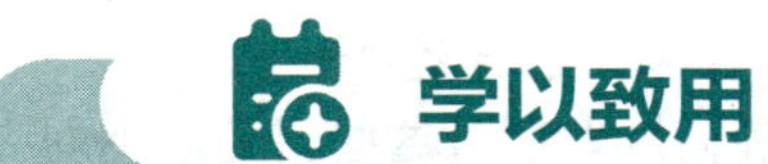

以测促学

一、单项选择题

1. 护士的认知能力包括（　　）。
   A. 观察力、注意力、记忆力、思维能力
   B. 动作协调能力、计算能力、创造力、语言表达能力
   C. 语言表达能力、判断能力、社交能力、行动力
   D. 观察力、思维能力、领导能力、沟通能力

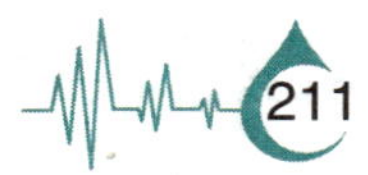

2.（　　）这一心理问题通常表现为注意力不集中、记忆力减退和判断力下降。

A．情绪波动　　B．抑郁

C．认知问题　　D．过度工作

3．下列选项中，属于影响护士心理健康的个人因素的是（　　）。

A．高强度的工作环境　　B．护士的心理调节能力

C．缺乏社会支持　　D．角色冲突

4．下列选项中，属于从组织层面维护护士心理健康的是（　　）。

A．提高护士的心理素质　　B．提供职业发展机会

C．学习情绪调节技巧　　D．增强社会支持

5．维护护士心理健康的社会层面策略包括（　　）。

A．设定职业目标

B．增加心理健康咨询服务

C．改善公众对护士职业的认知

D．提高护士的工作效率

二、简答题

1．护士应具备哪些职业心理素质？

2．简述护士心理健康的影响因素。

3．护士如何维护自身的心理健康？

三、案例分析题

小刘是一名刚毕业的护士，进入医院工作已近半年。她每天的工作任务繁重，轮班频繁，还常常需要加班。尽管感到极度疲惫，但是小刘一直尽职尽责地完成本职工作。然而，随着时间的推移，小刘逐渐感到自己无法保持之前的工作热情和工作状态，经常出现情绪激动的情况，有时还会对患者的求助表现出冷漠的态度。小刘十分焦虑，她开始频繁失眠，工作中也多次犯错。尽管同事们给予了她一定的帮助，但小刘依然觉得自己与团队的默契度正在不断下降，孤独感也随之增加。

小刘在工作中出现了哪些心理问题？面对这些问题，小刘应该采取哪些措施？假如你是小刘的同事，你应从哪些方面入手，以帮助小刘维护心理健康，避免其心理问题进一步加重？

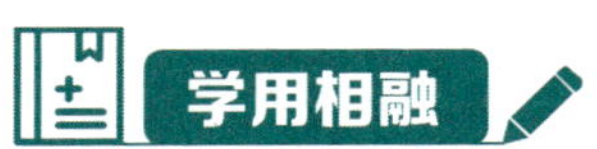

情绪接力赛

活动目标

（1）帮助学生提高应对压力和调节情绪的能力。

（2）帮助学生提升团队协作能力。

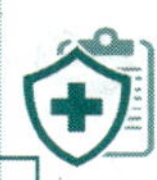

活动准备

（1）分组。全班学生分成 A 组和 B 组，每组人数尽量保持一致，并各选出一名组长。组长再将自己的组员分成护士和患者，人数尽量保持一致。

（2）准备工具。教师准备一个计时器，为每轮情境表演设置时间限制，以增强游戏的紧张感和挑战性。各组准备若干情绪卡片和情境卡片（见图 10-5）。

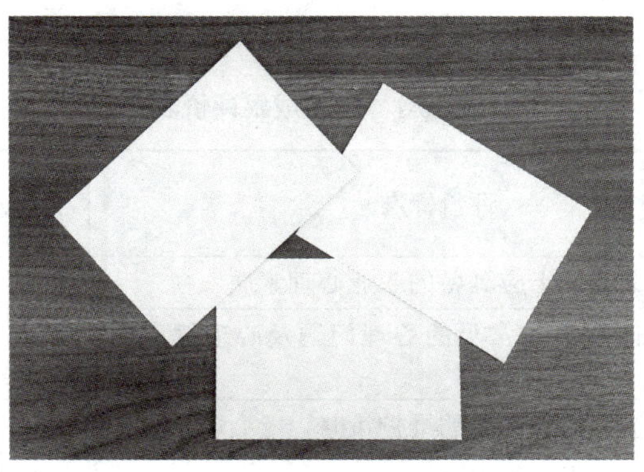

图 10-5　情绪卡片和情境卡片

活动流程

（1）每个人领取一张情绪卡片和一张情境卡片，在情绪卡片上写上护士可能出现的多种消极情绪（如愤怒、焦虑、无奈、沮丧等）；在情境卡片上写上不同的护理情境（如患者不配合、设备故障导致急救延误、患者突然情绪崩溃等）。

（2）A 组组长和 B 组组长通过抽签或其他形式决定哪组先开始游戏。

（3）若 A 组先开始，A 组组长需要从 B 组的情绪卡片和情境卡片中各抽取一张，并在组员中指派 1～2 名护士和患者，要求他们表演该情境下可能发生的事件。在表演时，充当护士角色的组员需要使用情绪管理方法（如深呼吸）冷静下来，并尝试解决情境中出现的问题。整个表演的时间不能超过 5 分钟。

（4）如果 A 组在规定时间内完成任务，则 A 组可以继续抽取 B 组的卡片并完成表演。如果 A 组在某一轮未能成功解决问题，则由 B 组抽取 A 组的卡片进行表演。

（5）全部组员优先完成表演的小组获胜。

注意事项

（1）情绪管理方法应尽量多样化，避免重复。

（2）教师可在学生需要时提供指导和建议。

学习成果评价

请结合自身的学习情况，按照表 10-1 中的评价标准，对本章的学习成果进行自评，并请教师进行评价。

表 10-1　学习成果评价表

评价项目	评价标准	分值	评价得分	
			自评分	师评分
知识与技能（50%）	能够简要阐述护士应具备的职业心理素质	15		
	能够简要阐述护士常见的心理问题及心理健康的影响因素	15		
	能够掌握护士心理健康的维护策略	20		
学习过程与方法（30%）	课前认真预习本章的内容	5		
	课中认真听讲，主动参与问题讨论和实践活动	15		
	课后积极复习，回顾、总结所学知识，并试着将所学知识应用到日常生活中	10		
综合素养（20%）	能够积极培养对护士职业的认同感，坚定投身于护理事业的决心与信念	10		
	具有心理保健意识，能够积极维护自身的心理健康	10		
合计		100		
总分（自评分×40%+师评分×60%）				
自我评价				
教师评价				

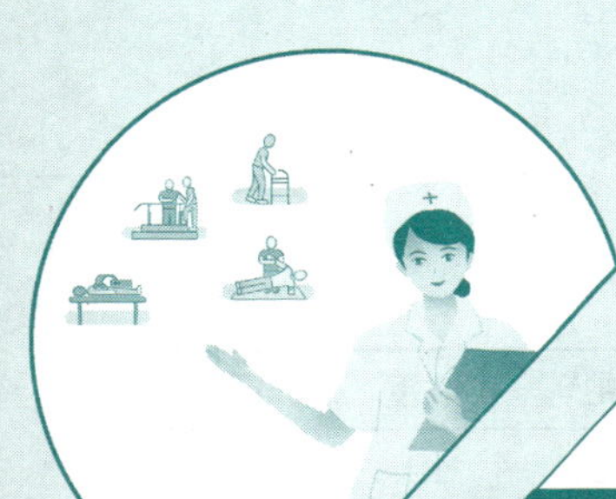

附　录

临床护理工作中常用的心理测验量表

一、90项症状自评量表（SCL-90）

（一）量表

请仔细阅读以下每一条文字，根据您最近一周的实际情况，选择最符合您的选项，并在相应的方格中打“√”。请确保逐条作答，不要遗漏任何问题。

序号	项目	1 从无	2 很轻	3 中等	4 偏重	5 严重
1	头痛	□	□	□	□	□
2	神经过敏，心中不踏实	□	□	□	□	□
3	头脑中有不必要的想法或字句盘旋	□	□	□	□	□
4	头晕或晕倒	□	□	□	□	□
5	对异性的兴趣减退	□	□	□	□	□
6	对旁人责备求全	□	□	□	□	□
7	感觉别人能控制自己的思想	□	□	□	□	□
8	责怪别人制造麻烦	□	□	□	□	□
9	忘性大	□	□	□	□	□
10	担心自己的衣饰整齐及仪态的端正	□	□	□	□	□
11	容易烦恼和激动	□	□	□	□	□
12	胸痛	□	□	□	□	□
13	害怕空旷的场所或街道	□	□	□	□	□
14	感到自己的精力下降，活动减慢	□	□	□	□	□
15	想结束自己的生命	□	□	□	□	□
16	听到旁人听不到的声音	□	□	□	□	□
17	发抖	□	□	□	□	□
18	感到大多数人都不可信任	□	□	□	□	□
19	胃口不好	□	□	□	□	□

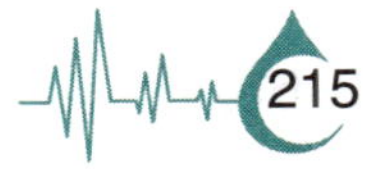

续表

序号	项目	1 从无	2 很轻	3 中等	4 偏重	5 严重
20	容易哭泣	□	□	□	□	□
21	同异性相处时感到害羞、不自在	□	□	□	□	□
22	感到受骗、中了圈套或有人想抓住自己	□	□	□	□	□
23	无缘无故地突然感到害怕	□	□	□	□	□
24	自己不能控制地大发脾气	□	□	□	□	□
25	怕单独出门	□	□	□	□	□
26	经常责怪自己	□	□	□	□	□
27	腰痛	□	□	□	□	□
28	感到难以完成任务	□	□	□	□	□
29	感到孤独	□	□	□	□	□
30	感到苦闷	□	□	□	□	□
31	过分担忧	□	□	□	□	□
32	对事物不感兴趣	□	□	□	□	□
33	感到害怕	□	□	□	□	□
34	您的感情容易受到伤害	□	□	□	□	□
35	旁人能知道您的私下想法	□	□	□	□	□
36	感到别人不理解您、不同情您	□	□	□	□	□
37	感到人们对您不友好，不喜欢您	□	□	□	□	□
38	做事必须做得很慢以保证做得正确	□	□	□	□	□
39	心跳得很厉害	□	□	□	□	□
40	恶心或胃部不舒服	□	□	□	□	□
41	感到比不上他人	□	□	□	□	□
42	肌肉酸痛	□	□	□	□	□
43	感到有人在监视、谈论自己	□	□	□	□	□
44	难以入睡	□	□	□	□	□
45	做事必须反复检查	□	□	□	□	□
46	难以做出决定	□	□	□	□	□
47	怕乘电车、公共汽车、地铁或火车	□	□	□	□	□
48	呼吸有困难	□	□	□	□	□
49	一阵阵发冷或发热	□	□	□	□	□
50	因为感到害怕而避开某些东西、场合或活动	□	□	□	□	□

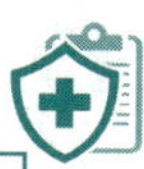

续表

序号	项目	1 从无	2 很轻	3 中等	4 偏重	5 严重
51	脑子变空了	□	□	□	□	□
52	身体发麻或刺痛	□	□	□	□	□
53	喉咙有梗塞感	□	□	□	□	□
54	感到前途没有希望	□	□	□	□	□
55	不能集中注意力	□	□	□	□	□
56	感到身体的某一部分软弱无力	□	□	□	□	□
57	感到紧张或容易紧张	□	□	□	□	□
58	感到手或脚发重	□	□	□	□	□
59	想到死亡的事	□	□	□	□	□
60	吃得太多	□	□	□	□	□
61	别人看着您或谈论您时感到不自在	□	□	□	□	□
62	有一些不属于您自己的想法	□	□	□	□	□
63	有想打人或伤害他人的冲动	□	□	□	□	□
64	醒得太早	□	□	□	□	□
65	必须反复洗手、点数目或触摸某些东西	□	□	□	□	□
66	睡得不稳、不深	□	□	□	□	□
67	有想摔坏或破坏东西的冲动	□	□	□	□	□
68	有一些别人没有的想法或念头	□	□	□	□	□
69	感到对别人神经过敏	□	□	□	□	□
70	在商店或电影院等人多的地方感到不自在	□	□	□	□	□
71	感到做任何事情都很困难	□	□	□	□	□
72	一阵阵恐惧或惊恐	□	□	□	□	□
73	在公共场合吃东西感到很不舒服	□	□	□	□	□
74	经常与人争论	□	□	□	□	□
75	单独一人时神经很紧张	□	□	□	□	□
76	觉得别人对自己的成绩没有做出恰当的评价	□	□	□	□	□
77	即使和别人在一起也感到孤单	□	□	□	□	□
78	感到坐立不安、心神不定	□	□	□	□	□
79	感到自己没有什么价值	□	□	□	□	□
80	感到熟悉的东西变得陌生或不像是真的	□	□	□	□	□
81	大叫或摔东西	□	□	□	□	□

续表

序号	项目	1 从无	2 很轻	3 中等	4 偏重	5 严重
82	害怕会在公共场合昏倒	□	□	□	□	□
83	感到别人想占自己的便宜	□	□	□	□	□
84	为一些有关“性”的想法而很苦恼	□	□	□	□	□
85	认为应该因为自己的过错而受到惩罚	□	□	□	□	□
86	感到要很快把事情做完	□	□	□	□	□
87	感到自己的身体有严重问题	□	□	□	□	□
88	从未感到和其他人很亲近	□	□	□	□	□
89	感到自己有罪	□	□	□	□	□
90	感到自己的脑子有毛病	□	□	□	□	□

注：① 从无，自觉无该项症状，计 1 分；② 很轻，自觉有该项症状，但并未受到实际影响，或者受到轻微影响，计 2 分；③ 中等，自觉有该项症状，且受到一定影响，计 3 分；④ 偏重，自觉有该项症状，且受到相当程度的影响，计 4 分；⑤ 严重：自觉该症状的频度和强度都十分严重，且受到严重影响，计 5 分。

（二）评分

1. 总分项目

总分项目主要包括总分、总均分、阳性项目数、阴性项目数、阳性症状均分，各个项目的具体内容如下。

① 总分：90 个项目单项分的总和，表示被测试者整体症状的严重程度。

② 总均分：将总分除以 90，表示被测试者整体状况在 1～5 级评分中的平均水平。

③ 阳性项目数：单项分≥2 的项目数，表示被测试者在多少项目上呈现“症状”。

④ 阴性项目数：单项分=1 的项目数，表示被测试者“无症状”的项目数量。

⑤ 阳性症状均分：（总分−阴性项目数）/阳性项目数，表示被测试者在“有症状”项目中的平均得分。

2. 因子分

90 项症状自评量表的因子可以分为躯体化、强迫症状、人际关系敏感、抑郁、焦虑、敌对、恐惧、偏执、精神病性和其他十项，具体内容如下。

（1）躯体化。

该因子包括 1、4、12、27、40、42、48、49、52、53、56 和 58，共 12 项，主要反映主观的身体不适感，包括心血管、胃肠道、呼吸和其他系统的不适，以及头痛、背痛、肌肉酸痛、焦虑等躯体不适表现。

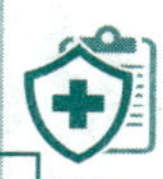

（2）强迫症状。

该因子包括 3、9、10、28、38、45、46、51、55 和 65，共 10 项，主要反映临床上的强迫症状群，指那些明知没有必要，但又无法摆脱的无意义的思想、冲动和行为。此外，也涵盖一些常见的认知障碍行为特征。

（3）人际关系敏感。

该因子包括 6、21、34、36、37、41、61、69 和 73，共 9 项，主要反映个体在人际交往中的不自在感和自卑感，尤其在与他人比较时表现更为突出。典型症状包括在人际交往中的自卑、不安、不良自我暗示和消极预期。

（4）抑郁。

该因子包括 5、14、15、20、22、26、29、30、31、32、54、71 和 79，共 13 项，主要反映与抑郁症状群相关的广泛概念，包括情感低落、生活兴趣减退、动力缺乏、悲观失望等。此外，还涉及有关死亡的思想和轻生念头。

（5）焦虑。

该因子包括 2、17、23、33、39、57、72、78、80 和 86，共 10 项，主要反映明显与焦虑症状相联系的精神症状及体验，如烦躁不安、神经过敏、紧张感，以及因此产生的躯体表现（如震颤等）。

（6）敌对。

该因子包括 11、24、63、67、74 和 81，共 6 项，主要从思维、情感和行为 3 个方面反映敌对表现。相关症状包括厌烦、争论、摔物和情绪失控等。

（7）恐惧。

该因子包括 13、25、47、50、70、75 和 82，共 7 项，主要反映个体的恐惧体验，包括对出门旅行、空旷场地、人群或公共场所、交通工具及社交场景的恐惧。

（8）偏执。

该因子包括 8、18、43、68、76 和 83，共 6 项，主要反映个体在思维方面的异常，如猜疑、关系妄想、被动体验和夸大等表现。

（9）精神病性。

该因子包括 7、16、35、62、77、84、85、87、88 和 90，共 10 项，其主要反映幻听、思维播散、被洞悉感等精神分裂样症状。

（10）其他。

该因子包括 19、44、59、60、64、66 和 89，共 7 项，主要反映睡眠及饮食情况。

二、焦虑自评量表（SAS）

（一）量表

下面有 20 条文字，请仔细阅读每一条并理解其含义。然后，根据您最近一周的实际感受，选择与您情况最相符的选项并打“√”。请确保逐条作答，不要遗漏任何问题，且不要在同一项目上重复评分。

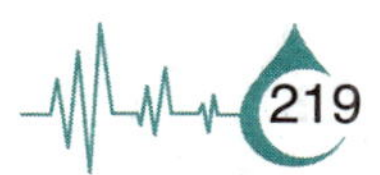

序号	项目	没有或很少有	有时	经常	持续
1	我觉得比平常容易紧张和着急	1	2	3	4
2	我无缘无故地感到害怕	1	2	3	4
3	我容易心里烦乱或觉得惊恐	1	2	3	4
4	我觉得我可能要发疯	1	2	3	4
5	我觉得一切都很好，也不会发生什么不幸	4	3	2	1
6	我手脚发抖打颤	1	2	3	4
7	我因为头痛、颈痛和背痛而苦恼	1	2	3	4
8	我感觉容易衰弱和疲乏	1	2	3	4
9	我觉得心平气和，并且容易安静坐着	4	3	2	1
10	我觉得心跳很快	1	2	3	4
11	我因为一阵阵头晕而苦恼	1	2	3	4
12	我有晕倒发作或觉得要晕倒似的	1	2	3	4
13	我呼气吸气都感到很容易	4	3	2	1
14	我手脚麻木和刺痛	1	2	3	4
15	我因为胃痛和消化不良而苦恼	1	2	3	4
16	我常常要小便	1	2	3	4
17	我的手常常是干燥温暖的	4	3	2	1
18	我脸红发热	1	2	3	4
19	我容易入睡并且一夜睡得很好	4	3	2	1
20	我做噩梦	1	2	3	4

（二）评分

1. 计分方法

焦虑自评量表的主要统计指标为总分。被测试者完成评定后，将 20 个问题的得分相加，再乘以 1.25 并取整数部分，即得到标准总分。

2. 评分标准

焦虑评定的分界值为 50 分，分数越高，焦虑倾向越明显。50 分以下为正常，51～60 分为轻度焦虑，61～70 分为中度焦虑，70 分以上为重度焦虑。

三、抑郁自评量表（SDS）

（一）量表

请认真阅读以下 20 条描述，并根据您过去一周的实际情况进行选择。

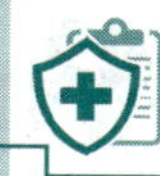

序号	项目	① 很少	② 有时	③ 经常	④ 持续
1	我感到情绪沮丧、郁闷	1	2	3	4
2	我感到早晨心情最好	4	3	2	1
3	我要哭或想哭	1	2	3	4
4	我晚上睡眠不好	1	2	3	4
5	我吃得和平时一样多	4	3	2	1
6	我与异性接触时与以往一样感到愉快	4	3	2	1
7	我感到体重减轻	1	2	3	4
8	我有便秘的苦恼	1	2	3	4
9	我的心跳比平时快	1	2	3	4
10	我无故感到疲劳	1	2	3	4
11	我的头脑像往常一样清楚	4	3	2	1
12	我做事情像平时一样不感到困难	4	3	2	1
13	我坐卧不安，难以保持平静	1	2	3	4
14	我对未来感到有希望	4	3	2	1
15	我比平时更容易激怒	1	2	3	4
16	我觉得决定什么事很容易	4	3	2	1
17	我感到自己是有用的、不可缺少的	4	3	2	1
18	我的生活很有意义	4	3	2	1
19	假若我死了别人会过得更好	1	2	3	4
20	我仍旧喜爱自己平时喜爱的东西	4	3	2	1

注：① 很少=没有或很少时间有该症状；② 有时=少部分时间有该症状；③ 经常=大部分时间有该症状；④ 持续=绝大部分时间或一直有该症状。

（二）评分

1．计分方法

抑郁自评量表的主要统计指标为总分。被测试者完成评定后，将 20 个问题的得分相加，再乘以 1.25 并取整数部分，即为标准分。

2．评分标准

抑郁评定的分界值为 53 分，分数越高，抑郁倾向越明显。52 分以下为正常，53～62 分为轻度抑郁，63～72 分为中度抑郁，72 分以上为重度抑郁。

四、生活事件量表（LES）

（一）量表

以下是一些您在日常生活中可能遇到的事件。请根据个人实际情况判断这些事件的

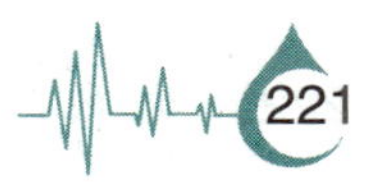

性质及其对您的影响，如紧张、兴奋、苦恼等。每个事件对不同人的影响程度和持续时间可能有所不同。请根据您的真实感受作答，选择最符合您情况的选项并打“√”。

生活事件名称	事件发生时间				性质		精神影响程度					影响持续时间				备注
	未发生	一年前	一年内	长期性	好事	坏事	无影响	轻度	中度	重度	极重	三月内	半年内	一年内	一年以上	
举例：房屋拆迁			√			√			√				√			
家庭有关问题																
1．恋爱或订婚																
2．恋爱失败、破裂																
3．结婚																
4．自己（爱人）怀孕																
5．自己（爱人）流产																
6．家庭增添新成员																
7．与爱人父母不和																
8．夫妻感情不好																
9．夫妻分居（因不和）																
10．性生活不满意或独身																
11．夫妻两地分居（工作需要）																
12．配偶有外遇																
13．夫妻重归于好																
14．超指标生育																
15．本人（爱人）做绝育手术																
16．配偶死亡																
17．离婚																
18．子女升学（就业）失败																
19．子女管教困难																

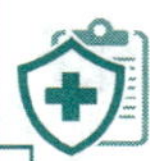

续表

生活事件名称	事件发生时间				性质		精神影响程度					影响持续时间				备注
	未发生	一年前	一年内	长期性	好事	坏事	无影响	轻度	中度	重度	极重	三月内	半年内	一年内	一年以上	
20．子女长期离家																
21．父母不和																
22．家庭经济困难																
23．欠债 500 元以上																
24．经济情况显著改善																
25．家庭成员重病或重伤																
26．家庭成员死亡																
27．本人重病或重伤																
28．住房紧张																
工作学习中的问题																
29．待业、无业																
30．开始就业																
31．高考失败																
32．扣发奖金或罚款																
33．突出的个人成就																
34．晋升、提级																
35．对现职工作不满意																
36．工作学习中压力大（如成绩不好）																
37．与上级关系紧张																
38．与同事、邻居不和																

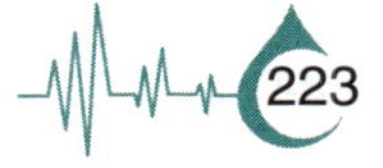

续表

生活事件名称	事件发生时间				性质		精神影响程度					影响持续时间				备注
	未发生	一年前	一年内	长期性	好事	坏事	无影响	轻度	中度	重度	极重	三月内	半年内	一年内	一年以上	
39. 第一次远走他乡																
40. 生活规律有重大变动（饮食、睡眠规律改变）																
41. 本人退休离休或未被安排具体工作																
社交其他问题																
42. 好友重病或重伤																
43. 好友死亡																
44. 被人误会、错怪、诬告、议论																
45. 介入民事法律纠纷																
46. 被拘留、受审																
47. 失窃、财产损失																
48. 受到意外惊吓、发生事故、遭遇自然灾害																
如果你还经历过其他的生活事件，请依次填写																
49.																
50.																

注：① 影响程度分为 5 级，从无影响到极重影响分别记 0、1、2、3、4 分；② 影响持续时间分 4 级，从三个月内到一年以上分别记 1、2、3、4 分；③ 一次性的事件，如流产、失窃等，要记录发生次数，长期性事件，如住房拥挤、夫妻分居等，不到半年记为一次，超过半年记为两次。

（二）评分

生活事件量表的主要统计指标为总分，即生活事件总刺激量，其计算方法如下。

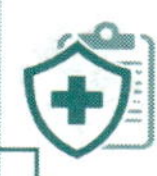

① 某事件的刺激量=该事件影响程度分×该事件持续时间分×该事件发生次数

② 正性事件刺激量=全部好事刺激量之和

③ 负性事件刺激量=全部坏事刺激量之和

④ 生活事件总刺激量=正性事件刺激量+负性事件刺激量

总分越高表明个体承受的精神压力越大。另外，还可以根据研究需要，按家庭问题、工作学习问题、社交问题和其他问题进行分类统计。

五、A 型行为类型评定量表（TABP）

（一）量表

请根据您过去的情况回答以下问题。如果符合您的情况，请在“是”对应的方框内打“√”；如果不符合，请在“否”对应的方框内打“√”。每个问题都必须回答，答案不分对错或好坏。请尽量快速回答，不要在每个问题上停留太久。回答时请根据实际情况，避免考虑“应当如何”，只需反映您平时的真实情况即可。

项目	是	否
1. 我觉得自己是一个无忧无虑、悠闲自在的人	□	□
2. 即使没有什么要紧的事，我走路也快	□	□
3. 我经常感到应该做的事太多，有压力	□	□
4. 我自己决定的事，别人很难让我改变主意	□	□
5. 有些人和事常常使我十分恼火	□	□
6. 我急需买东西但又要排长队时，我宁愿不买	□	□
7. 有些工作我根本安排不过来，只能临时挤时间去做	□	□
8. 上班或赴约会时，我从来不迟到	□	□
9. 当我正在做事，谁要是打扰我，不管有意无意，我总是感到恼火	□	□
10. 我总看不惯那些慢条斯理、不紧不慢的人	□	□
11. 我常常忙得透不过气来，因为该做的事情太多了	□	□
12. 即使跟别人合作，我也总想单独完成一些更重要的部分	□	□
13. 有时我真想骂人	□	□
14. 我做事总是喜欢慢慢来，而且思前想后，拿不定主意	□	□
15. 排队买东西，要是有人加塞，我就忍不住要指责他或出来干涉	□	□
16. 我总是力图说服别人同意我的观点	□	□
17. 有时连我自己都觉得，我所操心的事远远超过我应该操心的范围	□	□
18. 无论做什么事，即使比别人差，我也无所谓	□	□
19. 做什么事我都不着急，着急也没有用，不着急也误不了事	□	□
20. 我从来没想过要按自己的想法办事	□	□

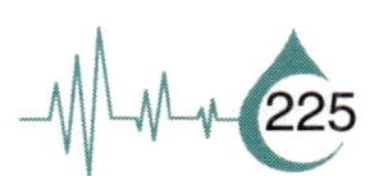

续表

项目	是	否
21．每天的事情都使我精神十分紧张	□	□
22．就算是去玩，如逛公园等，我也总是先看，等着同来的人一起玩	□	□
23．我常常不能宽容别人的缺点和毛病	□	□
24．在我认识的人里，个个我都喜欢	□	□
25．听到别人发表不正确的见解，我总想立即就去纠正他	□	□
26．无论做什么事，我都比别人快一些	□	□
27．人们认为我是一个干脆、利落、高效率的人	□	□
28．我总觉得我有能力把一切事情办好	□	□
29．聊天时，我也总是急于说出自己的想法，甚至打断别人的话	□	□
30．人们认为我是个安静、沉着、有耐性的人	□	□
31．我觉得在我认识的人之中值得我信任和佩服的人实在不多	□	□
32．对未来我有许多想法和打算，并总想都能尽快实现	□	□
33．有时我也会说人家的闲话	□	□
34．即使时间很宽裕，我吃饭也快	□	□
35．听人讲话或报告如讲得不好，我就非常着急，总想还不如我来讲	□	□
36．即使有人欺侮了我，我也不在乎	□	□
37．我有时会把今天该做的事拖到明天去做	□	□
38．当别人对我无礼时，我对他也不客气	□	□
39．有人对我或我的工作吹毛求疵时，很容易挫伤我的积极性	□	□
40．我常常感到时间已经晚了，可一看表还早呢	□	□
41．我觉得我是一个对人对事都非常敏感的人	□	□
42．我做事总是匆匆忙忙的，力图用最少的时间办尽量多的事情	□	□
43．如果犯有错误，不管大小，我全都主动承认	□	□
44．坐公共汽车时，尽管车开得快，我也常常感到车开得太慢	□	□
45．无论什么事，即使看着别人做不好，我也不想替他做	□	□
46．我常常为工作没做完，一天又过去了而感到忧虑	□	□
47．很多事情如果由我来负责，情况要比现在好得多	□	□
48．有时我会想到一些说不出口的坏念头	□	□
49．即使领导我的人能力差、水平低、不怎么样，我也能服从和合作	□	□
50．必须等待什么的时候，我总是心急如焚，缺乏耐心	□	□
51．我常常感到自己能力不够，所以在做事遇到不顺利时就想放弃不干了	□	□

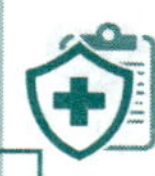

续表

项目	是	否
52. 我每天都看电视剧，同时也看电影，不然心里就不舒服	□	□
53. 别人托我办的事，只要答应了，我从不拖延	□	□
54. 人们都说我很有耐性，干什么事都不着急	□	□
55. 外出乘车、船或跟人约定时间办事时，我很少迟到，如果对方迟到，我就恼火	□	□
56. 偶尔我也会说一两句假话	□	□
57. 许多事本来可以大家分担，可我喜欢一个人去干	□	□
58. 我觉得别人对我的话理解太慢，甚至理解不了我的意思似的	□	□
59. 我是一个性子暴躁的人	□	□
60. 我常常容易看到别人的短处而忽视别人的长处	□	□

（二）评分

1. 计分方法

A型行为类型评定量表包括60个项目，这60个项目可以分为以下3类。

（1）“TH”型项目，有25题，表示时间匆忙感、做事快等特征。在“TH”型项目中，第2、3、6、7、10、11、19、21、22、26、29、34、38、40、42、44、46、50、53、55、58题答“是”和第14、16、30、54题答“否”的每题各得1分。

（2）“CH”型项目，有25题，表示争强好胜，怀有戒心、敌意和缺乏耐性等特征。在“CH”型项目中，第1、5、9、12、15、17、23、25、27、28、31、32、35、39、41、47、57、59、60题答“是”和第4、18、36、45、49、51题答“否”的每题各得1分。

（3）“L”型项目，有10题，为真实性的校正（测谎）题，用以考验被测试者的答案真实性。在“L”型项目中，第8、20、24、43、56题答“是”和第13、33、37、48、52题答“否”的每题各得1分。

2. 评分标准

A型行为类型量表根据“TH”和“CH”型项目得分的总和对被测试者的行为进行评定。27分为极端中间型的标准，36分以上者被视为具有A型行为特征，18分以下者被视为具有B型行为特征，28～35分者被视为具有中间偏A型行为特征，19～26分者被视为具有中间偏B型行为特征。需要注意的是，在评估时首先应注意“L”型项目的得分。若“L”型项目得分过高（≥7分），应考虑问卷无效。

六、护士用住院患者观察量表（NOSIE）

（一）量表

护士用住院患者观察量表是一种频度量表，它根据患者具体表现或症状的出现频

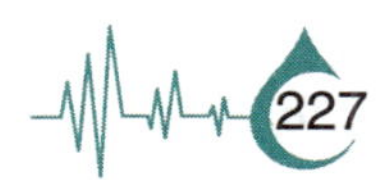

率，分为无、有时有、较常有、经常有和总是如此五个等级。评定应由经过专门培训的护士进行，最好由患者所在病房的护士根据对患者的持续观察来完成。

姓名：　　性别：　　年龄：　　职业：　　住院号：　　评定日期：

项目	无	有时有	较常有	经常有	总是如此
	0	1	2	3	4
1．肮脏					
2．不耐烦					
3．哭泣					
4．对周围活动感兴趣					
5．不督促就一直坐着					
6．容易生气					
7．听到不存在的声音					
8．衣着保持整洁					
9．对人友好					
10．不如意便心烦					
11．拒绝做日常事务					
12．易激动发牢骚					
13．忘记事情					
14．问而不答					
15．对友好的事发笑					
16．进食狼藉					
17．与人攀谈					
18．自觉抑郁沮丧					
19．谈论个人爱好					
20．看到不存在的东西					
21．提醒后才做事					
22．不督促就一直睡着					
23．自觉一无是处					
24．不太遵守医院规则					
25．难以完成简单任务					
26．自言自语					
27．行动缓慢					
28．无故发笑					
29．容易冒火					
30．保持自身整洁					

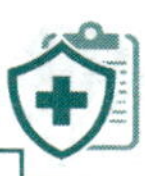

（二）评分标准

护士用住院患者观察量表的结果可以归纳成因子分、总积极因素分、总消极因素分和病情总估计（总分）。各项的计算方法如下。

① 社会能力分：[20-（13，14，21，24，25 项组分和）]×2。

② 社会兴趣分：（4，9，15，17，19 项组分和）×2。

③ 个人整洁分：[8+（8，30 项组分和）-（1，16 项组分和）]×2。

④ 激惹分：（2，6，10，11，12，29 项组分和）×2。

⑤ 精神病表现分：（7，20，26，28 项组分和）×2。

⑥ 迟缓分：（5，22，27 项组分和）×2。

⑦ 抑郁分：（3，18，23 项组分和）×2。

⑧ 总积极因素分：因子分中①、②、③项的总和。

⑨ 总消极因素分：因子分中④、⑤、⑥、⑦项的总和。

⑩ 病情总估计分：128+总积极因素分-总消极因素分。

需要注意的是，如果观察由两名护士进行，则在计算因子分时，只需将两者的评分相加，无需再“×2”。

七、社会支持评定量表（SSRS）

（一）量表

以下问题旨在反映您在社会中所获得的支持。请根据每个问题的具体要求，结合您的实际情况填写，感谢您的配合。

1．您有多少关系密切，可以得到支持和帮助的朋友？（只选一项）

（1）一个也没有

（2）1～2 个

（3）3～5 个

（4）6 个或 6 个以上

2．近一年来您：（只选一项）

（1）远离家人，且独居一室

（2）住处经常变动，多数时间和陌生人住在一起

（3）和同学、同事或朋友住在一起

（4）和家人住在一起

3．您和邻居：（只选一项）

（1）相互之间从不关心，只是点头之交

（2）遇到困难可能稍微关心

（3）有些邻居很关心您

（4）大多数邻居都很关心您

4．您和同事：（只选一项）

（1）相互之间从不关心，只是点头之交

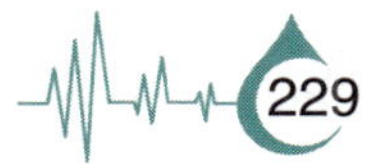

（2）遇到困难可能稍微关心

（3）有些同事很关心您

（4）大多数同事都很关心您

5．从家庭成员得到的支持和照顾（在合适的框内划“√”）

	无	极少	一般	全力支持
A．夫妻（恋人）				
B．父母				
C．儿女				
D．兄弟姐妹				
E．其他成员（如嫂子）				

6．过去，在您遇到急难情况时，曾经得到的经济支持和解决实际问题的帮助的来源有：

（1）无任何来源　　（2）如下来源（可选多项）

A．配偶；B．其他家人；C．亲戚；D．同事；E．工作单位；F．党团工会等官方或半官方组织；G．宗教、社会团体等非官方组织；H．其他（请具体列出）

7．过去，在您遇到急难情况时，曾经得到的安慰和关心的来源有：

（1）无任何来源　　（2）如下来源（可选多项）

A．配偶；B．其他家人；C．亲戚；D．同事；E．工作单位；F．党团工会等官方或半官方组织；G．宗教、社会团体等非官方组织；H．其他（请具体列出）

8．您遇到烦恼时的倾诉方式：（只选一项）

（1）从不向任何人倾诉

（2）只向关系极为密切的1～2个人倾诉

（3）如果朋友主动询问您会说出来

（4）主动倾诉自己的烦恼，以获得支持和理解

9．您遇到烦恼时的求助方式：（只选一项）

（1）只靠自己，不接受别人帮助

（2）很少请求别人帮助

（3）有时请求别人帮助

（4）有困难时经常向家人、亲友、组织求援

10．对于团体（如党组织、工会、学生会等）组织活动，您：（只选一项）

（1）从不参加

（2）偶尔参加

（3）经常参加

（4）主动参加并积极活动

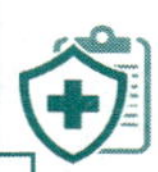

（二）评分

1. 计分方法

第 1～4，8～10 题：选择 1、2、3、4 项分别计 1、2、3、4 分。

第 5 题：每项从无到全力支持分别计 1～4 分，5 项的总分为本题得分。

第 6、7 题：回答“无任何来源”，计 0 分；回答“如下来源”，有几个来源记几分。

总分：所有题得分之和。

2. 评分标准

分数越高，表示被测试者拥有的社会支持越多。一般认为，总分小于 20，表示被测试者获得的社会支持较少；总分处于 20～30 之间，表示被测试者获得的社会支持一般；总分处于 30～40 之间，表示被测试者获得的社会支持较多。

参考文献

[1] 汪启荣．护理心理学基础［M］．北京：人民卫生出版社，2024．
[2] 曹枫林，张瑞星．护理心理学［M］．北京：高等教育出版社，2024．
[3] 吴志霞，缪群芳．护理心理学［M］．杭州：浙江大学出版社，2023．
[4] 杨艳杰，曹枫林．护理心理学［M］．北京：人民卫生出版社，2022．
[5] 郝玉芳．护理心理学［M］．北京：中国中医药出版社，2021．
[6] 武绛玲，张伟伟．护理心理［M］．北京：高等教育出版社，2021．
[7] 刘端海，丁亚军．护理心理学［M］．武汉：华中科技大学出版社，2017．
[8] 姚树桥，杨艳杰．医学心理学［M］．北京：人民卫生出版社，2018．
[9] 彭聃龄，陈宝国．普通心理学［M］．北京：北京师范大学出版社，2023．
[10] 蒋春雷．应激医学［M］．上海：上海科学技术出版社，2021．
[11] 赵旭东．心身医学［M］．北京：人民卫生出版社，2022．
[12] 姚树桥．心理评估［M］．北京：人民卫生出版社，2018．
[13] 钟意娟，罗园园．心理咨询与心理调适［M］．西安：陕西科学技术出版社，2019．
[14] 郭召良．认知行为疗法入门［M］．北京：人民邮电出版社，2020．
[15] 王艳波．心理护理临床实践技能［M］．上海：同济大学出版社，2024．
[16] 周逸萍，单方．临终关怀［M］．北京：科学出版社，2018．